Interdisziplinäre Kommunikation im Arzneimittelmanagement

Nicole Balke-Karrenbauer

Interdisziplinäre Kommunikation im Arzneimittelmanagement

Kommunikationsgütemerkmale und Patientenaktivierung bei multimorbiden Menschen mit Multimedikation

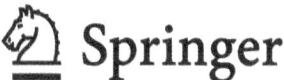

Nicole Balke-Karrenbauer
Universität Witten/Herdecke
Osnabrück, Deutschland

The Ph.D. Thesis was submitted as a dissertation at the end of 2022 at the University of Witten/Herdecke, Department of Health.
The disputation date was June 7, 2023 at the University of Witten/Herdecke. Accordingly, the University of Witten/Herdecke awarded the academic degree of doctor rerum medicinalium (Dr. rer. medic.) by doctoral certificate.

ISBN 978-3-658-46374-8   ISBN 978-3-658-46375-5 (eBook)
https://doi.org/10.1007/978-3-658-46375-5

Die Deutsche Nationalbibliothek verzeichnet diese Publikation in der Deutschen Nationalbibliografie; detaillierte bibliografische Daten sind im Internet über https://portal.dnb.de abrufbar.

© Der/die Herausgeber bzw. der/die Autor(en), exklusiv lizenziert an Springer Fachmedien Wiesbaden GmbH, ein Teil von Springer Nature 2024

Das Werk einschließlich aller seiner Teile ist urheberrechtlich geschützt. Jede Verwertung, die nicht ausdrücklich vom Urheberrechtsgesetz zugelassen ist, bedarf der vorherigen Zustimmung des Verlags. Das gilt insbesondere für Vervielfältigungen, Bearbeitungen, Übersetzungen, Mikroverfilmungen und die Einspeicherung und Verarbeitung in elektronischen Systemen.
Die Wiedergabe von allgemein beschreibenden Bezeichnungen, Marken, Unternehmensnamen etc. in diesem Werk bedeutet nicht, dass diese frei durch jede Person benutzt werden dürfen. Die Berechtigung zur Benutzung unterliegt, auch ohne gesonderten Hinweis hierzu, den Regeln des Markenrechts. Die Rechte des/der jeweiligen Zeicheninhaber*in sind zu beachten.
Der Verlag, die Autor*innen und die Herausgeber*innen gehen davon aus, dass die Angaben und Informationen in diesem Werk zum Zeitpunkt der Veröffentlichung vollständig und korrekt sind. Weder der Verlag noch die Autor*innen oder die Herausgeber*innen übernehmen, ausdrücklich oder implizit, Gewähr für den Inhalt des Werkes, etwaige Fehler oder Äußerungen. Der Verlag bleibt im Hinblick auf geografische Zuordnungen und Gebietsbezeichnungen in veröffentlichten Karten und Institutionsadressen neutral.

Planung/Lektorat: Renate Scheddin
Springer ist ein Imprint der eingetragenen Gesellschaft Springer Fachmedien Wiesbaden GmbH und ist ein Teil von Springer Nature.
Die Anschrift der Gesellschaft ist: Abraham-Lincoln-Str. 46, 65189 Wiesbaden, Germany

Wenn Sie dieses Produkt entsorgen, geben Sie das Papier bitte zum Recycling.

Danksagung

Mein allererster Dank gilt meiner Mentorin Frau Professor Dr. med. Petra A. Thürmann für die Chance und Ermöglichung dieser Promotion sowie die stets konstruktive und produktive fachliche Unterstützung und die fördernde Betreuung.

Frau Professor Dr. Stefanie Stock danke ich ganz besonders für die Übernahme des Zweitgutachtens und die wissenschaftliche Wertschätzung.

Ebenso gilt mein besonderer Dank Frau Professor Dr. rer. pol. Clarissa Kurscheid für die Unterstützung des Promotionsvorhabens, die Entwicklung des Promotionsthemas und für ihr Engagement zur Betreuung der Arbeit. Die immer mögliche Diskussionsbereitschaft und die wertvollen fachlichen Hilfestellungen haben die Arbeit von Anfang an begleitet.

Ohne die Unterstützung zahlreicher Personen und Institutionen hätte die Promotion in dieser Form nicht realisiert werden können. Für die vielfältig erfahrene Hilfe möchte ich mich an dieser Stelle bei dem Regionalen Gesundheitsnetz Leverkusen eG, vor allem bei den teilnehmenden ärztlichen Praxen und Kliniken zur Durchführung der Experteninterviews sowie den Patient:innen zur Teilnahme an der Befragung, sehr bedanken.

Mein ausdrücklicher Dank gilt meinem Mann Hans Peter, der meine Promotion jederzeit und im besten Sinne von Herzen unterstützt hat.

Zusammenfassung

Die interdisziplinäre Kommunikation und Kooperation, vor allem an den sensiblen Versorgungs- und Informationsschnittstellen des Arzneimittelmanagements bei multimorbiden Patient:innen mit Multimedikation, erfordern ein hohes Maß an integrierter Interdisziplinarität in diversen Teams. Die Kommunikation gilt hierbei als Schlüsselelement, um Versorgungsprozesse sowohl effektiv als auch effizient zu gestalten. Unterschiedliche Finanzierungslogiken sowie berufliche Sozialisationen lassen die Akteure und Akteurinnen als Solisten mit vornehmlich individueller Versorgungsperspektive agieren. Um eine notwendige Qualität der interdisziplinären Kommunikation aufbauen und fördern zu können, werden in der vorliegenden Arbeit am Beispiel des regionalen Arzneimittelmanagements Kommunikationsgütemerkmale identifiziert und perspektivisch überprüft. Auch die Patientenorientierung und die Förderung des Selbstmanagements in der Gestaltung der Gesundheitsversorgung rücken immer mehr in den Fokus. In der praktischen Versorgung finden jedoch kaum strukturierte Maßnahmen, vor allem bei Patient:innen mit Multimorbidität und Multimedikation, statt. Die Patientenaktivierung wird entsprechend untersucht, um die Relevanz dieses Selbstmanagement-Konzeptes hinsichtlich der patientenorientierten Unterstützung des Arzneimittelmanagements einschätzen zu können.

In der qualitativen Untersuchung werden Kommunikationsgütemerkmale aus Kommunikationsmodellen und -theorien abgeleitet. In leitfadengestützten Interviews mit Expert:innen aus der ambulanten sowie der stationären Versorgung werden diese bezüglich ihrer Relevanz in der interdisziplinären Kommunikation zum regionsbezogenen Arzneimittelmanagement überprüft. Die quantitative

Forschung umfasst die Messung der Patientenaktivierung in der ambulanten Versorgung mithilfe des validierten Fragebogens PAM13-D bei einer Stichprobe von multimorbiden Patient:innen mit Multimedikation. Im Ergebnis können alle neun identifizierten Kommunikationsgütemerkmale als relevant für die interdisziplinäre Kommunikation im Arzneimittelmanagement bei Multimedikation beurteilt werden. Fördernde Faktoren der einzelnen Qualitätsmerkmale der Kommunikation werden abgeleitet. Die Messung der Patientenaktivierung zeigt, dass die Patient:innen der Stichprobe Hintergründe ihrer Erkrankung kennen und beginnen, aktiv zu handeln. Es fehlt jedoch an Zuversicht bezüglich der Selbstwirksamkeit. Frauen haben eine signifikant höhere Aktivierung als Männer. Es besteht ein signifikanter Zusammenhang zwischen der Anzahl chronischer Erkrankungen sowie der Selbsteinschätzung des Gesundheitszustandes und der Patientenaktivierung. Schlussfolgernd können mit beiden Ansätzen wirksame Impulse für ein interdisziplinäres und patientenorientiertes Arzneimittelmanagement gesetzt werden. Das entwickelte Modell des integrierten Arzneimittelmanagements kann zukünftig in regionalen Versorgungsnetzwerken ausgestaltet sowie entlang der teamorientierten Ziele evaluiert werden.

Inhaltsverzeichnis

1	**Einleitung**	1
2	**Multimedikation und Multimorbidität**	5
2.1	Herausforderungen eines komplexen Krankheitsgeschehens	5
2.2	Leitlinienempfehlungen	10
2.3	Patientenorientierung, Selbstmanagement und Gesundheitskompetenz	14
3	**Inter- und intrasektorale Kooperation und Kommunikation**	21
3.1	Sektorenübergreifende und integrierte Versorgung	21
3.2	Kooperationsdefizite und Kommunikationsbrüche	26
3.3	Kommunikationstheorien und -modelle	27
3.3.1	Kommunikationsgütemerkmale und Handlungskompetenz	34
3.3.2	E-Health und digitale Kommunikation	36
4	**Patientenaktivierung**	39
4.1	Konzept der Patientenaktivierung	39
4.2	Einfluss der Patientenaktivierung auf die Gesundheitsversorgung	41
4.3	Patientenaktivierung und Multimorbidität	46
5	**Fragestellungen und Zielsetzungen**	49
5.1	Fragestellung und Zielsetzung der qualitativen Untersuchung	49
5.2	Fragestellung und Zielsetzung der quantitativen Untersuchung	50

6	**Methoden**		**51**
	6.1 Ausgangslage		52
	6.2 Methodik der qualitativen Sozialforschung		53
		6.2.1 Entwicklung der Kommunikationsgütemerkmale	53
		6.2.2 Konzeption des Interviewleitfadens	56
		6.2.3 Pretest und Leitfadenmodifikation	57
		6.2.4 Auswahl der Interviewproband:innen und Setting der Interviews	57
		6.2.5 Inhaltlich strukturierende qualitative Inhaltsanalyse und Kodesystem	58
	6.3 Methodik der quantitativen Sozialforschung		59
		6.3.1 Ableitung der Forschungshypothesen	59
		6.3.2 Untersuchungsdesign	63
		6.3.3 Patientenstichprobe	64
		6.3.4 Fragebogen PAM13-D	65
		6.3.5 Fragebogen zur Ermittlung soziodemografischer und krankheitsassoziierter Patientendaten	65
		6.3.6 Pretest	66
		6.3.7 0Durchführung der Befragung	67
		6.3.8 Datenauswertung und statistische Analyse	68
7	**Ergebnisse**		**71**
	7.1 Ergebnisse der qualitativen Interviews – ambulanter Bereich		71
		7.1.1 Versorgungsperspektiven des Arzneimittelmanagements	72
		7.1.2 Organisationale und sektorenspezifische Einflussfaktoren auf das Arzneimittelmanagement	77
		7.1.3 Patientenorientierung im Arzneimittelmanagement	80
		7.1.4 Kommunikationsgütemerkmale – intrasektorales Arzneimittelmanagement	83
		7.1.5 Kommunikationsgütemerkmale – intersektorales Arzneimittelmanagement	86
	7.2 Ergebnisse der qualitativen Interviews – stationärer Bereich		89
		7.2.1 Versorgungsperspektiven des Arzneimittelmanagements	90
		7.2.2 Organisationale und sektorenspezifische Einflussfaktoren auf das Arzneimittelmanagement	94
		7.2.3 Patientenorientierung im Arzneimittelmanagement	97

		7.2.4	Kommunikationsgütemerkmale – intrasektorales Arzneimittelmanagement	98

       7.2.4 Kommunikationsgütemerkmale – intrasektorales
              Arzneimittelmanagement 98
       7.2.5 Kommunikationsgütemerkmale – intersektorales
              Arzneimittelmanagement 101
  7.3 Ergebnisse der quantitativen Forschung 103
       7.3.1 Deskriptive Auswertung der Studienpopulation 103
       7.3.2 Deskriptive Auswertung der Patientenaktivierung 109
       7.3.3 Korrelationsanalyse 111
       7.3.4 Regressionsanalyse und Hypothesenprüfung 112

8 Diskussion 117
  8.1 Versorgungsperspektive des Arzneimittelmanagements 117
  8.2 Organisationale und sektorale Einflussfaktoren 121
  8.3 Patientenorientierung 123
  8.4 Kommunikationsgütemerkmale 125
  8.5 Patientenaktivierung 131
  8.6 Implikation – Modell des integrierten
       Arzneimittelmanagements 136
  8.7 Limitationen 140

9 Fazit 141

Literaturverzeichnis 143

Abkürzungsverzeichnis

AdAM	Anwendung digital-gestütztes Arzneimitteltherapie- und Versorgungs-Management
AMTS	Arzneimitteltherapiesicherheit
AOK	Allgemeine Ortskrankenkasse
ASV	ambulante spezialfachärztliche Versorgung
ÄZQ	Ärztliches Zentrum für Qualität in der Medizin
BMBF	Bundesministerium für Bildung und Forschung
BMG	Bundesministerium für Gesundheit
BMI	Body-Mass-Index
BMP	Bundeseinheitlicher Medikationsplan
BZÄK	Bundeszahnärztekammer
COPD	Chronic Obstructive Pulmonary Disease
DEGAM	Deutsche Gesellschaft für Allgemeinmedizin und Familienmedizin
DSGVO	Datenschutzgrundverordnung
DKG	Deutsche Krankenhausgesellschaft
DMP	Disease-Management-Programm
DRG	diagnosebezogene Fallgruppen
DSGVO	Datenschutz-Grundverordnung
DVG	Digitale-Versorgung-Gesetz
EBM	Einheitlicher Bewertungsmaßstab
eGK	elektronische Gesundheitskarte
EHG	E-Health-Gesetz
ePa	elektronische Patientenakte

G-BA	Gemeinsamer Bundesausschuss
GKV	Gesetzliche Krankenversicherung
GKV-WSG	Gesetz zur Stärkung des Wettbewerbs in der gesetzlichen Krankenversicherung
GKV-VSG	Gesetz zur Stärkung der Versorgung in der gesetzlichen Krankenversicherung
GKV-VStG	GKV-Versorgungsstrukturgesetz
GMG	Gesetz zur Modernisierung der gesetzlichen Krankenversicherungen
GPVG	Gesundheitsversorgungs- und Pflegeverbesserungsgesetz
GSAV	Gesetz für mehr Sicherheit in der Arzneimittelversorgung
GSG	Gesundheitsstrukturgesetz
HCC	Hierarchical Condition Care
HIV	Humanes Immundefizienz-Virus
HzV	Hausarztzentrierte Versorgung
ICD	International Statistical Classification of Diseases and Related Health Problems; Internationale statistische Klassifikation der Krankheiten und verwandter Gesundheitsprobleme
IQWIG	Institut für Qualität und Wirtschaftlichkeit im Gesundheitswesen
KBV	Kassenärztliche Bundesvereinigung
KGM	Kommunikationsgütemerkmale
KV	Kassenärztliche Vereinigung
MAI	Medication Appropriateness Index
MFA	Medizinische Fachangestellte
NHS	National Health Service
OTC	Over the Counter
PACIC	Patient Assessment of Chronic Illness Care
PAM	Patient Activation Measure
PCAS	Primary Care Assessment Survey
PEF	Partizipative Entscheidungsfindung
PIM	Potenziell inadäquate Medikation
PVS	Praxisverwaltungssystem
RGL	Regionales Gesundheitsnetz Leverkusen eG
RKI	Robert Koch-Institut
RSA	Risikostrukturausgleich
SD	Standardabweichung
SF	Short Form
SGB	Sozialgesetzbuch
SHARE	Survey of Health, Ageing and Retirement in Europe

SOP	Standard Operation Procedure
SVR	Sachverständigenrat zur Begutachtung der Entwicklung im Gesundheitswesen
TI	Telematikinfrastruktur
TVSG	Terminservice- und Versorgungsgesetz
UAW	Unerwünschte Arzneimittelwirkung
VSG	Versorgungsstärkungsgesetz
WHO	World Health Organization
WSG	Wettbewerbsstärkungsgesetz

Abbildungsverzeichnis

Abbildung 2.1	Medikationsprozess	10
Abbildung 2.2	Schematische Darstellung des Metaalgorithmus	12
Abbildung 6.1	Ableitung der Kommunikationsgütemerkmale aus den Kommunikationstheorien	54
Abbildung 6.2	Untersuchungsdimensionen des Interviewleitfadens	56
Abbildung 6.3	Auswertungsschritte der strukturierten Inhaltsanalyse	59
Abbildung 6.4	Zunehmender Aktivierungsgrad und zugehörige Aktivierungswerte-Bereiche	69
Abbildung 7.1	Altersverteilung der Stichprobe im Boxplot	104
Abbildung 7.2	Häufigkeitsverteilung Nennungen der chronischen Erkrankungen der Stichprobe	105
Abbildung 7.3	Multimorbiditätsmuster bei Vorliegen dreier chronischer Erkrankungen	106
Abbildung 7.4	Häufigkeitsverteilung Anzahl gleichzeitig vorliegender chronischer Erkrankungen	107
Abbildung 7.5	Häufigkeitsverteilung Anzahl verordneter Medikamente	107
Abbildung 7.6	Häufigkeitsverteilung Anzahl selbstgekaufter Medikamente	108
Abbildung 7.7	Häufigkeitsverteilung Selbsteinschätzung des Gesundheitszustandes	109
Abbildung 7.8	Patientenaktivierung der Stichprobe	110

Abbildung 7.9	Häufigkeitsverteilung der Aktivierungsgrade der Stichprobe	110
Abbildung 8.1	Zunahme der Patientenorientierung innerhalb der Versorgungskette	125
Abbildung 8.2	Kommunikationsgütemerkmale und ihre Förderfaktoren nach jeweiliger Handlungskompetenz – Kommunikations-Kompetenz-Konzept	130
Abbildung 8.3	Modell des integrierten Arzneimittelmanagements	137
Abbildung 8.4	Idealtypischer Kommunikationspfad eines interdisziplinären Prozesses des Arzneimittelmanagements	139

Tabellenverzeichnis

Tabelle 6.1	Parameter des Fragebogens zur Erfassung der soziodemografischen und krankheitsassoziierten Patientendaten	66
Tabelle 6.2	Zuordnung der Punktzahl des PAM13-D zu den Aktivierungswerten bzw. Aktivierungsgraden	68
Tabelle 7.1	Altersverteilung der Stichprobe	104
Tabelle 7.2	Häufigkeitsverteilung des Geschlechts der Stichprobe	104
Tabelle 7.3	Patientenaktivierung und Aktivierungsgrade der Stichprobe	109
Tabelle 7.4	Korrelationsanalyse des Kriteriums und der Prädiktoren	112
Tabelle 7.5	Regression von Alter und Geschlecht auf die Patientenaktivierung	113
Tabelle 7.6	Regression von Anzahl der chronischen Erkrankungen auf die Patientenaktivierung	113
Tabelle 7.7	Regression von Anzahl verordneter Medikamente auf die Patientenaktivierung	113
Tabelle 7.8	Alternative 1: Regression von Anzahl verordneter Medikamente plus Anzahl selbstgekaufter Medikamente plus Medikationsadhärenz auf die Patientenaktivierung	114
Tabelle 7.9	Regression von Selbsteinschätzung Gesundheitszustand auf die Patientenaktivierung	114
Tabelle 7.10	Gesamtmodell 1: Multivariate Regressionsanalyse	115
Tabelle 7.11	Gesamtmodell 2: Multivariate Regressionsanalyse	115

Einleitung 1

Die Sicherstellung einer bedarfsgerechten Gesundheitsversorgung, vor allem im intra- und intersektoralen Übergang der Patient:innen, ist eine zentrale Steuerungsherausforderung im deutschen Gesundheitssystem (270, 235, 280, 278). Die demografische Entwicklung mit der Zunahme älterer Menschen ab 67 Jahren und vor allem der Hochaltrigen (ab 80 Jahren) verändert das Krankheitsspektrum hin zu mehr chronischen Erkrankungen und Multimorbidität (246). Durch die wachsende Anzahl an Menschen mit Multimorbidität erhöht sich gleichzeitig das Risiko einer Multimedikation – sie ist signifikant mit der Anzahl der Erkrankungen assoziiert (286). Somit steigt die Notwendigkeit eines abgestimmten Medikationsmanagements, um eine notwendige Arzneimitteltherapiesicherheit [1](AMTS) und Adhärenz[2] gewährleisten und unerwünschte Neben- und Wechselwirkungen sowie dadurch ausgelöste Krankenhauseinweisungen vermeiden zu können. Der Gedanke der integrierten Versorgung, dass durch koordiniertes, interprofessionelles Arbeiten ein wertschätzender Versorgungsaustausch zugunsten der Patient:innen stattfindet (126), kann in diesem Zusammenhang als Leitbild formuliert werden. Mit praxisorientierter Perspektive lässt sich jedoch auf die Kommunikations- und Informationsbrüche an den Schnittstellen entlang des Versorgungsprozesses der Patient:innen verweisen, die ursächlich für eine nicht

---

[1] Arzneimitteltherapiesicherheit (AMTS) ist die Gesamtheit der Maßnahmen zur Gewährleistung eines optimalen Medikationsprozesses mit dem Ziel, Medikationsfehler und damit vermeidbare Risiken für Patient:innen bei der Arzneimitteltherapie zu verringern (190).

[2] Adherence (engl. für Einhalten, Beachten) bzw. Adhärenz wird definiert als das Ausmaß, in dem das Verhalten von Patient:innen (im Hinblick auf die Einnahme von Medikamenten oder die Einhaltung einer Diät oder das Einhalten von Terminen) mit den Vorgaben des Behandlers übereinstimmt. Dabei beschreibt der Begriff Adhärenz zunächst wertfrei einen Zustand und berücksichtigt die komplexen Einflussfaktoren, die im Rahmen adhärenten Verhaltens eine Rolle spielen (184, 233).

© Der/die Autor(en), exklusiv lizenziert an Springer Fachmedien Wiesbaden GmbH, ein Teil von Springer Nature 2024
N. Balke-Karrenbauer, *Interdisziplinäre Kommunikation im Arzneimittelmanagement*, https://doi.org/10.1007/978-3-658-46375-5_1

ausreichend transparente sowie gezielt gesteuerte Arzneimitteltherapie sind (60, 25).

Im versorgungspolitischen sowie im wissenschaftlichen Diskurs entsteht ein zunehmendes Problembewusstsein für ein abgestimmtes Versorgungs- und Arzneimittelmanagement[3]. Ziele sind dabei ein koordiniertes Zusammenwirken der am Medikationsprozess Beteiligten, eine interdisziplinäre gemeinsame Sprache sowie eine gegenseitige Verständigung des Handelns und der Therapieentscheidungen (61). Obwohl die interdisziplinäre Kommunikationskompetenz theoretisch als ein Schlüsselelement einer effektiven und nachhaltigen interprofessionellen Versorgung angesehen wird, fehlen Indikatoren bzw. Gütemerkmale sowie nachhaltige Strategien, um die Kommunikation im multiprofessionellen Team einzuschätzen und gelingend gestalten zu können (18).

Doch nicht nur die interprofessionelle Kommunikation, sondern auch die Arzt-Patienten-Kommunikation birgt ein großes Potenzial für das Medikationsmanagement. In der patientenorientierten Medizin werden – statt der Krankheitsprobleme – vermehrt die Gesundheit sowie die Potenziale der Patient:innen, wie Selbstmanagementfähigkeit, Gesundheitskompetenz und Eigenverantwortung, in den Fokus des Versorgungsalltags gesetzt (41, 39, 40, 47, 141). Ein mögliches Untersuchungsinstrument dazu ist der Fragebogen zur Patientenaktivierung. Auf Basis individueller Ausprägungen der Selbstmanagementfähigkeiten, abgebildet als Aktivierungsgrade, kann eine zielgerichtete Kommunikation zwischen ärztlichen Fachpersonen und Patient:innen gelingen, die die Krankheitsbewältigung und Adhärenz stärkt sowie die Arzneimitteltherapie sichert (82, 110).

Die vorliegende Arbeit setzt sich aus einem theoretischen und einem empirischen Teil zusammen, wobei ersterer der thematischen Kontextuierung sowie

---

[3] Ein strategisches und organisiertes Arzneimittelmanagement fördert einerseits die Qualität der Patientenversorgung und dient andererseits zur Vermeidung höherer Kosten im Gesundheitssektor. Die Weltgesundheitsorganisation (WHO) konstatiert einen Arzneimittelmanagement-Zyklus von vier Phasen. Diese umfassen die Auswahl, die Beschaffung, die Benutzung sowie die Aufbewahrung und Verteilung von Arzneimitteln. Innerhalb dieser vier Phasen lassen sich verschiedene Fragestellungen ableiten. Unter anderem sind hier die Fragen der Interaktionen der in Phase 1 ausgewählten Arzneimittel, der Dosierung für den individuellen Patient:innen sowie des Nutzens und der Verträglichkeit von Arzneimitteln von Bedeutung. Weitere offene Fragen beziehen sich auf das Arzneimittelmanagement in Verbindung mit der elektronischen Patientenakte. Die Schwierigkeiten liegen vor allem darin begründet, dass der derzeitige Stand der Technik keinen übergreifenden Lösungsansatz bietet, sondern für jede Institution unterschiedlich und auf verschiedener Datenbasis aufbauend erscheint. Das zugrunde liegende Wissen ist jedoch institutionsunabhängig und sollte auch so behandelt werden (79).

1 Einleitung

der Spezifizierung der Forschungsfragen dient, die in der empirischen Sozialforschung beantwortet werden.

Zunächst werden die relevanten Versorgungsthemen, wie Multimedikation und Multimorbidität, Gesundheitskompetenz und Selbstmanagement (Kapitel 2), inter- und intrasektorale Kooperation und Kommunikation sowie Kommunikationstheorien und -modelle (Kapitel 3) und die Patientenaktivierung (Kapitel 4), auf Basis des aktuellen Wissenschaftsstands betrachtet. Von dieser Basis leiten sich der Forschungsbedarf und die im Kapitel 5 zu beantwortenden Forschungsfragen des empirischen Teils der Arbeit ab. Kapitel 6 stellt die Methodik der qualitativen und der quantitativen Sozialforschung dar. Die Ergebnisse zur interprofessionellen Kommunikation im Arzneimittelmanagement sowie zur Patientenaktivierung werden in Kapitel 7 zusammengefasst und in Kapitel 8 in Bezug auf die Integration in die etablierten Versorgungs- und Informationsprozesse diskutiert. Die Arbeit schließt mit einem perspektivischen Fazit der theoretisch möglichen Entwicklungsthemen in Kapitel 9.

Multimedikation und Multimorbidität 2

Chronische Erkrankungen werden in Zukunft das deutsche Gesundheitssystem immer mehr beherrschen und finanziell belasten (112). Vor dem Hintergrund der „Überalterung" der Gesellschaft nimmt parallel zur Grunderkrankung die Anzahl gleichzeitig auftretender chronischer Erkrankungen zu (293). Sukzessive wird gegenwärtig die Multimorbidität als ein Krankheitsbild mit dem Bewusstsein gesehen, dass es fast immer mit einer Multimedikation assoziiert ist und sowohl medizinischer als auch pharmazeutischer Strategien bedarf, um eine patientenorientierte Krankheitsbewältigung sowie eine Kosteneffizienz des Gesundheitssystems zu erreichen (138, 247).

Dieses Kapitel skizziert den aktuellen Status Quo der Themenbereiche Multimorbidität und Multimedikation bezüglich der Entstehung, Entwicklungstendenzen und der bestehenden Leitlinienempfehlungen. Zudem werden die Themenbereiche im Kontext der Patientenorientierung und des Selbstmanagements betrachtet.

2.1 Herausforderungen eines komplexen Krankheitsgeschehens

Multimorbidität wird in der Literatur unterschiedlich hinsichtlich der Anzahl, der Art und des Schweregrads der inkludierten Krankheiten beschrieben. Obwohl der Multimorbidität in der modernen Medizin eine zentrale Bedeutung zugeschrieben wird, ist der Begriff wenig scharf dargelegt – eine standardisierte und anerkannte Definition sowie konsistente Methoden zur Feststellung der Multimorbidität gibt es bisher nicht (61, 315). Je nach Studie wird die Multimorbidität als das Auftreten von mindestens zwei oder drei chronischen Erkrankungen bei einer betroffenen Person definiert (82, 298). Multimorbidität wird im Wesentlichen mit nachteiligen Gesundheitsergebnissen, schlechterer Lebensqualität und Funktionsfähigkeit, einem steigendem Versorgungsbedarf und erhöhtem Risiko für Sterblichkeit, sozialer Benachteiligung, Krankenhausaufenthalte und höheren Gesundheitskosten in Verbindung gebracht. Diese Aussagen beziehen sich überwiegend auf Industrieländer mit hohem Bruttosozialprodukt (203, 293, 296, 313)

Die Multimorbidität ist durch ein gleichberechtigtes Vorliegen mehrerer chronischer Erkrankungen gekennzeichnet, die Komorbidität geht von einer dominierenden Indexerkrankung mit weiteren Begleiterkrankungen aus (247). Eine Abgrenzung beider Phänomene ist vor allem im Hinblick auf die Therapiesteuerung von Bedeutung: Während sich die Behandlung der Komorbidität an der Primärerkrankung orientiert, wird bei der Multimorbidität zunehmend ein ganzheitlicher Therapieansatz angestrebt (248, 167, 248, 166).

Aufgrund des nicht bestehenden Konsens zur Definition der Multimorbidität (Anzahl und Art der einzuschließenden Erkrankungen) als auch der Heterogenität des Designs epidemiologischer Studien, lässt sich die Prävalenz nur schwer quantifizieren (82). Eine der wenigen epidemiologischen Langzeituntersuchungen ist die SHARE-Studie (Survey of Health, Ageing and Retirement in Europe). Sie wird seit 2002 regelmäßig in 27 europäischen Ländern und Israel durchgeführt. Im Rahmen der fünften Untersuchungswelle wird bei den über 50-Jährigen in 14 europäischen Ländern eine Prävalenz der Multimorbidität (zwei oder mehr chronische Erkrankungen) von 31,4 % festgestellt (201). Das Sondergutachten zur Wirkung des morbiditätsorientierten Risikostrukturausgleichs von 2014 gibt für Patient:innen mit zwei bis sieben chronischen Erkrankungen eine Prävalenz von 24 % an (87). Im Rahmen eines Health Need Assessments aus dem Jahr 2015 wurde die Prävalenz der Multimorbidität in der untersuchten Kohorte in der Altersgruppe der über 65-Jährigen mit zwei oder mehr chronischen Krankheiten bei 73 % eingeschätzt (277). Tetzlaff et al. (287) stellen im Jahr 2017 in der Gruppe der 65-Jährigen oder Älteren eine Prävalenz der Multimorbidität von 60 % fest. Ein Scoping Review aus dem Jahr 2021 zeigte Prävalenzbereich der Multimorbidität bei mindestens zwei oder mindestens drei chronischen Erkrankungen von 15,3 % bis 93,1 % bzw. 11,8 % bis 89,7 (66).

Auf Basis vertragsärztlicher Abrechnungsdaten sind die arterielle Hypertonie, Fettstoffwechselstörungen und chronische Rückenschmerzen, gefolgt von Gelenkarthrosen, Typ-2-Diabetes sowie der koronaren Herzkrankheit, die häufigsten chronischen Erkrankungen multimorbider Patient:innen über 65 Jahre. Dabei sind die drei dominierenden Multimorbiditätskombinationen Angststörungen/

2.1 Herausforderungen eines komplexen Krankheitsgeschehens

Depressionen/somatoforme Störungen, kardiovaskulär-metabolische Erkrankungen und Schmerz sowie die neuropsychiatrischen Erkrankungsgruppen, darunter auch Demenz, Parkinson und Schlaganfall. Insgesamt können ca. 50 % der multimorbiden Patient:innen einem oder mehreren dieser Kombinationsmuster zugeordnet werden (298). The Academy of Medical Sciences (288) verwies hingegen auf keine eindeutigen Kombinationsmuster, sondern eher auf Anzeichen für regionsspezifische Unterschiede der multimorbiden Krankheitskonstellationen.

Das Zusammenwirken der Erkrankungen bei Multimorbidität führt zu einer gesteigerten Morbiditätsbelastung und einer damit einhergehenden Komplexitätszunahme des Krankheitszustandes. Multimorbide Menschen sind von längerem und häufigerem Arbeitsausfall sowie einem früheren Austritt aus der Erwerbstätigkeit betroffen (130, 137). Sie führt für die Betroffenen zu einer Beeinträchtigung der Lebensqualität und einer Einschränkung der Selbstversorgung mit einer häufig daraus resultierenden Depression (50, 1). Mehrfach Erkrankte haben in Deutschland innerhalb eines Jahres durchschnittlich mehr als doppelt so viele Kontakte zu haus- und fachärztlichen Personen (36,3 versus 15,9) wie nichtmultimorbide Versicherte (1, 58); das Risiko für Institutionalisierungen nach Krankenhausaufenthalt, z. B. in Pflegeeinrichtungen, steigt mit zunehmender Krankheitslast (73, 91). Bezogen auf den Evaluationsbericht zum Risikostrukturausgleich 2011 (86) können die Kosten für die Multimorbidität (definiert als zwei oder mehr chronische Krankheiten) im Durchschnitt um das 4,5-fache höher sein als bei Versicherten mit einer chronischen Erkrankung. Auf 20 % der multimorbiden Versicherten entfielen dabei 53 % der Gesamtausgaben aller chronisch Erkrankten (63). Häufig kann ein starker Zusammenhang zwischen Inanspruchnahme und Kosten der Versorgungsleistungen zur Anzahl und Art der Erkrankungen hergestellt werden. Einem Review zufolge ist bei fast allen eingeschlossenen Studien die Krankheitslast, verstanden als Anzahl gleichzeitig vorliegender chronischer Erkrankungen, der wichtigste Prädiktor für die Inanspruchnahme und die Kosten von Versorgungsleistungen (169). Gerade die oft notwendige hohe Inanspruchnahme unterschiedlicher Leistungen des Gesundheitssystems bei Multimorbidität verdeutlicht die fragmentierte und unkoordinierte Versorgung, die unangemessene Umsetzung solitärer Leitlinienempfehlungen (siehe Abschnitt 2.2), Multimedikation sowie unerwünschte Arzneimittelinteraktionen und sich widersprechende Therapieempfehlungen (19).

Multimorbide Patient:innen mit einer nach einzelnen Leitlinienempfehlungen optimalen Pharmakotherapie zu versorgen, bedingt nicht selten eine **Multimedikation**[1], besonders, wenn solitär leitliniengerecht therapiert wird. In Deutschland ist jede zweite 70- bis 79-jährige Person – somit etwa sechs Millionen Bundesbürger – davon betroffen (146). Nach der Statistik des Bevölkerungsanteils in Deutschland nach Anzahl eingenommener Medikamente im Jahr 2021 geben 25 % der Befragten an, dauerhaft drei oder mehr Medikamente einzunehmen (272). Eine Analyse mit Daten der AOK Sachsen-Anhalt zeigt, dass das Multimedikationsrisiko signifikant mit der Anzahl der Erkrankungen, jedoch auch unabhängig davon mit der Anzahl der behandelnden Ärzte und Ärztinnen assoziiert ist (286). Laut der Gesundheitsberichterstattung des Bundes (102) liegen bei einem Anteil von über 30 % der Menschen im Alter von 65 Jahren oder älter Erkrankungen bzw. Gesundheitsprobleme als Folge von Multimedikation vor.

Da multimorbide Patient:innen in der Regel in klinischen Studien ausgeschlossen sind, lässt sich keine qualitativ hochwertige Evidenz für den Nutzen der Multimedikation und der damit verbundenen Polypragmasie ermitteln (291). Epidemiologische Studien deuten eher darauf hin, dass eine Multimedikation weniger Nutzen für den Patient:innen stiftet, sondern mehr Gefahren birgt, denn sie ist mit zahlreichen Interaktionen, unerwünschten Ereignissen, geringerer Lebensqualität, Krankenhausaufenthalten und erhöhter Mortalität assoziiert (306). Die Evidenz zur Optimierung der Multimedikation wurde in einem systematischen Review von Rankin et al. (214) als eher gering dargestellt. Meist gemessen als Medication Appropriateness Index (MAI, siehe Abschnitt 2.2), wurde in komplexen, multiprofessionellen Interventionsstudien im ambulanten und stationären Setting sowie in der stationären Altenpflege der Nutzen im Hinblick auf die Medikationsqualität untersucht. Die Verbesserung patientenbezogener Outcomes wie Hospitalisierungen oder Lebensqualität konnte nicht sicher belegt werden. Auch Muth et al. (195) konnten in dem Medikationsreview der PRIMUM-Studie mit 505 Patient:innen in 72 hessischen Hausarztpraxen weder eine signifikante Beeinflussung des MAI noch eine solche der Lebensqualität belegen. Nicht selten ergibt sich aus der Multimedikation eine komplexe Arzneimitteltherapie, die es für den Patient:innen zu managen gilt. Sowohl häufiger Wechsel der Präparate und Darreichungsformen als auch differenzierte Einnahmeregime führen gerade bei älteren Menschen mit einhegender Abnahme der kognitiven Fähigkeiten zu einer erschwerten Umsetzung der Arzneimitteltherapie (240, 136, 237).

---

[1] Multimedikation bezeichnet die gleichzeitige, dauerhafte Anwendung mehrerer Arzneimittel. In Deutschland hat sich die zeitgleiche Daueranwendung von mindestens fünf Arzneimitteln, die systemisch wirksam sind, als gebräuchliche Definition etabliert (Gandt 2019, S. 1–214; siehe ABDA 2016).

2.1 Herausforderungen eines komplexen Krankheitsgeschehens

Ausgelöst durch die Überforderungen, entscheiden sich Patient:innen wissentlich gegen die Einnahme eines oder mehrerer Arzneimittel – oder eine Fehlanwendung bleibt unbemerkt (163). In der ambulanten Patientenversorgung ist jede dritte unerwünschte Arzneimittelwirkung (UAW) auf eine fehlerhafte Anwendung zurückzuführen. In Deutschland liegt der durchschnittliche Anteil der UAW-Verdachtsfälle, bezogen auf alle stationären Notaufnahmen, bei 6,5 % bis 11,6 % (253). Patient:innen nehmen im Mittel sieben unterschiedliche Wirkstoffe gleichzeitig zu sich und sind zu drei Viertel 65 Jahre oder älter (29, 84). In der Betrachtung elektiver Krankenhausaufnahmen zeigt sich, dass 34 % der Patient:innen Nebenwirkungen einer komplexen Arzneimitteltherapie aufweisen, von denen 29 % als unvermeidbar eingestuft werden, da sie bei bestimmungsgemäßem Gebrauch auftreten (144). Ein Anteil von 71 % hingegen kann als Folge von Medikationsfehlern[2] bewertet werden. UAW sind demnach ein relevanter Grund für stationäre Aufnahmen. Die regelmäßige Prüfung der Arzneimitteltherapie zur Schadensvermeidung ist daher besonders bei Patient:innen mit Multimedikation sinnvoll und notwendig (139). Die aus Medikationsfehlern resultierenden Behandlungskosten liegen in Deutschland jährlich bei 800 Millionen bis 1,2 Milliarden Euro (264). Auch aus diesem Grund hat die AMTS einen besonderen Stellenwert, um vermeidbare Probleme im Medikationsprozess (siehe Abschnitt 2.2) zu verringern (245).

Köberle et al. (147) beschreiben im Rahmen der Arzneimittelkommission der deutschen Ärzteschaft hinsichtlich der Erfassung und Bewertung von Medikationsfehlern die Notwendigkeit, alle am Arzneimitteltherapieprozess Beteiligten wie Ärzte und Ärztinnen, Apotheker:innen und Patient:innen für dieses Thema zu sensibilisieren. Voraussetzungen sind eine konstruktive Kommunikation und Information über die Arzneimitteltherapie und die Entwicklung von Fehlervermeidungsstrategien bzw. einem sektorenübergreifenden Medikationsmanagement. Die Autoren kommen zu dem Fazit, dass diese Maßnahmen die Voraussetzung für eine verbesserte AMTS sind. Das Bundesministerium für Gesundheit hat unter Federführung der Koordinierungsgruppe AMTS den aktuellen, fünften Aktionsplan 2021–2024 erstellt, der mit 42 Maßnahmen die AMTS aufgrund UAW verbessern soll (13). Übergeordnete Themenfelder der Maßnahmen sind unter anderem neben der Sensibilisierung von Patient:innen und Leistungserbringern

---

[2] Ein Medikationsfehler ist ein Abweichen von dem für die Patient:innen optimalen Medikationsprozess, das zu einer grundsätzlich vermeidbaren Schädigung von Patientinnen oder Patient:innen führt oder führen könnte. Medikationsfehler können jeden Schritt des Medikationsprozesses betreffen und von jedem am Medikationsprozess Beteiligten verursacht werden, insbesondere von Ärzten, Apothekern oder Angehörigen weiterer Gesundheitsberufe sowie von Patient:innen selbst, deren Angehörigen oder Dritten (Aly 2015, S. 99–104).

zu vermeidbaren Risiken der Arzneimitteltherapie, der Verbesserung der Informationen über Arzneimittel, der Dokumentation der Arzneimitteltherapie und Messung der AMTS auch Strategien zur Verbesserung der Sicherheit des Arzneimitteltherapieprozesses. Auch hier wird die Förderung der interdisziplinären und sektorenübergreifenden Zusammenarbeit aller am Arzneimitteltherapieprozess Beteiligten als Voraussetzung für strukturierte Medikationsanalysen und ein kontinuierliches Medikationsmanagement beschrieben. Hierzu sollten Mindestinformationen an den Schnittstellen der Versorgung vorliegen.

2.2 Leitlinienempfehlungen

Die Leitlinienempfehlungen zur Multimedikation und Multimorbidität haben das Ziel, ein komplexes Geschehen der Krankheitssituation zu strukturieren und Therapieprioritäten zu setzen. Rottlaender et al. (223) empfehlen, bei der Notwendigkeit zur Berücksichtigung beider Leitlinienempfehlungen eher die pharmakologischen Fragestellungen priorisiert zu behandeln.

Das Ziel der **Hausärztliche S3 Leitlinie Multimedikation** bei Erwachsenen und geriatrischen Patient:innen in der Version 2.0 (171) ist die systematische Bewertung der Verordnungsentscheidung der Hausärzte und Hausärztinnen, um eine unangemessene Medikation sowie unerwünschte arzneimittelbezogene Ereignisse zu vermeiden.

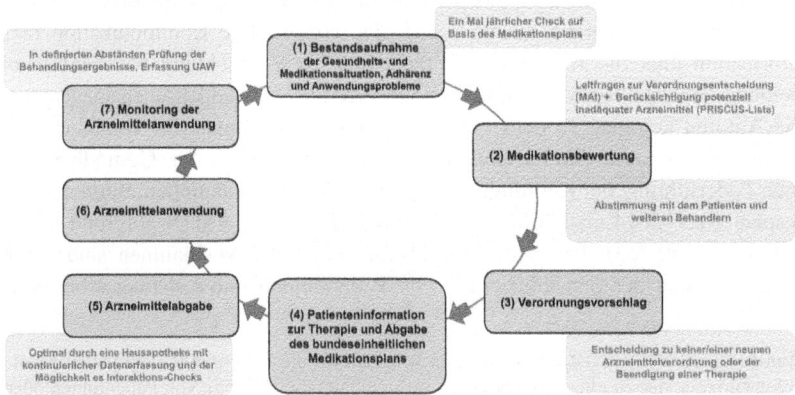

Abbildung 2.1 Medikationsprozess. (Eigene Darstellung in Anlehnung an die S3-Leitlinie Multimedikation (171))

2.2 Leitlinienempfehlungen

Die Leitlinie bezieht sich ausdrücklich auf alle Patient:innen mit Multimedikation und soll dazu beitragen, eine Über-, Unter- und Fehlversorgung zu erkennen, zu vermeiden bzw. zu korrigieren.

Der Medikationsprozess, wie in Abbildung 2.1 dargestellt, findet in Abstimmung mit den Patient:innen und optimalerweise weiteren Behandlern statt. Dabei unterteilt er sich in sieben aufeinander folgende Schritte, die sich idealerweise in einem definierten Rhythmus wiederholen. Nach der Bestandsaufnahme (A) soll eine umfassende Medikationsbewertung (B) mit dem MAI erfolgen: Unter Anwendung von Leitfragen kann die Indikation überprüft, eine unnötige Medikation erkannt, die Anwendungssicherheit erhöht und die Therapiequalität verbessert werden. Das so ermittelte Ergebnis des MAI-Scores ist ein anerkannter Qualitätsindikator für eine angemessene Pharmakotherapie. Bei der vertiefenden Analyse unangemessener Arzneimitteltherapien helfen spezielle Arzneimittellisten: Der Einsatz von potenziell inadäquater Medikation (PIM, potentially inappropriate medication), die bei älteren Menschen nach Möglichkeit nicht angewandt oder deren Dosierung angepasst werden sollte, wird in Deutschland über die PRISCUS-Liste (lateinisch: priscus, zu Deutsch: altehrwürdig) abgebildet. Sie wurde im Gutachten des Sachverständigenrates zur Begutachtung der Entwicklung im Gesundheitswesen (SVR) im Jahr 2009 angeregt und im Rahmen des BMBF(Bundesministerium für Bildung und Forschung)-geförderten PRISCUS-Forschungsverbundes erarbeitet (129). Als Ergebnis wurden 83 Arzneistoffe aus 18 Arzneistoffklassen als potenziell inadäquat für ältere Patient:innen bewertet. 46 Arzneistoffe konnten nicht eindeutig eingestuft werden. Die FORTA-Liste (Fit fOR The Aged) (308) gibt auf Grundlage von Studien und Gutachten eine Übersicht untauglicher sowie nachweislich nützlicher Arzneimittel für ältere Patient:innen. Die Bewertung der Arzneien erfolgt in vier Kategorien (positive Nutzenbewertung, nachgewiesene Wirksamkeit mit Einschränkungen, ungünstige Nutzen-Risiko-Relation, Vermeidung Arzneimitteleinsatz) für 29 alterstypische Krankheitsbilder. Die zusammengetragenen Informationen bilden die Basis für einen neuen (C) Verordnungsvorschlag. Dieser wird mit den Therapiezielen der Patient:innen abgestimmt und nach Möglichkeit gemeinsam entschieden. Die multiprofessionelle Nutzung des bundeseinheitlichen Medikationsplans (BMP) (D) kann dabei als Hilfsmittel unterstützend zum Einsatz kommen. Dieser wurde in Deutschland im Rahmen der Aktionspläne zur Verbesserung der Arzneimitteltherapiesicherheit des Bundesministeriums für Gesundheit (BMG) als Standard entwickelt, vor allem zur Verbesserung der Informationsübermittlung an den intersektoralen Schnittstellen. Im Oktober 2016 wurde die Einführung im Rahmen des E-Health-Gesetzes beschlossen (§ 31a SGB V). Damit haben gesetzlich Versicherte, die mindestens drei systemisch wirkende Medikamente über einen

Zeitraum von mindestens 28 Tagen einnehmen, einen Anspruch auf den BMP. Der Plan soll möglichst alle verordneten Arzneimittel sowie die Selbstmedikation aufführen und über den QR-Code (Quick Response) digital in das Praxisverwaltungssystem (PVS) eingelesen, aktualisiert und wieder ausgedruckt werden können (140). Die Arzneimittelabgabe (E) erfolgt in der Regel in der Apotheke. Eine gute Kooperation und ein effektiver Informationsaustausch zwischen Apotheke sowie behandelnden medizinischen Fachpersonen können zu einer höheren Sicherheit der verordnungsgemäßen Arzneimittelanwendung (F) und einer Stärkung der Adhärenz führen. Das folgende Monitoring der Arzneimitteltherapie (G) soll in regelmäßigen Abständen als Routinekontrolle durchgeführt werden.

Mit dem Erscheinen der **S3-Leitlinie Multimorbidität** im Jahr 2017 wird versucht, für eine große und heterogene Population einheitliche Behandlungsempfehlungen zu formulieren (82). Bei der methodischen Erstellung fließen klinische Empfehlungen zur Multimorbidität ein. Ergänzend wird durch die Vereinheitlichung fallbezogener Einzelalgorithmen von Patient:innen mit speziellen Problemlagen ein „Metaalgorithmus" (siehe Abbildung 2.2) zur Versorgung entwickelt; Empfehlungen zum Management von Multimorbidität werden einbezogen.

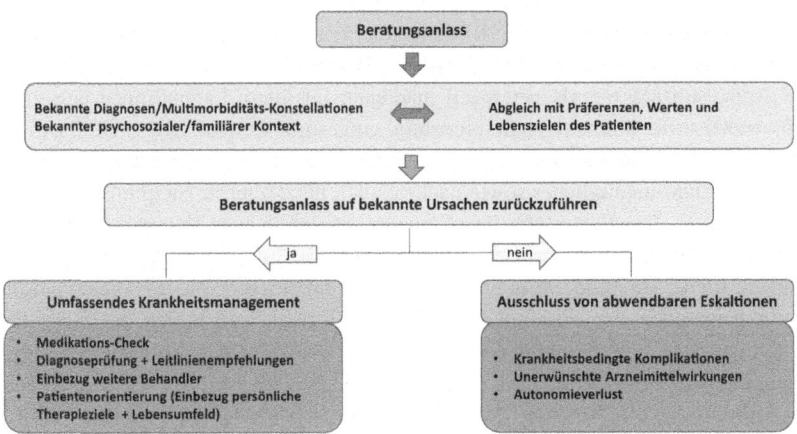

Abbildung 2.2 Schematische Darstellung des Metaalgorithmus. (Eigene Darstellung in Anlehnung an S3-Leitlinie Multimorbidität (82))

Die Leitlinie verfolgt dabei nicht das Ziel, zu allen erdenklichen Krankheitskombinationen Empfehlungen geben zu können. Vielmehr will sie für die hausärztliche Praxis einen logischen und umsetzbaren Entscheidungsprozess unter

2.2 Leitlinienempfehlungen

Berücksichtigung wichtiger Einflussfaktoren auf die Entstehung und den Verlauf von Multimorbidität aufzeigen. Der Metaalgorithmus bzw. die Metastruktur stellt, unabhängig von den Einzelerkrankungen und im Gegensatz zum Symptom-Algorithmus, einen hausärztlichen Denkprozess unter Einbezug klarer Empfehlungen der Prioritätensetzung in der Arzneimitteltherapie sowie der konsequenten Berücksichtigung von Patientenpräferenzen und -werten dar. Priorität hat dabei der Erhalt von Autonomie und Selbstständigkeit der Patient:innen, der ggf. auch krankheitsspezifische Empfehlungen unterzuordnen sind. Ein übergreifendes und problemspezifisches Krankheitsmanagement soll Lebensqualität, Funktionalität sowie die Befähigung zum Selbstmanagement bezüglich Krankheitskontrolle und Medikationsadhärenz verbessern. Ergänzend werden die Erstellung eines Überblicks über die tatsächlich eingenommenen Medikamente und die regelmäßige Überprüfung, auch durch die Verordnungen anderer ärztlicher Professionen, empfohlen. Eventuelle Wissenslücken der Patient:innen zu Diagnosen und verordneter Medikation sowie deren Wirkung, Art und Anwendung sollen geschlossen werden.

Mühlhäuser et al. (193) untersuchten 2018 die Praxistauglichkeit der Leitlinie, indem sie Akzeptanz und Praktikabilität mittels Fokusgruppengesprächen und Interviews bei Hausärzten und Patient:innen ermittelten. Die Ergebnisauswertung zeigt eine Akzeptanz der Empfehlungen, da viele Ärzte und Ärztinnen eine Bestätigung ihres hausärztlichen Handelns angeben. Zum vermissten Aspekt der Patientenpräferenzen wird ein Fragebogen zur Ermittlung des symptomassoziierten Leidensdrucks, der Lebensqualität und der Bereitschaft zur Einnahme der Medikation vorgeschlagen. Eine weitere Hilfestellung wird in der Priorisierung der Medikation entsprechend den vorliegenden Erkrankungen bezüglich ihres prognostischen Einflusses auf den weiteren Krankheitsverlauf gesehen. Die befragten Patient:innen akzeptieren die Aufforderung zum Eigenmanagement. Während sich die ärztlichen Fachpersonen keine Verhaltensänderungen erhoffen, sehen sich die Patient:innen durch die Informationen motiviert, die Zusammenarbeit mit den Ärztinnen und Ärzten zu intensivieren und sich aktiv einzubringen. Weitere Untersuchungen zu Häufigkeit und Art der Verwendung der Leitlinie sollten zukünftig Inhalt weiterer Praxistests sein.

Ferner empfiehlt die S3-Leitlinie eine stärkere Kooperation der Haus- und Fachärzte sowie sektorenübergreifend zu den einzelnen stationären Bereichen. Die Notwendigkeit hierzu entsteht durch vielfältig erzeugte medizinische Versorgungs- und Verordnungsleistungen, ausgelöst durch ungesteuerte Behandlungspfade im Versorgungssystem. Relevante Informationen stehen so nur unvollständig, uneinheitlich und nicht zum notwendigen Zeitpunkt zur Verfügung. Hinzu kommen in der Regel noch Mobilitätseinschränkungen der Patient:innen, kognitive Defizite und möglicherweise zunehmend weniger Unterstützung durch das soziale Umfeld, sodass es multimorbiden Patient:innen immer schwerer fällt, ihre Krankheitssituation zu ordnen sowie zu managen. Aus diesen Gründen ist es wünschenswert, patientenzentrierte und machbare Versorgungsmodelle (weiter) zu entwickeln, deren Wirksamkeit sowie Wirtschaftlichkeit durch eine entsprechende Evaluation überprüft werden.

Obwohl die jeweiligen Leitlinien zu Multimedikation (behandlungsbasierte Empfehlungen) und Multimorbidität (diagnosebasierte Empfehlungen) konzeptionell fokussierte Empfehlungen aussprechen, beziehen sie sich im Wesentlichen auf dieselbe Patientenklientel. Eine abgestimmte Kombination beider Leitlinien würde für Anwender die Umsetzungswahrscheinlichkeit in den Praxisalltag erhöhen und könnte die für die klinische Praxis relevante Fragestellung der Medikationsprüfung gezielter beantworten (196).

2.3 Patientenorientierung, Selbstmanagement und Gesundheitskompetenz

Die WHO definiert die Befähigung von Patient:innen als einen Prozess, durch den Menschen mehr Kontrolle über eigene Entscheidungen und eigene Handlungen erhalten, um ihre Gesundheit entsprechend positiv beeinflussen zu können (262). Damit sich Patient:innen von einem eher passiven Leistungsempfänger zu einem souveränen, befähigten Entscheider im eigenen Versorgungsgeschehen entwickeln und damit eine Schlüsselrolle in der Beeinflussung der Qualität und Kosten der Gesundheitsversorgung einnehmen können, müssen sie ihre Rolle und Bedeutung in der Versorgung verstehen und entsprechend aktiv, verantwortungsbewusst sowie partizipativ agieren (260).

Zu der komplexen Versorgungssituation bei Multimorbidität mit Multimedikation können intermittierend akute Erkrankungen und/oder Exazerbationen bestehender chronischer Leiden hinzukommen. Das therapeutische Handeln sowie die angestrebten Behandlungsziele sind nicht im klassischen Sinne auf Heilung, sondern im Sinne der Patientenorientierung auf eine Priorisierung der passenden Möglichkeiten ausgelegt, um die Funktionalität und die damit verbundene Selbstständigkeit zu erhalten (257). Schon im Jahre 2000/2001 wies der SVR auf Umsetzungsmaßnahmen einer konkreten Patientenorientierung hin und bestärkte dies konkret für die medizinische Versorgung mit dem Gutachten von 2003, in dem die Entscheidungssouveränität der Patient:innen als begrenzt und die Informationsasymmetrie des Gesundheitswesens als besonders ausgeprägt beschrieben wurde (279, 278). Die Forderung nach mehr Patientenorientierung umfasst die

2.3 Patientenorientierung, Selbstmanagement und Gesundheitskompetenz 15

Unterstützung, die Partizipation, die Information sowie die Integration der Nutzer. Durch die Ausrichtung von Strukturen, Prozessen und Ergebnissen der gesundheitlichen Versorgung an Bedürfnissen, Präferenzen und Qualitätsmaßstäben der Patient:innen sollen Fehlentwicklungen im Gesundheitssystem korrigiert werden und die Akzeptanz von Gesundheitszielsetzungen sowie Gestaltungsentscheidungen in der Bevölkerung erhöht werden (263). Entsprechend bedarf es zur Entwicklung und Etablierung von Konzepten der Patientenorientierung nicht nur der Implementierung von Einzelmaßnahmen, sondern auch einer grundsätzlichen sowie umfassenden Veränderung der Versorgungsstrukturen und Prozesse.

Abhängig von den jeweiligen Akteuren und Akteurinnen in den Gesundheitssystemebenen lassen sich unterschiedliche Perspektiven der **Patientenorientierung** darstellen: Aus gesundheitspolitischer sowie ökonomischer Sicht wird die Patientenorientierung mit einer Effizienz- und Anbieterorientierung gleichgestellt, die eine Veränderung der Strukturen des Gesundheitssystems fordert (Makroebene)[3]. Auf der Mesoebene erfolgt die Einbeziehung der Patient:innen in ihrer Rolle der Versicherten in Prozesse und Entscheidungen der Interessensverbände und Institutionen der gesundheitlichen Versorgung[4]. Patientenorientierung

---

[3] Mit dem Gesetz zur Modernisierung der gesetzlichen Krankenversicherungen (GMG, § 140 SGBV) wurde 2004 ein systematisches Beteiligungsrecht von Patient:innen geschaffen. Erstmals wurde die Position der Patientenbeauftragten auf Bundesebene festgeschrieben und das Mitbestimmungsrecht für sachkundige Vertreter:innen der Patient:innen- und Versichertenverbände sowie von Selbsthilfeorganisationen in beratender Funktion an Entscheidungen des G-BA als oberstes Beschlussgremium der gemeinsamen Selbstverwaltung gesetzlich verankert (149). Selektivvertragliche Versorgungsmodelle und die DMP sollen nicht nur durch die oben genannten gezielten Behandlungsstrukturen und eine stärkere Vernetzung der Leistungserbringer Lücken an den Schnittstellen der Regelversorgung mindern und Potenziale der Versorgungseffizienz und -qualität heben, sondern auch Anreize für eine stärker an Patientenbedürfnisse ausgerichtete Versorgung schaffen. Der Patientenschutz und die -rechte wurden mit dem im Februar 2013 in Kraft getretenen Gesetz zur Verbesserung der Rechte von Patient:innen (Patientenrechtegesetz) weiter gestärkt, wie z. B. die konkrete Ausgestaltung der Informations- bzw. Aufklärungspflicht der Leistungserbringer, das Einsichtsrecht der Patient:innen in Krankenunterlagen, die Stärkung der Patientenrechte gegenüber den Leistungsträgern, vor allem bei Behandlungsfehlern im sozialversicherungsrechtlichen Kontext (244).

[4] Dazu gehören unter anderem die Kassenärztlichen Vereinigungen (KVen), das Institut für Qualität und Wirtschaftlichkeit im Gesundheitswesen (IQWIG) zur Aufbereitung evidenzbasierter Informationen und das Ärztliche Zentrum für Qualität in der Medizin (ÄZQ), das patientenverständliche Informationen zu Behandlungsleitlinien sowie Bewertungen von medizinischen Behandlungen durch Patient:innen und Expert:innen zur Verfügung stellt. Unabhängige Patient:innenberatungen von Städten und Gemeinden oder die Patientenuniversität der Medizinischen Hochschule Hannover (Schulungen zur Gesundheitskompetenz)

auf der Mikroebene befasst sich mit der Einbeziehung der individuellen Bedürfnisse und Erwartungen des kranken Menschen, dem Verständnis seiner eigenen Behandlungsziele sowie der individuellen Handlungsebene zwischen Ärztin oder Arzt und Patientin oder Patient. Traditionell ist diese Ebene eher mit autoritären Handlungsempfehlungen und einer inaktiven Patientenrolle besetzt. Auf dieser Ebene schließt die Patientenorientierung auch Konzepte der evidenzbasierten Patienteninformation ein (186, 200). Durch den Ausbau der wettbewerblichen Elemente der Gesundheitsversorgung können Patient:innen eine zunehmend kundenähnliche Rolle einnehmen sowie autonomer und entsprechend ihren eigenen Präferenzen agieren (278). Im Rahmen der Krankenhausorganisation stehen qualitätssichernde Elemente wie Beschwerdemanagement, Patientensicherheit und -zufriedenheit im Mittelpunkt.

Obwohl die Relevanz des Themas Patientenorientierung aus unterschiedlichen Perspektiven deutlich wird und sich Möglichkeiten der Weiterentwicklung identifizieren lassen, ist die Umsetzung in der Gesundheitsversorgung bisher noch unzureichend (320). Konzeptionelle Strategien der Patientenorientierung, wie die Stärkung des Selbstmanagements und der Gesundheitskompetenz chronisch erkrankter Menschen mit Multimedikation, können Förderfaktoren sein, um die Patient:innen im Sinne der Eigenverantwortung und der Mitgestaltung tatsächlich in den Mittelpunkt der Versorgung zu rücken (104).

Der SVR wies im Jahr 2018 in seinem *Gutachten der bedarfsgerechten Steuerung der Gesundheitsversorgung* deutlich darauf hin, das **Selbstmanagement** und damit die aktive Rolle der Patient:innen bei der Bewältigung der Erkrankung zu fördern (280). Die Empfehlungen des *Nationalen Aktionsplans für Gesundheitskompetenz* (198) greift die notwendige Verbesserung der Gesundheitskompetenz aufgrund vielfältiger Faktoren, wie des Anstiegs der Lebenserwartung, der Zunahme der chronischen Erkrankungen und der Komplexität des Gesundheitssystems, als eine systematische Vorgehensweise sowie eines bundesweiten Programms auf (231, 229). Die *Allianz für Gesundheitskompetenz*[5] (56) hat ebenfalls das Ziel, Selbstmanagement sowie Gesundheitskompetenz bei chronisch und multimorbid erkrankten Patient:innen zu unterstützen. Auch die

---

stellen weitere Kontaktstellen für Patient:innen bereit. Das deutsche Netzwerk für Evidenzbasierte Medizin fördert explizit Shared Decision Making als Beispiel für ein patientenorientiertes Kommunikationskonzept zwischen Behandelnden und Patient:innen, und Erkrankte werden in die Erstellung von Behandlungsleit- und Richtlinien (S3-Leitlinien, Nationale Versorgungsleitlinien) eingebunden (113).

[5] Partner der Allianz sind neben dem BMG, der Gesundheitsministerkonferenz der Länder und der Patientenbeauftragten bzw. dem Bevollmächtigten der Bundesregierung für Pflege 14 Spitzenorganisationen der Selbstverwaltung des deutschen Gesundheitswesens (56).

2.3 Patientenorientierung, Selbstmanagement und Gesundheitskompetenz

Leitlinienempfehlungen betrachten das Selbstmanagement gerade bei Multimorbidität und Multimedikation als ein Schlüsselelement zum eigenverantwortlichen Umgang mit der Erkrankung (76). Selbstmanagement ist die Fähigkeit, die eigene persönliche Entwicklung weitgehend unabhängig von äußeren Einflüssen zu gestalten – landläufig ausgesprochen, „sein Leben im Griff zu haben" (148). Gesundheitsbezogenes Selbstmanagement meint auch, das Alltagsleben unter einer veränderten Gesundheitssituation aufrechterhalten und mit körperlichen sowie emotionalen Herausforderungen umgehen zu können. Eine allgemeingültige Definition bei chronischen Erkrankungen gibt es dabei nicht. Die Förderung des (kritischen) Selbstmanagements hat zum Ziel, Patient:innen aktiv an Behandlungsentscheidungen zu beteiligen, eigene Ressourcen zu erkennen und zu nutzen, Medikamente und Therapien adäquat einzunehmen bzw. durchzuführen und gesundheitsfördernde Maßnahmen durch Schulungen sowie spezifische Trainings umzusetzen (26, 232, 256). In einer Studie mit multimorbiden Patient:innen, praktisch tätigen Ärztinnen und Ärzten sowie Pflegefachkräften wurden auf Basis qualitativer Interviews drei Faktoren ermittelt, die eine Beteiligung und Umsetzung von Selbstmanagement beeinflussen (72). Diese waren persönliche Faktoren (Wissen, Selbstvertrauen, emotionale und psychische Möglichkeiten), externe Faktoren (Zugang zu sozialer und ökonomischer Infrastruktur und Zeitressourcen) sowie die individuellen Überzeugungen und Erwartungen hinsichtlich der Wirksamkeit von Selbstmanagement-Maßnahmen. Im Wesentlichen basiert das Selbstmanagement auf kognitiven Fähigkeiten und Prozessen. Es geht darum, relevante Risiken zu erkennen und weitgehend rationale Entscheidungen treffen zu können, um die eigene Krankheit zu managen und gesundheitsbezogene Eskalation abzuwenden. Verstanden als individuell ausgeprägte Metakompetenz, besteht die Förderung des Selbstmanagements aus einem Paket verschiedener Maßnahmen, die sich je nach Erkrankungsbild und Kontextfaktoren variabel gestalten lassen.

Die **Gesundheitskompetenz** wird im deutschen Sprachgebrauch synonym mit dem aus den USA stammenden Begriff der Health Literacy verwendet (110). Im Vergleich zum Selbstmanagement erhalten Patient:innen durch eine Gesundheitskompetenz die Möglichkeit, Verhaltensänderungen oder -anpassungen herbeizuführen und die Krankheitsbewältigung und -prävention entsprechend auszurichten (36, 27). Sie wird als individuelle, durch Lernen erwerbbare Eigenschaft verstanden und umfasst das Wissen, die Motivation sowie die Kompetenzen, relevante und unterschiedliche Gesundheitsinformationen zu finden, zu verstehen, zu beurteilen und anzuwenden (90). Die von Schaeffer et al. im Jahr 2016 veröffentlichte repräsentative Studie zur Erhebung der Gesundheitskompetenz in Deutschland zeigt, dass 54 % der Bevölkerung in Deutschland eine eingeschränkte Gesundheitskompetenz aufweisen (228). Nur 7 % verfügen über eine sehr gute, 38 % über eine ausreichende Gesundheitskompetenz.

Die gestiegene Forderung nach der Stärkung der Gesundheitskompetenz (148), vor allem durch den Nationalen Aktionsplan Gesundheitskompetenz (230), sollte sich auf wirksame Zusammenhänge zu wichtigen Gesundheitsergebnissen beziehen. In der Literatur finden sich Hinweise auf eine enge Korrelation von reduzierter Inanspruchnahme sinnvoller Präventionsleistungen, suboptimalem Krankheits- und Selbstmanagement, häufigeren Krankenhauseinweisungen sowie höherer Morbidität und Mortalität zu einer gering ausgeprägten Gesundheitskompetenz (30, 227). Andere Autor:innen relativieren dies jedoch und berichten eher über meist geringgradige Zusammenhänge (319, 204). Insgesamt sind deutliche Übereinstimmungen zwischen Gesundheitskompetenz und Sozialstatus, Einkommen, Bildung und Alter erkennbar (266). Um eindeutige Effekte von Strategien zur Gesundheitskompetenz erreichen und messen zu können, wird empfohlen, diese möglichst indikations- und zielgruppenspezifisch einzusetzen (148, 273, 301).

Die **partizipative Entscheidungsfindung** (PEF) – oder synonym Shared Decision Making – wird als innere Haltung und eine Vorgehensweise in der Gesprächsführung zur Stärkung des Selbstmanagements und der Gesundheitskompetenz gesehen. Sie ist zunehmend das Modell für die aktive Einbeziehung der Patient:innen in behandlungsbezogene Entscheidungsprozesse (226). Dabei steht nicht ausschließlich der wechselseitige Informationsaustausch zwischen den medizinischen Fachpersonen und den Patient:innen im Mittelpunkt, sondern die präferenzsensitive Entscheidungsfindung auf Basis einer über den Zeitverlauf entwickelten Informiertheit und Krankheitsmanagementkompetenz der Patient:innen. Die Entscheidungsfindung ist als dynamischer Prozess zu sehen, der sich an der aktuellen Patient:innensituation ausrichtet (35). Studien belegen die Nützlichkeit der PEF: Entscheidungshilfen führten beispielsweise zu weniger Therapieentscheidungskonflikten, realistischeren Patientenerwartungen zum Verlauf ihrer Erkrankung, größerem Behandlungswissen sowie höherer Therapieadhärenz (271). Weiterhin konnten Zusammenhänge zwischen einer aktiveren Partizipation der Patient:innen am Therapieprozess sowie einer verbesserten Kommunikation zwischen Behandlern und Patient:innen nachgewiesen werden.

Case Management, verstanden und umgesetzt als Prozessmanagement, orientiert sich am einzelnen Erkrankungsfall und kann als weitreichende sowie umfassende Variante des Einzelcoachings gesehen werden. Die Wissensbestände des Case Managements sind grundsätzlich transdisziplinär und transprofessionell angelegt und müssen individuell transformiert werden (64). Die Deutsche

2.3 Patientenorientierung, Selbstmanagement und Gesundheitskompetenz 19

Gesellschaft für Care und Case Management (DGCC) verfasste 2015 zum ersten Mal Leitlinien zum Case Management und veröffentlichte somit Rahmenempfehlungen, Standards sowie ethische Grundlagen für einen Handlungsansatz im Versorgungssystem. Im konkreten Anwendungsfeld sollten die Standards an die spezifischen Belange der Versorgungssituation und -region angepasst werden. Eine regelmäßige Überprüfung und Anpassung des Versorgungsplans sowie die Unterstützung und Einbindung der vorhandenen Ressourcen werden mit dem Ziel verfolgt, unnötige stationäre Aufenthalte im Krankenhaus oder in der Pflegeeinrichtung und Notaufnahmen zu vermeiden und die Selbstständigkeit so weit wie möglich zu erhalten (274). Case Management hat sich im Sozial- und Gesundheitswesen etabliert und erfährt in seinen Anwendungen eine große Bandbreite. Versorgungs- sowie gesundheitspolitische Bestrebungen haben das Ziel, projektbezogenes und einzelvertragliches Case Management bzw. Patientenlotsen flächendeckend und möglichst sozialgesetzbuchübergreifend in die Regelversorgung zu überführen (45, 267).

3 Inter- und intrasektorale Kooperation und Kommunikation

Mit Blick auf die nachhaltige und effiziente Finanzierbarkeit des Gesundheitswesens sowie eine bedarfs- und prozessorientierte Patientenversorgung besteht ein deutlicher Handlungsbedarf, eine koordinierte, sektorenübergreifende und integrierte Versorgung zu erreichen (125). Um die fragmentierte Versorgung durchlässiger zu gestalten, wurden in den letzten Jahren durch zahlreiche Gesundheitsreformen immer wieder neue Elemente in die Gesundheitsversorgung implementiert (162). Eine inter- und intrasektoral abgestimmte Kooperation und Kommunikation sollen kontinuierliche sowie ressourcenschonende Versorgungsprozesse unter Einbindung von unter anderem Behandlungspfaden und Leitlinien ermöglichen (111). Eine gelingende Kommunikation ist dabei eine zielführende Komponente, die Prozesse begleiten und unterstützen kann, jedoch viel zu häufig als selbstverständliche Kompetenz der medizinisch Agierenden vorausgesetzt wird.

Im folgenden Kapitel werden die Kooperations- und Kommunikationslücken einer fragmentierten Versorgung aufgezeigt. Über allgemeingültige Kommunikationstheorien und -modelle wird die Basis zur Ableitung von Kommunikationsgütemerkmale geschaffen.

3.1 Sektorenübergreifende und integrierte Versorgung

Das deutsche Gesundheitssystem ist durch unterschiedliche Finanzierungsstrukturen und Leistungsorganisation der ambulanten und stationären Versorgung charakterisiert, die zum Teil große Effizienzverluste bewirken (281). In der daraus resultierenden strikten Trennung der Sektoren lassen sich Versorgungsbrüche als zentrale Schwachstellen des Gesundheitssystems in zwei Komponenten unterscheiden (3):

- die Strukturkomponente, als erforderliche interdisziplinäre und effektive Zusammenarbeit sowie Überleitung von Patient:innen zwischen den zunehmend komplexen Schnittstellen einer großen Anzahl von Leistungserbringern, insbesondere bei Multimorbidität und gleichzeitiger Multimedikation;
- die Finanzierungskomponenten, als Existenz von zwei separaten Regelsystemen, die in ihrer Zielkonzeption stark differieren und somit uneinheitliche Rahmenbedingungen bezüglich Bedarfsplanung, Vergütung, Umgang mit Innovationsregelungen (Erlaubnis- vs. Verbotsvorbehalt) sowie Maßnahmen zur Qualitätssicherung und -förderung schaffen.

Mittelbar beeinflussen die jeweiligen regulatorischen Rahmenbedingungen die intersektorale Kooperation hinsichtlich einer inhaltlich und organisatorisch abgestimmten Therapie-, Medikations- und Pflegeplanung. Es gibt erhebliche Steuerungsdefizite durch Interessensgegensätze der Selbstverwaltungsakteure und -akteurinnen und somit ein inkonsistentes Nebeneinander der Versorgungsformen (168). Statt kurative Leistungen einzelner Professionen in den Mittelpunkt zu stellen, sollten sich vielmehr populationsorientierte Ansätze an einer patient:innen- und bedarfsorientierten Perspektive der Gesundheitsförderung ausrichten (siehe Abschnitt 4.1). Regionale, integrierte und sektorenübergreifende Strukturen werden als Grundlage zukünftige Versorgungskonzept gesehen, die die zunehmend hochkomplexe Patientenversorgung durch chronische Erkrankungen und Multimorbidität effizient aufgreifen (189). Zur verstärkten Kooperation und Integration der Gesundheitsinstitutionen wurden in den letzten Jahrzehnten eine große Zahl von Reformansätzen gesetzlich verankert (46), die sich in vier übergeordnet Bereiche unterscheiden lassen:

- Öffnung der Krankenhäuser für die ambulante ärztliche Versorgung;
- Stärkung bzw. Weiterentwicklung der hausärztlichen Versorgung;
- Förderung neuer Versorgungsformen;
- Entwicklung von Regelungen und Strukturen für ein Versorgungs- und Entlassmanagement.

Da der Fokus der vorliegenden Arbeit auf den Versorgungsprozessen an den strukturellen Schnittstellen des Gesundheitssystems liegt, wird nachfolgend nur punktuell auf entsprechend relevante Gesetzesregelungen eingegangen.

3.1 Sektorenübergreifende und integrierte Versorgung

Die *Öffnung der Krankenhäuser für die ambulante ärztliche Versorgung* wurde seit Ende der 1980er Jahre durch die Gesetzgebung vorangetrieben[1]. Krankenhäuser und ambulante Fachärzte sollen erstmals in einem fairen Wettbewerb miteinander stehen, in dem einheitliche Regelungen für Vergütung und Qualitätssicherung bestehen und somit in Teilbereichen Kooperationsvereinbarungen zu treffen sind, die eine Abstimmung der Versorgungsbereiche fördern (46). Mit dem zum Januar 2020 in Kraft getretenen Gesetz für bessere und unabhängigere Prüfungen (MDK-Reformgesetz) wird die Öffnung der Krankenhäuser für die ambulante ärztliche Versorgung weiter unterstützt.

Mit der Gesundheitsreform 2000 wurde die *hausärztliche Versorgung* im Sinne der Lotsenfunktion und damit Koordination der Patientenversorgung gestärkt (§ 73b SGB V). Durch das Recht der Versicherten zur freien Arztwahl ist dieser angestrebte Steuerungseffekt jedoch nur über Hausarztzentrierte Versorgungsverträge (HzV-Verträge) zu erreichen, die durch das GKV-GMG 2004 flächendeckend verpflichtend einzuführen waren. Seit dem Gesetz zur Stärkung der Versorgung in der gesetzlichen Krankenversicherung (GKV-VSG 2015) können in den HzV-Verträgen auch Leistungen über den Leistungsumfang der Regelversorgung hinaus kassenindividuell vereinbart werden. Eine Evaluation anhand von GKV-Routinedaten der AOK Rheinland/Hamburg im Jahr 2017 zur HzV (143) ermittelte dennoch wider Erwarten ein steigendes Kostenniveau der Versorgung (inklusive der Arzneimittel) bei gleichbleibend hoher Morbidität der Teilnehmenden. Gleichzeitig wurde eine höhere Anzahl von Kontakten zu Facharztpraxen durch hausärztliche Überweisungen und eine geringere Verweildauer im Krankenhaus nachgewiesen. Insgesamt sind Effekte der HzV eher auf lange Sicht zu erwarten, wobei eine Versorgungs- und Qualitätsverbesserung nicht zwingend mit einer Kosteneinsparung einhergehen müssen. Im Rahmen der kollektivvertraglichen Versorgung bestehen seit 2002 durch die Reform des Risikostrukturausgleichs (GKV-RSA-Reform) für chronische Einzelerkrankungen Disease-Management-Programme (DMP, § 137f SGB V)[2]. Die Evaluierung dieser Programme zeigt verbesserte Prozessparameter (z. B. in der erhöhten Anzahl

---

[1] Beispielhaft genannt seien hier die Einführung des ambulanten Operierens (Gesundheitsstrukturgesetz GSG 1993, § 115b SGB V), Erbringung ambulanter Leistungen für bestimmte Indikationen und hochspezialisierte Leistungen, auch im Rahmen von Verträgen zur Integrierten Versorgung (GKV-Modernisierungsgesetz (GKV-GMG 2004, § 140 SGB V) sowie die durch das GKV-Versorgungsstrukturgesetz (GKV-VStG 2012, § 116b SGB V) beschlossene Einführung einer ambulant spezialfachärztlichen Versorgung (ASV).

[2] „Der G-BA hat die Aufgabe, chronische Erkrankungen auszuwählen, die sich für ein DMP eignen, und die inhaltlichen Anforderungen an solche Programme genauer zu bestimmen. Dabei stützt er sich auf den aktuellen Stand der medizinischen Wissenschaft, der jeweils

von Kontrolluntersuchungen) sowie eine Optimierung von klinischen Parametern (etwa von HbA1c-Werten). Zusammenhänge zwischen lebensstilabhängigen Parametern wie Cholesterin oder BMI konnten jedoch ebenso wenig eindeutig nachgewiesen werden wie ökonomische Effekte (97). Ein DMP „Multimorbidität" gibt es – Stand 07/2022 – noch nicht.

Im Rahmen der gesetzlichen Krankenversicherung wurden durch die Umsetzung von Strukturverträgen (§ 140a SGB V) und Modellvorhaben (§ 63 ff. SGB V) neben den kollektivvertraglichen auch selektivvertragliche Möglichkeiten *neuer Versorgungsformen* geschaffen (5), sodass integrierte Versorgungsmodelle mit Leistungserbringern zu einzelnen oder mehreren Indikationen einer definierten Population abgeschlossen werden konnten. Seit dem GKV-VStG 2012 und der damit verbundenen Einführung der Zertifizierungsmöglichkeit über den § 87b SGB V der Kassenärztlichen Vereinigungen haben Ärztenetze bezüglich integrierter Versorgungsmodelle einen großen Organisationsschub erfahren. Maßgeblich dabei sind vor allem strukturelle Rahmenvorgaben der Kassenärztlichen Bundesvereinigung (KBV), die als Richtlinie 2013 in Kraft getreten sind und regionsspezifisch nach Kassenärztlicher Vereinigung angepasst wurden. Die KV-regionale extrabudgetäre Strukturförderung ermöglicht den Aufbau regionsspezifischer Versorgungsstrukturen. Neben der Verpflichtung zur Förderung anerkannter Praxisnetze aus Mitteln der Gesamtvergütung erhielt mit dem GKV-VSG 2015 der Gemeinsame Bundesausschuss (G-BA) die Aufgabe, neue Versorgungsformen und Entwicklungen in der medizinischen Versorgung im Rahmen des Innovationsfonds (§ 92a und 92b, SGB V) zu fördern. Übergeordnetes Ziel ist die innovative Erprobung der sektorenübergreifenden Zusammenarbeit unterschiedlicher Fachdisziplinen und Einrichtungen des Gesundheitssystems im Rahmen der gesetzlichen Krankenversicherung mit Potenzial zur Überführung in die Regelversorgung (7). Mithilfe des Gesundheitsversorgungs- und

---

nach den Prinzipien der evidenzbasierten Medizin aus den vorhandenen klinischen Behandlungsleitlinien ermittelt wird. In regelmäßigen Abständen aktualisiert und evaluiert der G-BA bestehende DMP nach dem aktuellen Stand der Leitlinien. Träger der DMP sind die gesetzlichen Krankenkassen, die sie für ihre chronisch kranken Versicherten anbieten: Sie schließen regionale Verträge mit Vertragsärztinnen und Vertragsärzten und/oder Krankenhäusern. Vor der Zulassung der einzelnen Programme prüft das Bundesamt für Soziale Sicherung (BAS), ob darin die in der Richtlinie des G-BA festgelegten Anforderungen an ein DMP eingehalten werden. Bis Mitte Juni 2020 waren laut BAS 7,2 Millionen Versicherte in einem oder mehreren DMP eingeschrieben und 8.955 Programme zugelassen" (Stand: 30. Juni 2020). Zu folgenden chronischen Erkrankungen gibt es derzeit Anforderungen an DMP: Asthma bronchiale, Brustkrebs, Chronische Herzinsuffizienz, Chronischer Rückenschmerz, COPD, Depressionen, Diabetes mellitus Typ 1 und Typ 2, Koronare Herzkrankheit, Osteoporose, Rheumatoide Arthritis (101).

3.1 Sektorenübergreifende und integrierte Versorgung

Pflegeverbesserungsgesetzes (GPVG) erhalten Krankenkassen ab Januar 2021 erweiterte selektivvertragliche Möglichkeiten, um unter anderem die durch den Innovationsfonds geförderten Projekte auf freiwilliger Basis weiterzuführen. Ziele der vorgenommenen Gesetzgebungsmaßnahmen zum *Versorgungs- und Entlassmanagement* sind eine bessere fach-, institutions- und sektorenübergreifende Steuerung, Betreuung und Beratung von Patient:innen. Im Jahr 2007 hat der Gesetzgeber mit dem Gesetz zur Stärkung des Wettbewerbs in der gesetzlichen Krankenversicherung (GKV-WSG, § 11 Abs. 4 SGB V) den Anspruch der Versicherten auf ein Versorgungsmanagement[3] gesetzlich verankert. Der Fokus liegt insbesondere auf der gezielten inter- und intrasektoralen Versorgungssteuerung über die fachlichen, organisatorischen und sozialen Schnittstellen und Zuständigkeiten. Für den aktiven Aufbau sinnvoller Versorgungsprozesse und deren effiziente Verknüpfung sind die Bereitstellung interdisziplinär erforderlicher Informationen zum Versicherten sowie eine gezielte und funktionierende Kommunikation unabdingbar, um das Versorgungshandeln in komplexen Krankheitssituationen transparent zu machen und im Idealfall abzustimmen. Da es zwar einen Anspruch der Versicherten auf ein Versorgungsmanagement gibt, jedoch keine gesetzliche Leistungsverpflichtung besteht, werden konzeptuelle Ansätze nur punktuell im Rahmen von Selektivverträgen umgesetzt. Entsprechend konzentriert sich das Entlassmanagement[4] nach Krankenhausaufenthalt auf jegliche Form der Überleitung in die ambulante oder stationäre Nachsorge (GKV-VStG, 2012, § 39 SGB V). Nach komplizierten Vertragsverhandlungen im Rahmen

---

[3] Seit dem 1. April 2007 ist der Begriff „Versorgungsmanagement" im Sozialgesetzbuch (SGB V) in Deutschland aufgenommen worden. In § 11 Abs. 4 SGB V haben gesetzlich krankenversicherte Personen einen Rechtsanspruch auf ein Versorgungsmanagement insbesondere zur Lösung von Problemen beim Übergang in die verschiedenen Versorgungsbereiche, z. B. beim Übergang von der stationären Krankenhausbehandlung in die ambulante fachärztliche Behandlung. Ziel des Versorgungsmanagements ist nach der Gesetzesbegründung ein „reibungsloser Übergang zwischen Akutversorgung, Rehabilitation und Pflege", um vor allem Pflegebedürftigkeit oder eine baldige stationäre Wiedereinweisung zu vermeiden. Vor allem bei der Entlassung aus dem Krankenhaus sollen Schnittstellenprobleme in andere Versorgungsbereiche gelöst werden. Gegenstand und Inhalte des Versorgungsmanagements sind Datenübermittlung und damit der Informationsaustausch zwischen den betroffenen Leistungsträgern sowie Beratung und Information des Versicherten (268).

[4] Hiermit soll die Kontinuität der Versorgung, die Kommunikation zwischen den Versorgungsbereichen, die Entlastung von Patient:innen und deren Angehörigen erreicht und sog. Drehtüreffekte (schnelle Wiedereinweisungen ins Krankenhaus aufgrund der Nichteinhaltung von Therapieplänen etc.) vermieden werden. Mit dem GKV-VSG 2015 erfolgte weiterhin die Einbeziehung der Krankenkassen in diesen Prozess und die Erweiterung des Verordnungsrechtes für Krankenhäuser (212).

der staatsmittelbaren Selbstverwaltung, einem Entscheid des Bundesschiedsamtes und einem hohen Umsetzungsdruck auf die Vertragsparteien, wurde das Entlassmanagement zum 01.10.2017 verpflichtend eingeführt (161).

3.2 Kooperationsdefizite und Kommunikationsbrüche

Trotz der oben genannte Gesetzgebungen konnte bisher die sektorale Trennung des deutschen Gesundheitssystems nicht überwunden werden (218). Die zentrale Fragestellung der Versorgungspolitik, wie durch Kooperation, Koordination und Kommunikation die Sektorengrenzen effektiv sowie effizient überwunden werden können, bleibt weiterhin bestehen. Integrierte Versorgungsansätze können keine grundsätzliche Umsteuerung der weiterhin sektoralen Planungs- und Finanzierungssystematik des deutschen Gesundheitssystems hervorbringen (145). Die ökonomischen Rahmenbedingungen machen aus den Sektoren Wettbewerber, sodass eine Arbeitsteilung und Kooperation untereinander womöglich einen Eingriff in die eigene Versorgungshoheit und -finanzierung darstellen kann (111). Da klare Verantwortlichkeiten, Strukturen und Vorgehensweisen der sektoralen Stakeholder:innen stark variieren können sowie zum Teil widersprüchliche Informationen vermitteln (175), können gerade an den Schnittstellen Versorgungsdiskontinuitäten auftreten. Speziell bei komplexen Krankheitsbildern, wie der Multimorbidität mit einhergehender Multimedikation, stößt das System an Grenzen oder versagt sogar. Isoliert handelnde Professionen informieren, ergänzen, beraten und korrigieren sich nicht gegenseitig, sondern ihre Leistungen stehen bestenfalls in einem additiven Verhältnis zueinander.

Der SVR schätzte schon 2003 die durch Kommunikationsdefizite entstehenden medizinischen Fehler auf 40 000 Fälle pro Jahr ein (278). Studien zeigen unterschiedliche Auswirkung der Kooperationsdefizite und Kommunikationsbrüche auf. So war in ca. 28 % der intersektoralen Überleitungsfälle die Prozessqualität aufgrund verzögerter Informationsweitergabe eingeschränkt (105); in Bezug auf das Entlassmanagement werden übermittelte relevante Versorgungs- bzw. Patienteninformationen aufgrund der geringen personellen und zeitlichen Ressourcen seitens der Hausarztpraxis nicht zeitnah bzw. nicht ausreichend in das Verwaltungssystem der Praxis übernommen oder müssen, weil aktuell therapierelevant, durch das Praxispersonal aufwändig via Telefonate eingeholt werden (164). Veränderungen in der medikamentösen Therapie der Patient:innen sind in dem intersektoralen Transfer aufgrund unterschiedlicher Regelungen der Arzneimittelverordnungen im jeweiligen Sektor üblich – bei 12,2 % der Patient:innen wird die stationär verordnete Medikation nach Entlassung von den hausärztlichen Fachpersonen wieder umgestellt. Eine kontinuierliche Weiterführung der bestehenden Medikation durch die weiterbehandelnden Professionen ist durch eine nicht vorhandene oder nicht nachvollziehbare Informationsweiterleitung zur Medikation nicht grundsätzlich gegeben oder die Medikation der Patient:innen erscheint als nicht adäquat bzw. alltagstauglich. Aus Patientensicht wird das Medikationsmanagement bzw. die Medikationsveränderung an der intersektoralen Schnittstelle als wenig vertrauenswürdig empfunden (175).

Auch in der intrasektoralen Überleitung zwischen haus- und fachärztlicher Patientenversorgung ergeben sich eine fehlende interkollegiale Kommunikation und Kooperation aus den unterschiedlichen organisatorischen Rahmenbedingungen in den Praxen. Bemängelt wird die ungenügende Informations- und Befundübermittlung insbesondere zur Medikation, die eine konsistente Arzneimitteltherapie ohne Doppelverordnungen erschwert. Es fehlten das Interesse an der Zusammenarbeit sowie das gegenseitige Verständnis für Handlungen und Entscheidungen bezüglich des Verordnungsverhaltens (164). Um zukunftsweisend Schnittstellen zwischen etablierten Fachbereichen und Institutionen überwinden und damit innovatives Potenzial aus der Kombination der verschiedenen Versorgungsperspektiven heben zu können, bedarf es der interdisziplinären Zusammenarbeit und Kommunikation (67).

3.3 Kommunikationstheorien und -modelle

Die Selbstverständlichkeit, mit der der Begriff **Kommunikation** verwendet wird, täuscht über die Komplexität des damit gemeinten Prozesses hinweg (59, 185). Die Auseinandersetzung mit dem Thema Kommunikation ist interdisziplinär und stellt, je nach wissenschaftlicher Disziplin, unterschiedliche Aspekte des allgemeinen Phänomens in den Vordergrund. Die Soziologie richtet ihren Fokus auf die sozialen Bedingungen sowie die sozialen Konsequenzen sprachlichen Verhaltens und sprachlicher Kompetenz. Sie betrachtet Formen und Ausprägungen des Kommunikationsprozesses sowie Kommunikations- und Interaktionstheorien innerhalb einer Gesellschaft oder Gemeinschaft von Menschen (254). Die verschiedenen soziologischen Kommunikationstheorien eint die Leitfrage nach der Erklärung sozialer Beziehungen, sozialer Gebilde und Institutionen sowie der möglichen Bedingungen sozialen Handelns. Es ist die Frage danach, wie Menschen ihre Handlungen koordinieren und wie sie kooperieren können, aus welchen Komponenten eine Kommunikation besteht und ob es Komponenten gibt, die für alle Kommunikationsformen maßgeblich sind. Kommunikation ist das Basiskonzept mit hoher integrativer Kraft, um konkurrierende Konzepte wie Handlung, Wissen, Kultur und Medien/Technik zu fundieren. Trotz vielfältiger Begriffsbestimmungen von Kommunikation (220) lassen sich zur wissenschaftlichen Systematisierung sechs Merkmale benennen (96):

1. Teilnehmende: Kommunikation ist ein Prozess zwischen mindestens zwei Teilnehmer:innen, in dem Zeichen bzw. Nachrichten ausgetauscht werden. Für eine gelingende Kommunikation ist ein gemeinsamer Erfahrungs- und Wissenshintergrund eine wichtige Voraussetzung, um auf ein synergistisches Zeichenrepertoire zurückgreifen zu können.
2. Nachricht: Die Nachricht des Senders wird kodiert und entsprechend vom Empfänger dekodiert. Dabei ist nicht selbstverständlich, dass sich gesendete und die empfangene Nachricht entsprechen, sodass Missverständnisse entstehen können.
3. Mittel und Modalitäten: Das Senden und Empfangen von Nachrichten setzen adäquate Mittel bzw. Modalitäten voraus, z. B. eine entsprechende Mimik und Sprache in der direkten Kommunikation oder eine medienvermittelte Kommunikation.
4. Kommunikationskontext: Der allgemeine (Ort, Zeit und Handlungszusammenhang), der persönlich-soziale (Beziehungen, Einstellungen, Wissen) und der sprachliche (Grammatik, Semantik) Kommunikationskontext können einen Einfluss auf den Kommunikationsprozess und dessen Ergebnisse haben.
5. Interaktivität: Kommunikation ist ein interaktiver Prozess und durch wechselseitige Beeinflussung von Sender und Empfänger gekennzeichnet.
6. Intention: Obwohl Kommunikation nicht immer bewusst passiert, verfolgt sie stets ein bestimmtes Ziel.

Die **Kommunikationskompetenz** oder auch kommunikative Kompetenz wird als Fähigkeit bezeichnet, die eigene Position mit einem angemessenen Verhalten zu vertreten und interpersonale Ziele so zu erreichen, dass das Interesse des Gegenübers nicht massiv verletzt wird (38). Neben der Selbstwahrnehmung setzt sie die Verständigung über das Wissen einer Sprache sowie die Fähigkeit, Situationen, spezifische Interaktionen und Normen des Gesprächskontextes in der Kommunikation zu beachten, voraus. Kommunikationskompetenz kann als Schlüsselkompetenz und kritischer Erfolgsfaktor des zwischenmenschlichen Interagierens angesehen werden.

Interdisziplinäre Kommunikation oder auch **die Kommunikation in Teams** fördert eine effiziente Verständigung. Konflikte können auf diese Weise frühzeitig

3.3 Kommunikationstheorien und -modelle

erkannt und konstruktiv gelöst werden (67). Die vor Jahren noch stark ausgeprägten Barrieren zwischen den einzelnen Sektoren und Disziplinen haben sich heute deutlich verändert. Medizinische Assistenzberufe wechseln in Verwaltung oder Delegationsfunktionen wie Physician Assistant oder Case Management; Ärzte und Ärztinnen sind als Medizin-Controller oder Geschäftsführung in anderen Leistungspositionen tätig. Die Grenzen zwischen tradierter Sprache und Kultur verwischen immer mehr.

Zum eigentlichen Prozess der Kommunikation gibt es zahlreiche **kommunikationstheoretische Modelle**, die sich in ihrer wissenschaftlichen Tradition, Komplexität und inhaltlichen Ausrichtung unterscheiden (106). Während allgemeine Kommunikationsmodelle Ansätze verschiedener Wissenschaftsrichtungen integrieren, haben psychologische Kommunikationsmodelle eher eine fokussierte und differenzierte Ausrichtung auf die direkte, interpersonale Individualkommunikation (220). Auf Basis einer umfangreichen Literaturrecherche unterscheiden Krauss und Fussel (151) fünf Arten psychologischer Kommunikationsmodelle, die nachfolgend erläutert werden.

1. Zu den Encoder-/Decoder-Modellen gehört das technisch orientierte, binär mathematische Modell der Amerikaner **Claude E. Shannon** und **Warren E. Weaver** (1948). Es ist eine formalisierte sowie theoretische Perspektive auf die störungsfreie Übertragung von Informationen (Zeichen) als erste grundlegende Voraussetzung für eine gelingende und damit erfolgreiche Kommunikation (59). Kommunikation wird als linearer Prozess verstanden, in dessen Mittelpunkt die Übermittlung eines Signals bzw. einer Botschaft über einen Kommunikationskanal steht. Untersuchungsschwerpunkt dieses Modells ist die Frage, wie eine Nachricht optimal und reibungslos übermittelt werden kann. Die Bedeutung der Botschaft spielt dabei eine untergeordnete Rolle. Das in diesem Ansatz enthaltene Prinzip der Kodierung der Nachricht durch den Sender und der Dekodierung durch den Empfänger kann als konstitutives Merkmal aller Kommunikationsprozesse gelten (254).
2. In der Weiterentwicklung muss im Verständnis der Dialog-Modelle eine gemeinsame Wirklichkeit zwischen den Personen eines Kommunikationsprozesses konstruiert werden. Der Kommunikationswissenschaftler **Paul Watzlawick** (1969) versteht die Kommunikation nicht ausschließlich als lineare Informationsübermittlung, sondern vielmehr als einen Kommunikationskreislauf, d. h. einen sich in zwei Richtungen vollziehenden Informationsfluss, in dem Sender und Empfänger gleichzeitig interagieren und eine wechselseitige Bezugnahme von verbalen sowie nonverbalen Elementen stattfindet. Zentraler

Bestandteil seiner Theorie sind die fünf Axiome zur Kommunikation als pragmatische Grundregeln, die menschliche Kommunikation und ihre Störungen erklären (220, 307):

1. Axiom: Man kann nicht nicht kommunizieren
Jedes Verhalten ist Kommunikation und weist, gewollt oder ungewollt, einen Mitteilungscharakter auf. Die Verhaltenswirkung hängt von der jeweiligen Interpretation des Empfangenden ab. Es wird als metakommunikatives Axiom verstanden.

2. Axiom: Jede Kommunikation hat einen Inhalts- und Beziehungsaspekt
Während die Inhaltsebene (das *Was* der Botschaft) vorwiegend verbal übermittelt wird, erfolgt die Übermittlung der Beziehungsebene (das *Wie* der Botschaft) verbal und nonverbal, wobei letztere die erstere bestimmt. Es gibt demnach keine ausschließlich informative Kommunikation, da jede Botschaft eine Beziehungsaussage enthält. Kommunikation gelingt nur, wenn auf der Inhalts- und Beziehungsseite Einigkeit herrscht.

3. Axiom: Kommunikation ist immer Ursache und Wirkung
Kommunikation wird als ein dynamischer sowie interaktiver Prozess angenommen, bei dem Sender und Empfänger den Kommunikationsablauf unterschiedlich gliedern. Das eigene Verhalten wird oft nur als Reaktion auf das des anderen verstanden, doch menschliche Kommunikation ist nicht in Kausalketten darstellbar, sondern verläuft zirkulierend. Bei Kommunikationsstörungen können Ursache und Wirkung nicht mehr auseinandergehalten werden.

4. Axiom: Menschliche Kommunikation ist analog und digital
Ähnlich wie im Axiom 2 bedient sich die analoge Kommunikation der Beziehungsebene (Semantik, also Bedeutungslehre, Körpersprache, Sprechweise etc.), während die digitale Kommunikation (Syntax, d. h. Wörter, Gesten, Zeichen, Symbole) die Inhaltsebene vermittelt. Nur wenn die analoge und die digitale Aussage übereinstimmen, besteht eine kongruente Botschaft. Eine Diskrepanz beider Ebenen (z. B. Unterschied zwischen dem Gesagten und dem Wahrgenommenen) führt zu Störungen der interpersonellen Kommunikation.

5. Axiom: Kommunikation ist symmetrisch (gleichwertig) oder komplementär (ergänzend)
Zwischen den analogen und den digitalen Kommunikationsformen wird hinsichtlich einer Vielzahl sozialer Beziehungen und Rollen sowie institutioneller Verhaltensanforderungen dynamisch gewechselt. In einer gleichwertigen, symmetrischen Kommunikation wird eine Ungleichheit der Beziehung nach Möglichkeit

3.3 Kommunikationstheorien und -modelle

vermieden. Komplementäre Kommunikationsabläufe entstehen durch wechselseitige Rollendefinitionen, in denen nicht notwendigerweise ein Part dem anderen unterlegen sein muss, sondern sich unterschiedliche Verhaltensweisen ergänzen können. Hingegen kann eine ausgeprägte und nicht erwünschte Komplementarität zu Kommunikationsstörungen führen.

3. Das zweite Axiom von Watzlawick hat zur Entwicklung des „Vier-Seiten-Modells" von Friedemann **Schulz von Thun** (1944) beigetragen (220). Der Hamburger Kommunikationswissenschaftler unterscheidet in seiner bekanntesten Theorie des Kommunikationsquadrats (1981) vier Seiten einer Nachricht der zwischenmenschlichen Kommunikation, die bei Sender sowie Empfänger simultan vorliegen: die Sachebene, die Beziehungsebene, die Selbstoffenbarung und den Appell (249, 250). Die Kommunikationsqualität zwischen Sender und Empfänger hängt im Wesentlichen davon ab, wie klar und verständlich, wertschätzend und mit ggf. eindeutigen Erwartungen (Appell) Sachverhalte an den Empfänger zu gerichtet werden. Grundsätzlich sind sowohl Sender als auch Empfänger für die Qualität der Kommunikation verantwortlich. Deshalb kann es besonders in kritischen Kommunikationssituationen hilfreich sein, durch direktes Nachfragen mehr Klarheit über die Beziehungs- und Appelebene zu erhalten. Kommunikationsprobleme entstehen insbesondere, wenn eine der genannten Ebenen bzw. Seiten beim Gesprächspartner zu stark ausgeprägt ist. Weitere kommunikationspsychologische Modelle und Lehransätze von Schulz von Thun sind *das innere Team* (Ausbau des 5. Axioms von Watzlawick), das *Riemann-Thomann-Modell*, das *Werte- und Entwicklungsquadrat*, das *Teufelskreis-Modell* und *das Situationsmodell*. Sie beziehen sich auf die Persönlichkeitsentwicklung im Rahmen der zwischenmenschlichen Kommunikation und werden deshalb an dieser Stelle nur ergänzend erwähnt.

Zur Verständlichkeit von Nachrichten bezüglich der Vermittlung von Wissen und Informationen sei im Zusammenhang mit Schulz von Thun auch das **Hamburger Verständlichkeitskonzept** genannt (165). Es beruht auf der Erkenntnis, dass manche Texte nicht aufgrund komplizierter Inhalte schwer verstanden werden, sondern durch eine schwer verständliche, komplizierte Ausdrucksweise. Dadurch bleibt ein allgemeingültiger Zugang zu Geschriebenem oder Gesprochenem bewusst oder unbewusst oft verwehrt. Eine adressatenorientierte Ansprache spielt daher eine wichtige Rolle. Ziel des Konzepts ist es, dem Unvermögen, sich verständlich ausdrücken, entgegenzuwirken. Es werden vier Eigenschaften bzw. Merkmale der Verständlichkeit von Texten formuliert:

1. Einfachheit: bezogen auf Wortwahl, Satzbau (sprachliche Formulierungen mit kurzen, einfachen Sätzen und konkreter, geläufiger und anschaulicher Wortwahl);
2. Gliederung/Ordnung: unterteilt in die innere Ordnung (Informationen werden in einer sinnhaften Reihenfolge dargestellt, in der sich die Sätze folgerichtig aufeinander beziehen) und die äußere Gliederung (strukturierte und priorisierte Darstellung des Textes);
3. Kürze/Prägnanz: ein angemessener Zusammenhang zwischen Informationsziel und Textlänge, der sich auf das Wesentliche in kurzer und knapper Darstellung beschränkt;
4. Anregende Zusätze: durch z. B. direktes Ansprechen der Leserin oder des Lesers Interesse und Lust am Lesen hervorrufen.

4. In dem intentionsorientierten Modell von **Paul Grice** (108, 158) geht es vor allem um die Einigung des Gesagten zwischen sendender (kommunizierender) und empfangender (rezipierender) Person, um eine möglichst gelingende Kommunikation zu erreichen. Die Kommunikation wird betrachtet als kooperierendes Sprachhandeln – mit dem Ziel, die Botschaft nachvollziehbar und ihre Bedeutung verständlich zu machen. Grice geht davon aus, dass Kommunikation nicht zustande kommt, wenn kein oder ein nur geringes gemeinsames Interesse verfolgt wird. Aus diesem übergeordneten Kooperationsprinzip leitet er Maximen der Kommunikation ab, die die Effizienz von Kommunikationsprozessen steigern sollen, während die Nichteinhaltung zu Missverständnissen und Ineffizienz führt:

Maxime der Quantität:	Vermittlung des zweckorientierten, notwendigen Informationsgehaltes
Maxime der Qualität:	Vermittlung begründeter Wahrheiten
Maxime der Relevanz:	Vermittlung ausschließlich relevanter Themen
Maxime des Stils/der Modalität:	Vermeidung von unklaren, mehrdeutigen, weitschweifigen, ungeordneten Informationen bzw. Nachrichten

Zusammengefasst soll nur das übermittelt werden, was informativ, wahr, themenbezogen sowie klar und eindeutig ist.

5. Perspektivenübernahmemodelle beschäftigen sich gezielt mit dem Perspektivenwechsel der kommunizierenden Personen. Im Mittelpunkt stehen die

3.3 Kommunikationstheorien und -modelle

Bereitschaft und die Fähigkeit, sich in die Situation des anderen hineinzuversetzen. In diesem Zusammenhang sei die klientenzentrierte Gesprächspsychotherapie von **Carl Rogers** genannt, aus der Regeln zur Realisierung einer Perspektivenübernahme für eine gelingende Kommunikation abgeleitet werden (219). Vor dem Hintergrund der patientenzentrierten Psychotherapie geht Rogers, geprägt durch ein humanistisches Menschenbild, von einer wohlwollenden Grundhaltung aus, mit der der Empfänger versucht, sich in die Lage des Senders hineinzuversetzen. Durch aktives Zuhören mit unterstützenden Techniken wie Paraphrasieren, Verbalisieren, Abwägen, Nachfragen und Zusammenfassen wird die Nachricht so interpretiert, wie sie vermutlich ankommen sollte. Rogers beschreibt drei Verhaltensmerkmale für Beratung und Therapie:
1. Empathie: das einfühlende und nichtwertende, tiefe Verstehen einer Person bei gleichzeitiger Spiegelung des selbst Verstandenen;
2. Kongruenz: die Echtheit, Unverfälschtheit und Transparenz in der Kommunikation, nach Möglichkeit ohne Hierarchien oder unflexible, tradierte Rollen, um Vertrauen zu stärken;
3. Wertschätzung: emotional positiv, akzeptierende Einstellung gegenüber dem Gesprächspartner; eigene Werte, Meinungen oder Empfehlungen werden nicht aufgezwungen.

Rogers beobachtete die Bedeutung der kommunikativen Beziehungsgestaltung für den Therapieerfolg: Behandelte Personen beurteilten eine Therapie stärker nach der Kommunikationskompetenz und Berücksichtigung der Klientenbedürfnisse als an objektiv messbaren Therapieerfolgen (78), was die Relevanz von subjektiven gegenüber objektiven Kriterien aufzeigt.

Angewandte Kommunikationsmodelle, wie die Transaktionsanalyse von Eric Berne (31), Sigmund Freuds Theorie der inneren Haltung, die gewaltfreie Kommunikation nach Marshall B. Rosenberg und die lösungsorientierte Kommunikation, zeigen die praktische Umsetzung der oben genannten allgemeingültigeren Theorien auf (17).

Die Kommunikationsmodelle können solitär nicht als Erklärungsmethode von Kommunikation dienen, sondern sie ergänzen sich gegenseitig (17). Kommunikation kann somit zusammenfassend als ein intentionaler, wechselseitiger sozialer Prozess verstanden werden, in dem Informationen bewusst oder unbewusst ausgetauscht werden. Das eigene Bild der Kommunikation ist ein subjektives Abbild der Realität, entspricht jedoch nicht selbstverständlich der Realität des Gesprächspartners. Reflexion über die Kommunikation, d. h. Kommunikation über Kommunikation, ist eines der wichtigsten Instrumente der persönlichen

Weiterentwicklung in der Kommunikation und kann dabei helfen, Verständigungsprobleme zu lösen.

3.3.1 Kommunikationsgütemerkmale und Handlungskompetenz

Obwohl die interdisziplinäre Zusammenarbeit als zukunftsweisend gilt, um Schnittstellen zwischen etablierten Fachdisziplinen zu überwinden, gibt die wissenschaftliche Literatur keine eindeutigen Hinweise auf Kommunikationsmerkmale oder -kompetenzen für den gelingenden interdisziplinären Austausch in der Patientenversorgung. Dabei stellt die Interdisziplinarität idealtypisch eine erfolgreiche fächerübergreifende Zusammenarbeit dar. Sie ist gekennzeichnet sowohl durch die Abhängigkeit gegenseitiger dynamischer Arbeitsprozesse als auch der Reaktions- sowie Reflexionsflexibilität der medizinisch Agierenden und integriert systematisch Ideen der unterschiedlichen Disziplinen, mit dem Ziel, ein gemeinsames Leitbild mit multidisziplinären Lösungsansätzen zu entwickeln (289, 52, 53). Die Interdisziplinarität grenzt sich so von der Multidisziplinarität ab, die das Nebeneinander der Disziplinen abbildet. Die Integration der einzelnen Akteure und Akteurinnen sowie ihrer Perspektiven stellt jedoch hohe Ansprüche an ein interdisziplinär-diverses Team. Neben positiven Potenzialen der Teamarbeit können Missverständnisse und Konflikte aufgrund unterschiedlicher Sprache, Zielsetzung, Arbeitskultur und fachlicher Sozialisationsprozesse entstehen, die eine gemeinsame Zielsetzung be- oder auch verhindern können (216, 282, 217). Claus und Wiese (67) gehen in ihrer Arbeit auf die interdisziplinären Kompetenzen als individuelle Fähigkeiten und Verhaltensweisen zu einer erfolgreichen interdisziplinären Zusammenarbeit ein. Das von ihnen vorgestellte Modell umfasst die Kompetenzdimensionen *Initiative zum Austausch, zielgruppenspezifische Kommunikation, Wissensintegration sowie Reflexion der eigenen Fachdisziplin.*

In der interdisziplinären Kooperation sind gelingende Kommunikationsprozesse essenziell, wobei es nicht nur darauf ankommt, *worüber* kommuniziert wird,

3.3 Kommunikationstheorien und -modelle

sondern auch darauf, *wie* kommuniziert wird (15). Entsprechende Kompetenzen[5,6], als Verbindung zwischen Wissen und Können, müssen als Merkmale bzw. Befähigung entstehen, um komplexe Versorgungsaufgaben bewältigen zu können. Die notwendigen Dimensionen der Handlungskompetenz, die Fachkompetenz, die Selbstkompetenz sowie die Sozialkompetenz, können durch Erfahrungen und Lernen weiter ausgebaut oder entwickelt werden. Methodenkompetenz, kommunikative Kompetenz und Lernkompetenz werden gleichermaßen als immanente Bestandteile der Dimensionen der Handlungskompetenz verstanden (153, 88, 157, 54). Die Selbstkompetenz bezieht sich auf die Fähigkeit, das Handeln durch die Verknüpfung von Emotionen und Wissen in veränderten Situationen und Zusammenhängen aktiv sowie motiviert gestalten zu können. Sie umfasst unter anderem Eigenschaften wie Selbstständigkeit, Kritikfähigkeit, Zuverlässigkeit und Selbstreflexivität (159). Die Sozialkompetenz bedeutet in diesem Zusammenhang das erfolgreiche Realisieren von Zielen und Plänen in sozialen Interaktionssituationen durch Wissen, Fertigkeiten und Fähigkeiten. Dies zeigt sich durch Kooperations-, Kommunikations- und Konfliktfähigkeit, die in Teams als „Teamfähigkeit" gelten (236).

Vor diesem Hintergrund werden die Kommunikationsgütemerkmale als Indikatoren der Prozess- und Ergebnisqualität einer interdisziplinären Kommunikation im Kontext des Arzneimittelmanagements verstanden. Sie dienen der Analyse relevanter Merkmale einer interdisziplinären Kommunikation, vor allem an den Schnittstellen zwischen abgegrenzten Sektoren und Fachdisziplinen, und haben idealerweise eine Evaluationsfunktion (Erreichen von Zielen), Monitoringfunktion (Beschreibung der Veränderung der Kommunikationsprozesse über die Zeit) und eine Alarmfunktion (akutes Eingreifen). Aus Perspektive des integrierten Versorgungsansatzes und der Patientenorientierung sollen sie die Übermittlung verständlicher, vollständiger sowie bedarfsgerechter Informationen der jeweiligen Fachdisziplin unterstützen, um sie in eine abgestimmte Behandlungsstrategie implementieren zu können.

---

[5] Definition nach Weinert (309): „Kompetenzen sind die bei Individuen verfügbaren oder durch sie erlernbaren kognitiven Fähigkeiten und Fertigkeiten, um bestimmte Probleme zu lösen, sowie die damit verbundenen motivationalen, volitionalen (d. h. absichts- und willensbezogenen) und sozialen Bereitschaften und Fähigkeiten, um die Problemlösungen in variablen Situationen erfolgreich und verantwortungsvoll nutzen zu können."

[6] Definition nach Sonntag (265): Kompetenzen werden definiert als „messbare Muster an Wissen, Fähigkeiten, Motivation, Interesse, Fertigkeiten, Verhaltensweisen und anderen Merkmalen, die eine Person für die erfolgreiche Bewältigung ihrer Aufgaben benötigt"

3.3.2 E-Health und digitale Kommunikation

Dem elektronischen Informations- und Datenaustausch wird häufig eine bedeutsame Rolle für eine stärkere Kooperation und effiziente Kommunikation zugeschrieben. E-Health- und Telecare-Anwendungen zielen besonders bei dem wachsenden Anteil von mehrfach chronisch erkrankten Menschen auf ein stärker personalisiertes Erkrankungsmanagement ab (154, 258, 269). Allgemein bezieht sich E-Health auf den Einsatz verschiedener Informations- und Kommunikationssysteme im Gesundheitswesen in unterschiedlichen Anwendungsfeldern und durch heterogene Nutzergruppen. Neben der Digitalisierung ist die Möglichkeit der sektorenübergreifenden Vernetzung unter Einbezug verschiedener Versorgungsakteure und -akteurinnen und der Patient:innen ein wesentlicher Aspekt von E-Health, um die Qualität der Gesundheitsversorgung zu sichern und zu verbessern (170). Seit Dezember 2017 wird versucht, die Telematikinfrastruktur bundesweit auf alle beteiligten Leistungserbringer im Gesundheitswesen zu erweitern. Das BMG zeigt ein deutliches Bestreben, die Digitalisierung zeitnah und gezielt weiterzuentwickeln. Es hält 51 % der Gesellschaftsanteile der gematik und errichtete im Jahr 2019 den Health-Innovation-Hub „Digitale Gesundheit 2025" als Impulsgeber für innovative Versorgung sowie die „Zukunftsregion Digitale Gesundheit" für eine stärkere Praxisanwendung digitaler Lösungen. Die entsprechend notwendige Relevanz erfährt dieses Thema durch die zahlreichen gesetzlichen Neuerungen des SGB V (das Gesetz zur Modernisierung der gesetzlichen Krankenversicherung (GKV-Modernisierungsgesetz – GMG)[7], das Gesetz

---

[7] GMG (2004): ergänzte mit dem Paragraphen 291 SGB V die Einführung und Gründungen der Telematikinfrastruktur (TI). Die gematik GmbH (Gesellschaft für Telematikanwendungen der Gesundheitskarte mbH) wurde im Januar 2005 von den Spitzenorganisationen des deutschen Gesundheitswesens gegründet um die Einführung, Pflege und Weiterentwicklung der elektronischen Gesundheitskarte (eGK) und ihrer Infrastruktur in Deutschland zu koordinieren und voranzutreiben.

3.3 Kommunikationstheorien und -modelle

für sichere digitale Kommunikation und Anwendungen im Gesundheitswesen (E-Health-Gesetz – EHG)[8], das Terminservice- und Versorgungsgesetz (TSVG)[9], das Gesetz für mehr Sicherheit in der Arzneimittelversorgung (GSAV)[10], das Digitale-Versorgung-Gesetz (DVG)[11] sowie das Patientendaten-Schutz-Gesetz (PDSG, SGB V)[12] (55, 10, 205).

---

[8] EHG (2015): die Bundesregierung wollte damit die Digitalisierung des Gesundheitswesens vorantreiben und die Wirtschaftlichkeit und Qualität der Versorgung verbessern. Das Gesetz konkretisiert digitale Anwendungen, vor allem im Zusammenhang mit der eGK, und setzt der Telemedizin erstmals einen verbindlichen Ordnungsrahmen. Umzusetzende Elemente des Gesetzes sind auszugsweise: Datenaktualität und Datenschutz durch Versichertenstammdatenmanagement (VSDM); Notfallmanagement durch Speicherung medizinisch relevanter Notfalldaten (NFDM); Abruf des elektronischen Medikationsplans (eMP), elektronischer Arztbriefe (eArztbrief) und Befunde; Verbindung verschiedener IT-Systeme durch ein transparentes Interoperabilitätsverzeichnis; Einführung der Online- oder Videosprechstunden (Doctor-to-Patient, D2P) zur Überwachung des Gesundheitszustandes vor allem chronisch kranker Patient:innen und in ländlichen Versorgungsgebieten; Elektronisches Patientenfach (ePF). Das eRezept ist hier noch nicht angelegt. Niedergelassene Ärzte und Ärztinnen werden verpflichtet, die technische Anbindung an die Telematikinfrastruktur und das VSDM einzuführen.

[9] TSVG (2019): verpflichtet neben dem Ausbau der Terminservicestellen und der Erhöhung des Mindestsprechstundenangebotes der Vertragsärzte auf 25 Stunden wöchentlich die Krankenkassen, den Versicherten spätestens ab dem 1. Januar 2021 die von der gematik zugelassene ePA zur Verfügung zu stellen.

[10] GSAV (2019): Gesetz zur stärkeren Kontrolle der Herstellerbetriebe sowie der Apotheken im Sinne der Arzneimittelsicherheit. In diesem Zusammenhang wurden insbesondere die Kompetenzen des Bundesinstituts für Arzneimittel und Medizinprodukte (BfArM) erweitert. Das Gesetz beinhaltet außerdem die Vorgaben für die Selbstverwaltung, die notwendigen Regelungen für die Verwendung von elektronisch-ärztlicher Verordnungen (apotheken- und verschreibungspflichtige Arzneimittel etc.) der Leistungen nach § 31 SGB V in Form des elektronischen Rezepts (E Rezept) als Flankierung der telemedizinischen Behandlung und zur Entlastung von Ärzten, Apothekern und Patient:innen.

[11] DVG (2020): bezieht sich im Wesentlichen auf den Rechtsanspruch der Versicherten auf die Versorgung mit digitalen Gesundheitsanwendungen, der Gesundheits-Apps oder „App auf Rezept". Zudem können die Gesundheitsdaten des Patient:innen in einer ePa gespeichert werden, sodass telemedizinische Anwendungen wie die Videosprechstunde leichter genutzt werden können.

[12] PDSG (2020): Das Gesetz regelt die Nutzung der digitalen Gesundheitsversorgung wie z. B. die elektronische Patientenakte und das E-Rezept. Mittels einer sicheren App können zukünftig E-Rezepte eingelöst und Facharzt-Überweisungen digital übermittelt werden. Patient:innen bekommen das Recht, die ePA durch ihren Arzt bzw. Ärztin befüllen zu lassen. So sollen nach dem Medikationsplan, dem eArztbrief und den Notfalldaten im Jahr 2021 zusätzliche Dokumente wie z. B. der Impf- und Mutterpass im Jahr 2022 aufgenommen werden. Zudem enthält es ausführliche gesetzliche Vorgaben zum Schutz der Patientendaten sowie Haftungsfragen.

In den kommenden Jahren wird sich die Medizin weiter digitalisieren, wobei die Grundlage der Zugriff auf alle relevanten Patientendaten in Form der elektronischen Patientenakte (ePA) ist. Das DVG und das PDSG spezifizieren die Inhalte der Akte. Diese zwar standardisierte, jedoch immer noch passive Informationssammlung ermöglicht eine höhere Transparenz, sodass unter anderem Wechselwirkungen von Arzneimitteln erkannt und Doppeluntersuchungen vermieden werden können (299). Damit die ePA jedoch eine ganzheitliche Unterstützung der Patient:innen und der Leistungserbringer ermöglicht, müssen weitere wertschöpfende Funktionalitäten bereitgestellt werden. In verschiedenen Ländern innerhalb und außerhalb der Europäischen Union, z. B. in Dänemark, Estland oder Israel, wurden in den letzten Jahren unterschiedliche ePA-Lösungen implementiert und ausgebaut. Das deutsche Gesundheitssystem erhält in Digitalisierungsvergleichen je nach Studie einen mittleren bzw. hinteren Platz gemeinsam mit Ländern wie Luxemburg oder Bulgarien (6, 32). Umso wichtiger ist es, von Best-Practice-Ansätzen zu lernen, denn die Digitalisierung des Gesundheitswesens bietet vielfältige Möglichkeiten, sowohl die Arbeitsprozesse in Praxen und stationären Einrichtungen zu vereinfachen als auch die berufsgruppen-, disziplinen- und sektorenübergreifende Kommunikation in der Versorgung von Patienten:innen zu verbessern (132).

Ausgangspunkt sowie Fundament zur Implementierung und Nutzung von Effizienzpotenzialen durch den Einsatz von E-Health sind ein erfolgreiches Management vorhandener Unternehmensabläufe und fachlich-organisatorischer Prozesse. Die organisationale Integration der Digitalisierung, auch über Einrichtungsgrenzen hinweg, erfordert gleichfalls eine vertikale (Verknüpfung verschiedener Hierarchieebenen) und horizontale (entlang der Wertschöpfungskette) Verbindung der Beteiligten. Deshalb sollten zunächst sämtliche wertschöpfenden Tätigkeiten entlang der Prozesse der Patientenversorgung anhand der Ebenen strukturiert und eingeordnet werden (Supply Change Management), um die Arbeitsprozesse aufeinander abzustimmen und eine digitale Vernetzung daraus abzuleiten. Eine alleinige technologische Vernetzung der Akteure und Akteurinnen in abgegrenzten Projekten ohne Einbezug eines multiperspektivischen Gestaltungsansatzes ist wenig zielführend (176).

Patientenaktivierung 4

Die Patientenorientierung und die Entwicklung einer aktiven, eigenverantwortlichen Patientenrolle zu einer individualisiert zielgerichteten Gesundheitsversorgung bei multimorbiditätsinduzierter Multimedikation können zu einer effektiven Beeinflussung der Qualität und Kosten der Versorgungsprozesse und Behandlungsergebnisse beitragen (siehe Abschnitt 2.3). Im Sinne der Teilhabeforderung kann die Erhebung der individuellen Patientenaktivierung die Partizipation dieser Patient:innen verbessern und damit das Potenzial bieten, die Krankheitsbewältigung zu fördern und eine adhärente Arzneimitteltherapie zu unterstützen (320).

Dieses Kapitel beschreibt die Patientenaktivierung als Konzept der Unterstützung der Selbstmanagementfähigkeiten. Auf wissenschaftstheoretischer Basis wird die Wirksamkeit der Patientenaktivierung erläutert.

4.1 Konzept der Patientenaktivierung

Methoden zur Messung der Patientenaktivierung beziehen sich im Allgemeinen auf Verhaltenselemente wie Wissen, Fähigkeiten und Selbstvertrauen, die Patient:innen zur Bewältigung chronischer Krankheiten benötigt. Sie wurden von verschiedenen Forschern in Form von Fragebögen entwickelt (20). Dazu gehören das Patient-Enablement-Instrument (131), die Selbstwirksamkeit unter Langzeitbedingungen (173), die Patientenbefähigung unter Langzeitbedingungen (261) und das Patientenaktivierungsmaß (Patient Activation Measurement, PAM) (118, 119).

Zur Entwicklung und Erprobung einer Messmethode des PAM mit den entsprechenden Aktivierungsdomänen für das Selbstmanagement der eigenen

Gesundheit wurde die Konvergenz der Ergebnisse eines nationalen Experten-Konsensus-Panels sowie von Patientenfokusgruppen verwendet. Ein vierstufiger Prozess bewertet abschließend die psychometrische Leistung der 22-Item-Messung (PAM22) insgesamt und innerhalb verschiedener Subpopulationen. Die Verwendung des Konzepts auf Patientenebene zur individuellen Betreuung ist dabei genauso möglich wie die Nutzung auf der Systemebene zur Gestaltung von Interventionen und Bewertung ihrer Wirksamkeit. Im Jahr 2005 entstand die Kurzform des PAM mit 13 Items (PAM13), deren psychometrische Eigenschaften der ursprünglichen Version mit 22 Elementen entsprach (119). Er misst auf vier Aktivierungsstufen das eigene Rollenverständnis bzw. die eigene Überzeugung, die wie folgt charakterisiert werden (211, 118):

1. Die Patient:innen wissen nicht, wie sie mit ihrem Gesundheitszustand umgehen sollen. Neben allen Anforderungen des Lebens wird das Kümmern um die eigene Gesundheit als nicht machbar empfunden. Es fehlt das Vertrauen in die eigenen Fähigkeiten, sich um seine Gesundheit zu sorgen und eine aktive Rolle einnehmen zu können. Es bestehen wenig Fähigkeiten zu Problemlösungen und Bewältigungsstrategien. Bei diesen Menschen handelt es sich höchstwahrscheinlich um passive Leistungsempfänger.
2. Die Patient:innen haben geringes Vertrauen in eigene Fähigkeiten, um ihren Gesundheitszustand handhaben zu können. Auf dieser Stufe haben sie in der Regel kein Wissen über die Krankheit oder Behandlungsoptionen oder ein Verständnis für ihre eigene Gesundheitsfürsorge. Die Patient:innen verfügen über wenig Erfahrung mit Verhaltensänderungen und erwarten vom Arzt die Übernahme der Verantwortung.
3. Die Patient:innen kennen die Grundlagen ihrer Erkrankung und die möglichen Behandlungsoptionen. Sie haben das Vertrauen in eine gute Zusammenarbeit mit ihren Behandlern, um einen Zugang zu einer angemessenen, qualitativ hochwertigen Versorgung bekommen zu können. Sie verfügen über ein Verständnis für die wichtigsten Fakten, die mit ihrer Gesundheit oder Gesundheitsversorgung verbunden sind, und beginnen, Maßnahmen im Hinblick auf ihre Versorgung zu ergreifen. Es fehlt ihnen jedoch an Selbstvertrauen und ausreichenden Fähigkeiten, um ihr Verhalten umzusetzen.
4. Die Patient:innen haben die meisten notwendigen Verhaltensänderungen vorgenommen und sind in allen Dimensionen ihres Krankheitsgeschehens kenntnisreich sowie handlungsfähig. Die Verhaltensweisen können zum Teil länger oder unter Stress aufrechterhalten werden.

Die vier Stufen der Patientenaktivierung und das damit verbundene Selbstvertrauen, das Wissen, die Fähigkeiten und das Verhalten können schrittweise erreicht werden. Dies bietet den konzeptionellen Ansatz, aufeinander aufbauende Maßnahmen und Gesprächsstrategien abzuleiten, um die Aktivierungsgrade von Patient:innen strategisch zu steigern (119). Die gezielten Interventionen sollten dabei von einer motivierenden Gesprächsführung geprägt sein, die die Autonomie der Patient:innen unterstützt und sie in die Lage versetzt, ihr Verhalten ändern zu können. Sie können somit befähigt werden, Kontrolle über ihr Leben und ihre Erkrankung zu erhalten als auch Fähigkeiten zu entwickeln, wichtige Maßnahmen diesbezüglich selbst zu gestalten. Es können Entscheidungen unterstützt werden, wann sich Patient:innen von den Leistungserbringern behandeln lassen und wann sie ein Problem selbst bewältigen können (49, 188, 294).

Zur weiteren Bedeutungsschärfung der Patientenaktivierung wurde im Rahmen einer Querschnittsuntersuchung der Fragestellung nachgegangen, ob das Konzept ein ausschließlich auf Fähigkeiten (Gesundheitskompetenz) basierendes Konstrukt darstellt oder es das persönliche Engagement der Patient:innen und damit auch die Denkweise erfasst. Die Studie zeigte, dass die Patientenaktivierung hauptsächlich auf motivationalen Elementen und Denkweisen basiert und sich nicht auf Kompetenzen und Fähigkeiten bezieht. Entsprechend wirken das Selbstmanagement und die Gesundheitskompetenz voneinander unabhängig und beeinflussen die Gesundheit auf unterschiedliche Weise, wobei das Selbstmanagement bzw. die Patientenaktivierung der stärkere Prädiktor für die gemessenen Gesundheitsereignisse war (65). Im Lauf der Zeit hat sich der Fragebogen PAM13 als ein wertvolles Instrument zur Messung der Patientenaktivierung herauskristallisiert, sodass er mittlerweile weltweit in zahlreichen Studien zur Messung des Patientenaktivierungsgrads im Selbstmanagement eingesetzt (16, 177, 211, 210). Derzeit ist der PAM in Deutschland das einzige validierte Instrument, das umfassend das intrinsische Management der eigenen Gesundheitsversorgung abbildet (142).

4.2 Einfluss der Patientenaktivierung auf die Gesundheitsversorgung

Das Konzept der Patientenaktivierung wurde vor allem von Hibbard und Mahoney (Universität von Oregon) entwickelt und im Jahr 2006 an das Unternehmen Insignia Health® übertragen, dass seither die Lizenzrechte hält. Das Unternehmen unterstützt seitdem Gesundheitsorganisationen sowie Anbieter von Gesundheitsleistungen, um die Patientenaktivierung in unterschiedlichen Systemen und

Indikationen zu messen und Strategien zur effizienten Nutzung von Gesundheitsressourcen zu entwickeln (135). Am häufigsten wird das Instrument von nationalen Gesundheitsorganisationen in den USA und England umgesetzt. Die Ansätze zum Einsatz des PAM reichen von der Messung und Verbesserung des Engagements und der Gesundheitsergebnisse der Patient:innen, um Versorgungskosten zu senken, über Bevölkerungssegmentierung und Risikostratifizierung bis hin zu der gezielten Intervention und Messung der Patientenorientierung von Gesundheitssystemen sowie der Bewertung der Wirksamkeit von Interventionen (12). So konnte beispielsweise mithilfe eines PAM-basierten Aktionsplan in den Medicare- und Medicaid-Services eine Reduktion vermeidbarer Krankenhausaufenthalte über fünf Jahre um 25 % erreicht und das Gesundheitssystem weiterentwickelt werden. In England wurde lokalen National-Health-Service-Organisationen freier Zugang zu PAM-Lizenzen gewährt, um über die Patientenaktivierung ebenfalls bessere Gesundheitsergebnisse der Patient:innen zu erreichen, um z. B. ungeplante Notfalleinweisungen zu verringern (197).

Welches Gesundheitsverhalten sich konkret durch den Einsatz der PAM-Messmethode ableiten und positiv beeinflussen lässt, zeigen internationale prospektive und retrospektive klinische Studien sowie systematische Reviews mit verschiedenen Fragestellungen und Hypothesen zum Thema Health Outcome. Studien, die explizit eine multimorbide Patientenpopulation einschließen, werden in Abschnitt 4.3 betrachtet.

Zur Darstellung des Zusammenhangs zwischen der **Patientenaktivierung und den gesundheitsbezogenen Verhaltensweisen** wurden in klinischen Studien unterschiedliche Patientenpopulationen mit chronischen Einzelerkrankungen, z. B. Diabetes, Herzinsuffizienz, koronare Herzerkrankung, chronische Schmerzen, HIV und psychische Erkrankungen, eingeschlossen. Die Auswertungen zeigen, dass stärker aktivierte Patient:innen signifikant häufiger gesundheitsfördernde Maßnahmen eigenständig durchführen (etwa regelmäßige haus- und fachärztliche Untersuchungen, gesunde Ernährung, regelmäßige Bewegung), dagegen gesundheitsschädigendes Verhalten, wie Rauchen und Alkoholkonsum, vermieden wird. Die aktivierte Patientengruppe zeichnet sich außerdem durch eine konsistente Therapietreue aus. Fragen für den anstehenden Arztbesuch werden zwei- bis dreimal so häufig vorbereitet wie in der Patientengruppe mit niedrigem Aktivierungsgrad, die Behandlungsrichtlinie zur eigenen Erkrankung ist bekannt, Gesundheitsinformationen werden genutzt und die Leistungserbringer werden nach eigenen Bedürfnissen ausgewählt (215, 121, 120, 192, 285, 259). Darüber hinaus korreliert ein höherer Aktivierungsgrad mit besseren medizinischen Parametern: Körpergewicht (Body-Mass-Index), Langzeitblutzuckerwerte (Hba1c), Blutdruck- und Cholesterinwerte sind häufiger im Normbereich (179,

4.2 Einfluss der Patientenaktivierung auf die Gesundheitsversorgung

123). Weniger aktivierte Patient:innen hingegen zeigen dreimal so häufig eine Nichtinanspruchnahme ärztlicher Leistungen bei bestehendem medizinischem Bedarf und damit auch eine Verzögerung einer notwendigen medizinischen Behandlung.

Hinsichtlich des Zusammenhangs zwischen **Patientenaktivierung und Anzahl von Krankhauseinweisungen** bzw. Inanspruchnahmen der Notaufnahme wurden in einem systematischen Review von Kinney et al. (142) zehn Studien mittels einer Literaturrecherche im Veröffentlichungszeitraum von 2004 bis 2014 bei chronisch Erkrankten untersucht. Bei Patient:innen mit einem niedrigen Aktivierungsgrad (Grad 1–2) zeichnet sich ein erhöhtes Risiko für Krankenhausaufenthalte und Notfalleinweisungen ab, während dieses Risiko bei aktivierten Patient:innen (Grad 3–4) im Nachbetrachtungszeitraum von einem Jahr wesentlich geringer ausfällt. Acht Studien des systematischen Reviews beziehen sich jeweils auf chronische Einzelindikationen, wie Diabetes, kardiovaskuläre Erkrankungen, Multiple Sklerose und HIV. Eine Studie schließt eine Kombination der Indikationen Diabetes und kardiovaskuläre Erkrankungen ein (47). In einer Längsschnittstudie konnte bei komplexem diabetischem Krankheitsgeschehen mit komorbider Depression 1,4-mal häufigere Krankenhausaufenthalte und 1,3-mal häufigere Notfalleinweisungen bei Patient:innen mit geringer Aktivierung (Grad 1) im Vergleich zu den Patient:innen im Aktivierungsgrad 4 nachweisen (24). Die Analysen zeigen einen signifikanten Zusammenhang zwischen einem geringen Aktivierungsgrad und sechs Variablen, wie höherem Alter, niedrigerem Einkommen, längerer Krankheitsdauer und höherem Schweregrad der Depression.

Weitere Studien belegen, dass aktivierte Patient:innen signifikant geringere **Behandlungskosten** aufweisen als weniger aktivierte Patient:innen. In einem einjährigen Nachbetrachtungszeitraum erhöhten sich bei den Patient:innen, die von der Aktivierungsstufe 4 auf 3 zurückfielen, die Gesundheitskosten um 14 % im Vergleich zu den konstant gebliebenen Patient:innen in Stufe 4; in der umgekehrten Entwicklung von Stufe 3 auf 4 konnten die Kosten um 9 % gesenkt werden (123, 107).

Der Zusammenhang zwischen der **Medikationsadhärenz** und der Patientenaktivierung wird in den genannten Studien häufig unter den Dimensionen des Gesundheitsverhaltens als lückenlose Medikationseinnahme zum richtigen Einnahmezeitpunkt über einen Befragungszeitraum von sieben Tagen erfasst. Zunächst zeigen Mosen et al. (192), dass die Studienteilnehmenden mit chronischen Einzelerkrankungen sowie einer Komorbidität von Diabetes und koronarer Herzkrankheit in den PAM-Werten der Stufe 4 fast dreimal häufiger eine hohe Medikationsadhärenz aufweisen als Teilnehmende mit PAM-Werten der Stufe

1. In einer weiteren Studie mit HIV-Patient:innen konnte kein Zusammenhang zwischen der Patientenaktivierung und der Medikationsadhärenz hergestellt werden (179). Die Studienpopulation hat über alle Aktivierungsstufen eine insgesamt hohe Medikationsadhärenz, was sich unter anderem darin widerspiegelt, dass sogar 74 % der Personen der niedrigsten Aktivitätsstufe eine regelmäßige Medikationseinnahme angeben. Die Autoren verweisen hier auf die besondere Studienpopulation der HIV-Patient:innen, die durch häufige Schulungen und Wissensvermittlungen eine enge Versorgungsanbindung sowie durch ein unterstützendes Case Management ohnehin ein ausgeprägteres Selbstmanagement zu haben. Weitere Forschungen sind jedoch erforderlich, um die Zusammenhänge zwischen Patienteneigenschaften und der Patientenaktivierung zu klären. Das systematische Review von Kinney et al. (142) untersucht ebenfalls den Zusammenhang zwischen Patientenaktivierung und Medikationsadhärenz. In die Auswertung werden sieben relevante Studien einbezogen, von denen nur drei der bereits oben erwähnten Studien (179, 192, 259) einen positiven Zusammenhang zwischen hoher Patientenaktivierung sowie hoher Therapieadhärenz nachweisen können. Möglicherweise entstehen inkonsistente Ergebnisse aufgrund verschiedener Messmethoden und großer Unterschiedlichkeit der verordneten Medikationsschemata, sodass keine eindeutige Korrelation zwischen Medikationsadhärenz und Patientenaktivierung herstellbar ist. So werden zur Ermittlung der Adhärenz Verwaltungsdaten zur Inanspruchnahme der Apotheke und eine Medikationsadhärenz-Skala verwendet. Für einen konkreten Nachweis des Zusammenhangs müssten jedoch insgesamt direkte und validierte Maße der Adhärenz zum Datenvergleich genutzt werden sowie zeitnahe Messungen erfolgen. Hibbard et al. (124) zeigten nach einem vierjährigen Betrachtungszeitraum, dass weniger aktivierte Patient:innen ein signifikant schlechteres Maß an Medikamenteneinhaltung haben, verglichen mit denen der höchsten Aktivierungsstufe 4. Ein signifikanter Unterschied der Patientenaktivierung in Abhängigkeit von der Medikationsadhärenz wird auch von Moreno Chico et al. (191) ermittelt: Je höher die PAM-Werte sind, desto höher ist auch die Medikationseinhaltung. Gleichzeitig kann ein signifikanter Zusammenhang zwischen dem Bildungsniveau sowie höheren Aktivierungswerten der Patient:innen ermittelt werden. In einer Untersuchung zur Assoziation zwischen Medikationsadhärenz und Patientenaktivierung bei Schlaganfallpatienten wurden neben der Messung der Patientenaktivierung ein soziodemografischer und klinischer Datenbogen sowie ein selbst entwickelter Fragebogen zur Medikationsadhärenz bei 119 Patient:innen eingesetzt. Dabei erwies sich die Patientenaktivierung als unabhängiger Faktor der Medikamentenadhärenz (276).

4.2 Einfluss der Patientenaktivierung auf die Gesundheitsversorgung

Die dargestellten Ergebnisse zeigen, dass der Grad der **Patientenaktivierung als wichtiger Indikator der qualitativen Gesundheitsergebnisse** gesehen werden kann. Sie zeigen jedoch hauptsächlich einen Status quo zu einem bestimmten Zeitpunkt, ohne Entwicklungstendenzen zur Beurteilung der Nachhaltigkeit der Ergebnisse. Hibbard et al. (124) gingen im Rahmen einer Evaluierungsstudie mit 4865 chronisch an Diabetes erkranken Menschen dieser Fragestellung nach und überprüften, ob die Patientenaktivierung auch nach vier Jahren ohne gezielt eingesetzte Interventionen als Indikator angesehen werden kann und veränderte Aktivierungswerte mit Veränderungen der Gesundheitsergebnisse korrelieren. Die Ergebnisse wurden im Zusammenhang mit Maßnahmen des Selbstmanagements chronischer Krankheiten betrachtet, wie Förderung des Wissens zu Maßnahmen des Selbstmanagements, Einhalten einer empfohlenen Behandlungsstrategie, Medikationsadhärenz, allgemeines Ernährungs-, Gesundheits- und Sozialverhalten sowie Abwägung der Inanspruchnahmen kostenintensiver Leistungen, z. B. Krankenhausaufenthalte. Im Vier-Jahres-Follow-up zeigten sich dauerhafte Vorteile einer höheren Patientenaktivierung hinsichtlich der untersuchten Dimensionen und somit andauernde Vorteile für ein eigenständiges Selbstmanagement. Die Auswertungen deuten darauf hin, dass sich Patient:innen mit niedrigerem Aktivierungsgrad im Zeitverlauf durchschnittlich verbessern, während die stark aktivierten Patient:innen (Grad 4) tendenziell abfielen. Die Aufrechterhaltung eines hohen Aktivierungsgrades wurde als herausfordernd interpretiert. Änderte sich das Aktivierungsniveau, veränderten sich die gesundheitsbezogenen Verhaltensweisen tendenziell in dieselbe Richtung. Die Studienergebnisse gelten unabhängig von dem sozioökonomischen Status und dem Versichertenstatus sowie dem jeweiligen Gesundheitszustand. Sie wurden in zahlreichen Settings durchgeführt, inklusive benachteiligter Bevölkerungsgruppen und Personen unterschiedlicher ethnischer Herkunft.

Das **prädiktive Potenzial der Patientenaktivierung** beschreiben Sacks et al. (225) in einer Längsschnittanalyse von Patient:innen mit Diabetes, Prädiabetes und ohne Diabeteserkrankung über einen Zeitraum von drei Jahren. Eine höhere Patientenaktivierung korrelierte mit einer besseren Kontrolle der klinischen Indikatoren, wie Blutdruck, Cholesterin und Triyglyceride. Die prädiabetischen Patient:innen im höchsten Aktivierungsgrad 4 hatten zudem ein geringeres Risiko eines Krankenhausaufenthalts als die Patient:innen im niedrigen Aktivierungsgrad 1. Patient:innen mit einem Risiko für Diabetes entwickelten mit einer niedrigeren Wahrscheinlichkeit einen Prädiabetes.

Zusammenfassend lassen sich in den Studien mit vornehmlich chronischen Einzelindikationen nur zum Teil Zusammenhänge mit den soziodemografischen Merkmalen aufzeigen: Es konnte ein leichter Zusammenhang zwischen niedrigen

Aktivierungsniveau sowie höherem Alter dargestellt werden. Das Geschlecht hat in den Studien einen inkonsistenten Zusammenhang zur Aktivierung. Während oben genannte Studien eine höhere Aktivierung bei den Frauen darstellen, zeigen Lubetkin et al. (174), dass Männer aktivierter sind als Frauen. Zudem haben Unverheiratete einen niedrigen Aktivierungsrad. Einige Studien verwiesen auf den Zusammenhang zwischen geringer Aktivierung sowie niedrigem Bildungsstand und geringem Einkommen (44, 122, 121). Eine Metaanalyse untersuchte unter anderem eine Untergruppe von sieben randomisierten kontrollierten Studien im Erscheinungsjahr zwischen 2005 und 2019, die die Patientenaktivierung nach sechsmonatiger Interventionszeit erneut erhoben. Obwohl die meisten Studien von einer signifikanten Verbesserung der Patientenaktivierung durch Intervention berichteten, konnten die Autor:innen in dieser Übersichtsarbeit die Ergebnisse nicht bestätigen. Sie schlussfolgerten, dass die Patientenaktivierung jedoch ein sinnvolles Instrument zur Unterstützung des Selbstmanagements sei und für alle chronischen Einzelerkrankungen einheitlich bewertet werden könne (74).

4.3 Patientenaktivierung und Multimorbidität

Im Jahr 2011 wurde erstmals der PAM13 bei multimorbiden Patient:innen in einem Guided-Care-Modell (Modell einer umfassenden Gesundheitsversorgung für ältere Menschen mit chronischen Erkrankungen) getestet und es wurden die psychometrischen Eigenschaften in einer randomisierten Querschnittsanalyse überprüft (259). Für die Studie wurden Patient:innen ausgewählt, die mindestens 65 Jahre alt waren und deren potenzielle Inanspruchnahme von Gesundheitsleistungen als hoch eingeschätzt wurde. Die Risikokennzahlen wurden von den Versicherungen (Kaiser Permanent Medicare Advantage und TriCare) anhand des Hierarchical-Condition-Care(HCC)-Modells ermittelt. Die einbezogenen Patient:innen weisen im Durchschnitt vier chronische Erkrankungen (Indikationen wie Diabetes, kardiovaskulären Erkrankungen, Asthma und chronischen Schmerzen) auf, wobei die Studie keine Mindestanzahl der chronischen Erkrankungen als Einschreibekriterium angibt. Zusätzlich zur Patientenaktivierung wurden der Funktionsstatus der Patient:innen anhand des SF-36 (Short-Form-Gesundheitsfragebogen als krankheitsunspezifisches Messinstrument zur Erhebung der gesundheitsbezogenen Lebensqualität) sowie die Qualität der Gesundheitsversorgung mithilfe des PACIC (Patient Assessment of Chronic Illness Care) und des PCAS (Primary Care Assessment Survey) gemessen. In der Ergebnisauswertung zeigte sich ein signifikant positiver Zusammenhang zwischen der Patientenaktivierung und einigen gesundheitsbezogenen Verhaltensweisen,

4.3 Patientenaktivierung und Multimorbidität

wie körperlicher Aktivität, Medikationsadhärenz (keine fehlende Arzneimitteldosis an sieben Tagen der Woche) und Funktionsstatus. Patient:innen mit höherem Aktivierungsgrad gaben eine subjektiv höher eingeschätzte Versorgungsqualität an, was darauf hindeuten kann, dass eine bessere Auswahl der Versorgungsangebote, eine gezieltere Arzt-Patienten-Kommunikation sowie eine effektivere Entwicklung von Behandlungsplänen erfolgt sind. Die Anzahl der chronischen Erkrankungen ist weder positiv noch negativ zum PAM assoziiert. Insgesamt geben die Autor:innen an, dass der PAM13-D ein valides Instrument zur Messung der Patientenaktivierung bei multimorbiden älteren Patient:innen darstellt.

Blakemore et al. (37) bildeten in einer 4377 Patient:innen umfassenden prospektiven Kohortenstudie in England mit einer Follow-up-Befragung nach sechs Monaten eine Untergruppe multimorbider Patient:innen, bei denen mindestens zwei chronische Erkrankungen vorliegen mussten. Der prozentuale Anteil der multimorbiden Menschen an der Gesamtgruppe wurde nicht skizziert. In der Untergruppe der Teilnehmenden, die durch Selbstbericht zwei oder mehr Langzeiterkrankungen angaben, waren unter anderem das Vorkommen von Depressionen, ein höheres Alter, eine beeinträchtigte Gesundheitskompetenz, die Anzahl der selbst berichteten Komorbiditäten sowie eine größere wahrgenommene Beeinträchtigung durch die Multimorbidität (Morbiditätsbewertung) signifikant mit niedrigeren Patientenaktivierungswerten zu Studienbeginn verbunden. Bei allein lebenden Personen und denjenigen, die berentet sind oder nicht arbeiten, war keine signifikante Korrelation zur Patientenaktivierung messbar.

Schmaderer et al. (239) untersuchten in einer Querschnittsanalyse multimorbide hospitalisierte Patient:innen mit drei oder mehr chronischen Erkrankungen, die in die Häuslichkeit entlassen wurden. Ziel der Analyse war es, mit gezielten Interventionen die Patientenaktivierung so zu unterstützen, dass Wiedereinweisungen in das Krankenhaus verringert werden können. Als Ergebnis konnte unter anderem ein signifikanter Zusammenhang zwischen den soziodemografischen Faktoren höherer Bildungsstatus und höheres Einkommen zu einem höheren Aktivierungsniveau hergestellt werden. Auch eine bessere körperliche Funktionalität und eine höhere Zufriedenheit in der eigenen sozialen Rolle (Umgang mit alltäglichen Aufgaben) hatte einen positiven Zusammenhang mit einem höheren Aktivierungsgrad. Zudem wurde ebenfalls ein leicht positiver Zusammenhang zwischen der gemessenen Gesundheitskompetenz (Health Literacy) und der Patientenaktivierung dargestellt. Eine Korrelation zwischen der Patientenaktivierung sowie der Anzahl der chronischen Erkrankungen konnte nicht gezeigt werden. Die Autoren gaben den Hinweis, dass insgesamt wenig Forschungsbestreben zur Untersuchung der Patientenaktivierung bei multimorbiden Patient:innen vorliegt.

In einem Literaturreview untersuchten Napoles et al. (197), inwieweit die Studienlage zur Patientenaktivierung eine Population mit hoher Inanspruchnahme von Gesundheitsleistungen und damit verbundenen hohen Versorgungskosten sowie spezifischen Charakteristika, wie ethnischer Vielfältigkeit, niedrigem sozioökonomischen Status und Multimorbidität ($\geq$ 2 chronische Erkrankungen), abbilden. Im Ergebnis ließen sich in Bezug auf diese Patientenpopulation nur wenige Forschungsergebnisse identifizieren, die eine Beurteilung der Aussagekraft und der Angemessenheit des Instruments erlauben. Es wurde in diesem Zusammenhang auf Erfahrungswerte von Pflegemanagementprogrammen hingewiesen, die anhand des PAM13-D keine Verbesserung der Patientenaktivierung registrierten, obwohl Personen des operativen Versorgungsmanagements Fortschritte der Patient:innen in Bezug auf die Bewältigung der Gesundheitsprobleme wahrnahmen. Die Ergebnisse zeigten in Summe, dass die Studien zur Patientenaktivierung in den USA nicht an ethnisch vielfältigen und nicht an multimorbiden Patient:innen durchgeführt wurden, um eine angemessene Übertragbarkeit der Studienergebnisse auf diese Populationen ermöglichen zu können.

Fragestellungen und Zielsetzungen 5

Auf Basis des theoretischen Hintergrundes hinsichtlich der Versorgungsherausforderungen der Multimedikation durch Multimorbidität besteht die Notwendigkeit zur prospektiven Entwicklung einer interdisziplinären, patientenorientierten Teamversorgung. Im Mittelpunkt stehen dabei sowohl abgestimmte Kommunikationsprozesse der Leistungserbringer als auch die Stärkung des Selbstmanagements. Mittels qualitativer und quantitativer empirischer Untersuchung wird folgenden Forschungsfragen bzw. -hypothesen in regionsspezifischer Betrachtung nachgegangen.

5.1 Fragestellung und Zielsetzung der qualitativen Untersuchung

Ziel der qualitativen Forschung ist sowohl die Rekonstruktion des handlungsleitenden intra- als auch intersektoralen Arzneimittelmanagements als auch die Identifikation relevanter Kommunikationsgütemerkmale. Diese sollen als Qualitätskriterien gelingende Kommunikationsprozesse zum interdisziplinären Arzneimittelmanagement stärken sowie im theoretischen Transfer konzeptionelle Ansätze zur vernetzten Informations- und Versorgungsqualität ermöglichen.

Die entsprechend formulierte Forschungsfrage *„Welche spezifischen Kommunikationsgütemerkmale (KGM) können ein interdisziplinär (intra- und intersektoral) abgestimmtes Arzneimittelmanagement unterstützen?"* wird im Kontext folgender Teilfragen betrachtet:

a) Wie stellt sich das Arzneimittelmanagement aus unterschiedlicher Versorgungsperspektive dar?

b) Welchen Einfluss haben organisationale und sektorale Faktoren auf das interdisziplinäre Arzneimittelmanagement?
c) Wie erfolgt im Rahmen des Arzneimittelmanagements eine Patientenorientierung zur Stärkung des Selbstmanagements?

Die Beantwortung der Teilfragen und der Forschungsfrage erfolgt methodisch durch eine Interviewstudie (siehe Abschnitt 6.2).

5.2 Fragestellung und Zielsetzung der quantitativen Untersuchung

Ziel der quantitativen Forschung ist die Ermittlung der Patientenaktivierung bei einer Stichprobe mit Multimorbidität und Multimedikation im ambulanten Versorgungsalltag. Potenzielle Einflussfaktoren auf die Patientenaktivierung sollen ermittelt werden, um perspektivisch das Selbstmanagement bezüglich des Arzneimittelmanagements möglichst gezielt systematisch fördern zu können. Folgende Forschungsfrage wird abgeleitet:

Welche Patientenaktivierung kann bei multimorbiden Patient:innen mit Multimedikation gemessen werden und welche Zusammenhänge lassen sich zu soziodemografischen (Alter, Geschlecht) und krankheitsdeterminierenden Faktoren (Anzahl chronischer Erkrankungen, Anzahl verordneter Medikamente, Selbsteinschätzung des Gesundheitszustandes) ermitteln?

Die Beantwortung der Forschungsfrage erfolgt methodisch auf Basis einer Patientenbefragung und einer hypothesengeleiteten statistischen Auswertung (siehe Abschnitt 6.3).

Methoden 6

Die empirische Sozialforschung kann als eine wissenschaftliche, systematische Theorienprüfung menschlichen Verhaltens und gesellschaftlicher Phänomene unter Anwendung verschiedener Methoden und Techniken gesehen werden (241). Die empirische Untersuchung der vorliegenden Arbeit besteht aus Experteninterviews mittels eines teilstrukturierten Interviewleitfadens (qualitative Forschung) sowie einer Patientenbefragung unter Verwendung eines validierten Fragebogens (quantitative Forschung). Es handelt sich um nicht interventionelle Prüfungen. Somit findet keine invasive Maßnahme an der Studienpopulation statt. Risiken und Nebenwirkungen der angewandten Maßnahmen sind nicht zu erwarten (Positives Ethikvotum der Universität Witten/Herdecke e. V., Antrag Nr. 47/2017).

Ergänzende Information Die elektronische Version dieses Kapitels enthält Zusatzmaterial, auf das über folgenden Link zugegriffen werden kann https://doi.org/10.1007/978-3-658-46375-5_6.

Seit dem 25. Mai 2018 gilt die Datenschutz-Grundverordnung (DSGVO) in allen EU-Mitgliedsstaaten. Gesundheitsdaten sind entsprechend gemäß Kap. 1 Art. 4 (15) definiert als „personenbezogene Daten, die sich auf die körperliche oder geistige Gesundheit einer natürlichen Person, einschließlich der Erbringung von Gesundheitsdienstleistungen, beziehen und aus denen Informationen über deren Gesundheitszustand hervorgehen" (187). Die in den Interviews erfassten Daten wurden mithilfe eines Codes pseudonymisiert sowie anonymisiert. Eine Rückführung der Daten ist nur für Auswertungszwecke möglich. Die Daten werden bis zum Ende der Promotion gespeichert. Nach Beendigung der Prüfung und Datenauswertung wird der Rückführungscode vernichtet, sodass die Daten anonym bleiben. Die Daten der Fragebogenbefragung der Patient:innen wurden innerhalb der Praxis pseudonymisiert, sodass die Daten insgesamt anonym sind. Nach Beendigung der Datenauswertung wurde die Pseudonymisierung in den Praxen vernichtet.

6.1 Ausgangslage

Die Untersuchungen fanden in Anlehnung an ein Förderprojekt zur sektorenübergreifenden Arzneimittel-Therapiesicherheit statt, das im Rahmen des Leitmarktwettbewerbs „Gesundheit NRW" (FKZ-EFRE-0800253) durchgeführt wurde. In diesem wurden (potenzielle) Medikationsfehler im Kontext der AMTS quantifiziert, um sie durch den Einsatz einer Netzakte reduzieren zu können. Das Projekt fand in Kooperation mit der praxisHochschule Köln (Frau Prof. Dr. rer. pol. Kurscheid) und dem Regionalen Gesundheitsnetz Leverkusen eG (RGL) im Stadtgebiet Leverkusen statt. Das RGL ist ein seit dem Jahr 2006 bestehendes Ärztenetz mit ca. 80 % hausärztlichen und rund 15 % fachärztlichen Mitgliedern sowie etwa 5 % ambulanten Pflegediensten. Das erklärte Ziel der Genossenschaft ist die Etablierung einer bedarfsorientierten Patientenversorgung über die Regelversorgung hinaus. Im Juni 2019 erteilte die Kassenärztliche Vereinigung (KV) Nordrhein der Ärztegenossenschaft die Anerkennung als zertifiziertes Praxisnetz nach § 87b Abs. 4 SGBV in der Stufe 1. Damit wird das RGL als besonders förderungswürdig in Bezug auf die Gestaltung der wohnortnahen ambulanten Versorgung anerkannt.

6.2 Methodik der qualitativen Sozialforschung

Da es sich bei den Kommunikationsgütemerkmalen um einen explorativen Gegenstandsbereich handelt, zu dem bislang kaum Forschungsergebnisse vorliegen, werden Experteninterviews mit einem offenen, teilstrukturierten Interviewleitfaden genutzt. Die Stichprobenbildung erfolgt nicht nach der statistischen Repräsentativität, sondern nach der Expertise der Befragten, um das Wissen über den Untersuchungsgegenstand zu erweitern (156, 28, 181, 183).

6.2.1 Entwicklung der Kommunikationsgütemerkmale

Auf Basis einer systematischen Literaturrecherche[1] kann zu der Fragestellung der Kommunikationsgütemerkmale in der interdisziplinären Kooperation (siehe Abschnitt 5.1) kein anwendbares Theoriemodell zur Überprüfung einer gelingenden interdisziplinären Kommunikation in der Literatur ermittelt werden. Auf Basis der in Abschnitt 3.3 ausgewählten Kommunikationstheorien zur allgemeinen zwischenmenschlichen Kommunikation werden entsprechend Merkmale der Kommunikation operationalisiert. Wie Abbildung 6.1 zeigt, kann somit ein Set von neun Kommunikationsgütemerkmalen identifiziert werden, die für interprofessionelle Kommunikationsprozesse zum Arzneimittelmanagement als potenziell relevante Erfolgs- bzw. Störfaktoren eingeschätzt werden.

1. Da eine empirische Untersuchung eine Präzisierung der verwendeten Konzepte bzw. Begriffe hinsichtlich der Überprüfbarkeit voraussetzt (241), werden nachfolgend die identifizierten Kommunikationsgütemerkmale theoretisch definiert und geklärt.

---

[1] Systematische Literaturrecherche in den Datenbanken PubMed und Google Scholar zu den Themen *Kommunikation/Communication AND *intersektorale/interdisziplinäre Versorgung/intersectoral/interdisciplinary care OR *intersektorale/interdisziplinäre Kommunikation/intersectoral/interdisciplinary communication AND *intersektorale/interdisziplinäre Arbeits- und Organisationsprozesse/intersectoral/interdisciplinary work and organizational processes AND *Arzneimittelmanagement/medication management AND *Qualitätsindikatoren/quality indicators AND *Kooperation/cooperation.

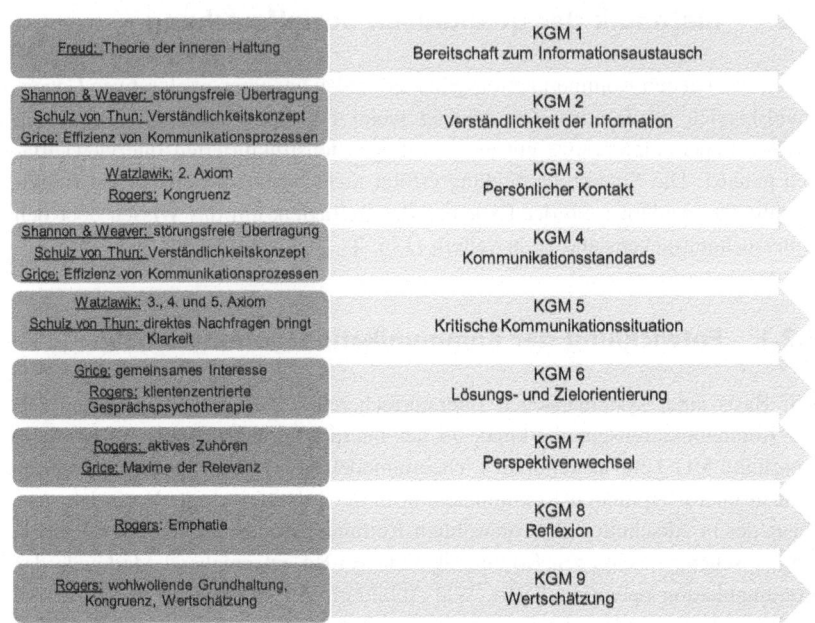

Abbildung 6.1 Ableitung der Kommunikationsgütemerkmale aus den Kommunikationstheorien. (Eigene Darstellung)

1. **Kommunikationsgütemerkmale: Bereitschaft zum Informationsaustausch**

Innere Haltung, intrinsische Motivation, Initiative und proaktives Vorgehen, Einverständnis zum interdisziplinären Austausch; Erkennen des Nutzens bzw. Mehrwertes hinsichtlich der auszutauschenden Informationen.

2. **Kommunikationsgütemerkmale: Verständlichkeit der Information**

Eigenschaften von Informationen: einfach, strukturiert, ausreichend, lesbar, prägnant, relevant, frei von Redundanzen, gleiche Sprache bzw. sprachliche Bedeutungen.

3. **Kommunikationsgütemerkmale: persönlicher Kontakt**

6.2 Methodik der qualitativen Sozialforschung

Persönlicher Kontakt in der Kommunikation, z. B. durch Telefonate, Face-to-Face; persönliches Kennen untereinander; Wissen um Arbeitsweisen und -stile, Einstellungen und Werte.

4. **Kommunikationsgütemerkmale: Kommunikationsstandards**

Nutzung von strukturierten Informationsstandards; Routinen in der Informationsübermittlung.

5. **Kommunikationsgütemerkmale: kritische Kommunikationssituationen**

Fehlende Informationen oder Informationsverluste; Wissen um kritische Kommunikationssituationen; Situationen, in denen Kommunikation bzw. Informationsaustausch wichtig ist bzw. wäre.

6. **Kommunikationsgütemerkmale: Lösungs- und Zielorientierung**

Kooperatives, interdisziplinäres Entwickeln konsentierter Behandlungs- und Therapieziele; lösungsorientiertes Vorgehen in der kooperativen Zusammenarbeit; aktive Verbindung zwischen den Wissensbereichen.

7. **Kommunikationsgütemerkmale: Perspektivenwechsel**

Eigene Perspektive und die des anderen verstehen und nachvollziehen können; perspektivische Erwartungen an die Kommunikation.

8. **Kommunikationsgütemerkmale: Reflexion**

Kritische Nachbetrachtung abgelaufener Prozesse/Verhaltensweisen; Selbst- und Fremdbeobachtung des Verhaltens und der Kommunikation, Erkennen von Grenzen der eigenen Profession.

9. **Kommunikationsgütemerkmale: Wertschätzung**

Partnerschaftlich-integratives Verhalten; aktives Zuhören (offen, nicht wertend); Empathie.

Um die Kommunikationsgütemerkmale nicht nur detektieren zu können, sondern sie auch in Entwicklungsprozesse und -strategien der interdisziplinären Kommunikation modellhaft einbinden zu können, werden sie als kommunikative

Kompetenz und damit als Bestandteil der Handlungskompetenz betrachtet, um die Anforderungen einer komplexen Gesprächssituation bewältigen zu können (23). Aus diesem Zusammenhang soll die Kategorisierung der Kommunikationsgütemerkmale in der Ergebnisauswertung in die Selbst- und Sozialkompetenz abgeleitet werden (siehe Abschnitt 3.4).

6.2.2 Konzeption des Interviewleitfadens

In Anlehnung an das pyramidale Prinzip ergeben sich aus den Forschungsteilfragen (siehe Abschnitt 5.1) die entsprechenden Untersuchungsdimensionen Arzneimittelmanagement, Patientenorientierung sowie organisationale und sektorale Einflussfaktoren. Aus den Themenbereichen wird jeweils eine Leitfrage formuliert, die zur weiteren inhaltlichen Schärfung in ihrer Ausprägung aufgefächert wird (siehe Abbildung 6.2), um in einem nächsten Schritt entsprechende Interviewfragen deduktiv abzuleiten und damit eine Operationalisierung der Untersuchungsdimensionen herbeizuführen (242, 303, 241) (zugehöriges Material ist im Anhang 1 im elektronischen Zusatzmaterial einsehbar). Die identifizierten Kommunikationsgütemerkmale werden als Fragestellungen den jeweiligen Untersuchungsdimensionen zugeordnet. Im Verlauf der Datenauswertung werden die Antworten kategorisiert (241, 115, 182).

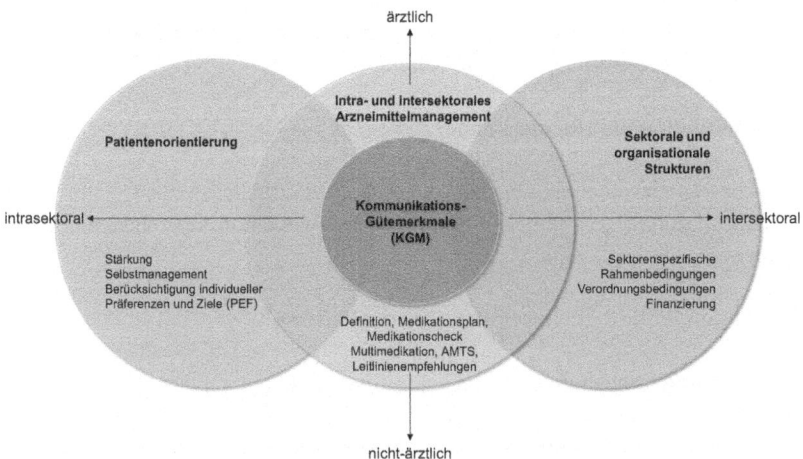

Abbildung 6.2 Untersuchungsdimensionen des Interviewleitfadens. (Eigene Darstellung)

6.2.3 Pretest und Leitfadenmodifikation

Ein Pretest des Interviewleitfadens mithilfe der Nachfragetechnik (Probing) wurde mit Unterstützung eines ärztlichen und eines nichtärztlichen Probanden durchgeführt (34). Im Ergebnis wurden Interviewfragen zum Verständnis des Arzneimittelmanagements angepasst: Die zunächst gewählten Fragestellungen implizierten eine Definition des Arzneimittelmanagements, sodass eine Beeinflussung der individuellen Sichtweise stattfand. An dieser Stelle wurde auf eine offene sowie ungestützte Frage gewechselt, die gleich zu Beginn des Interviews das individuelle Verständnis im Allgemeinen erfasst und damit auch die nachfolgende Frage im individuellen Verständigungskontext beantworten lässt: „Was verstehen Sie persönlich unter dem Begriff Arzneimittelmanagement?" Entgegen der ursprünglichen Leitfadenversion wird von einer genaueren Befragung nach der Kommunikation innerhalb der Organisationsstruktur bezüglich multimorbider Menschen/Multimorbidität abgesehen, da die Fragestellung für die Probanden als unspezifisch und nicht eindeutig verständlich eingestuft wurde. Außerdem wurde am Ende des Leitfadens eine offene Frage nach einem persönlichen Ausblick für eine gelingende, interdisziplinäre Kommunikation eingebunden, damit individuelle Erwartungen, Hoffnungen oder Sorgen zum Ausdruck gebracht werden können.

6.2.4 Auswahl der Interviewproband:innen und Setting der Interviews

Die potenziellen ambulanten und stationären Interviewpartner:innen werden vom Ärztenetz Leverkusen eG postalisch über das Projekt „Sektorenübergreifende Arzneimitteltherapiesicherheit" sowie die in diesem Zusammenhang projektbegleitenden Interviews der Promovendin informiert und das Einverständnis zur Interviewteilnahme eingeholt (zugehöriges Material ist im Anhang 2 und 3 im elektronischen Zusatzmaterial einsehbar). Gemäß der Forschungsfrage gelten folgende Einschlusskriterien bei der Proband:innenauswahl:

- Beteiligung an (medizinischen) Versorgungsprozessen/ Arzneimittelmanagement chronisch kranker, multimorbider Patient:innen mit Multimedikation (inkl. der medizinischen Assistenz);
- fachärztliche Repräsentativität in Bezug auf die oben genannte Gruppe der Patient:innen: Allgemeinmedizin und/oder innere Medizin, Diabetologie und/ oder Kardiologie und/oder Pneumologie und/oder Geriatrie;
- approbierte:r Apotheker:in.

Ausschlusskriterien sind die Nichtzugehörigkeit zu den oben genannten Einschlusskriterien, eine fehlende Einwilligungserklärung und mögliches Wissen um die Inhalte des Interviewleitfadens, welches die Interviewergebnisse verzerren könnte.

Die in der Folge per Zufallsstichprobe ermittelten Interviewpartner:innen unterschiedlicher Fachrichtungen werden telefonisch durch die Promovendin kontaktiert und es wurden Interviews mit einer geschätzten Zeiteinheit von 45 bis maximal 60 Minuten terminiert. Das Setting der Einzelinterviews bietet eine geschützte Atmosphäre und ermöglicht es den Befragten, offen die eigene Sichtweise zu schildern. Die Interviews werden unter Berücksichtigung der Information, der Einwilligungserklärung und der Wahrung der Anonymität (siehe Anhänge 2 und 3) auf einem Tonbandgerät aufgezeichnet. Nach einem Kode werden die Audiodateien pseudonymisiert und anonymisiert, zur externen Datentranskription weitergeleitet sowie nach anerkannten Transkriptionsregeln (zugehöriges Material ist im Anhang 4 im elektronischen Zusatzmaterial einsehbar) wörtlich transkribiert.

6.2.5 Inhaltlich strukturierende qualitative Inhaltsanalyse und Kodesystem

Für die Auswertung der leitfadenorientierten Interviews wird das Ablaufmodell der inhaltlich strukturierenden Inhaltsanalyse herangezogen. Das Datenmanagement erfolgt mithilfe der MAXQDA-Software (Version 2018). Regelgeleitet und methodisch kontrolliert wird das Datenmaterial mithilfe von Kategorien ausgewertet, was die Forschung nachvollziehbar sowie intersubjektiv überprüfbar macht (180, 155). Mittels der Theorieorientierung zu den Themen Kommunikationsgütemerkmale und Arzneimittelmanagement, Patientenorientierung, organisationale und sektorale Einflussfaktoren entsteht die Definition der Haupt- und der Subkodes. Diese werden in einer ersten Kodierphase deduktiv an das Interviewmaterial herangetragen, Einzelthemen somit identifiziert und durch die Bildung zusätzlicher Subkodes induktiv ergänzt, wodurch das Kodesystem bzw. der Kodierleitfaden entsteht (34) (zugehöriges Material ist im Anhang 5 im elektronischen Zusatzmaterial einsehbar). Abbildung 6.3 zeigt in der Übersicht die Auswertungsschritte der strukturierenden Inhaltsanalyse. Die systematisierten Inhalte werden im nachfolgenden Ergebnisteil dargestellt.

6.3 Methodik der quantitativen Sozialforschung

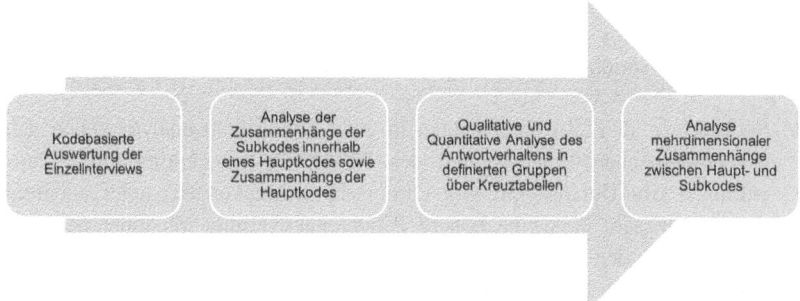

Abbildung 6.3 Auswertungsschritte der strukturierten Inhaltsanalyse. (Eigene Darstellung, in Anlehnung an (155))

6.3 Methodik der quantitativen Sozialforschung

In den folgenden Kapiteln wird die quantitative Forschung zur Patientenaktivierung in Anlehnung an die Ablaufphasen eines quantitativen Forschungsprozesses skizziert (284, 252, 213): Auf Basis des theoretischen Hintergrundes und des Forschungsstandes zum Konzept der Patientenaktivierung (siehe Kapitel 4) werden die Forschungshypothesen mit möglichen klinischen Implikationen abgeleitet. Während die Datenerhebung zur Patientenaktivierung mittels des validierten Fragebogens PAM13-D erfolgt, werden krankheitsassoziierte Parameter in einem Operationalisierungsprozess in die empirische Methodik einer ergänzenden standardisierten Befragung übersetzt. Weiterhin erfolgt die Definition des Anwendungssettings und der Zielgruppe sowie die Darstellung der Erhebungsprozedere und der Datenauswertung.

6.3.1 Ableitung der Forschungshypothesen

Auf Grundlage einer systematische Literaturrecherche[2] zur Patientenaktivierung im Zusammenhang mit Multimorbidität und Multimedikation werden in Bezug

---

[2] Systematische Literaturrecherche in den Datenbanken PubMed, Cochrane Library und Google Scholar mit den Auswahlkriterien der Sprache Englisch als auch des Zeitraums (ab 2004) wird folgender Term für die Suchstrategie verwendet: *patient activation OR *patient and activation measurement OR *patient activation measure OR *PAM13-D AND *multimorbidity AND *multimorbid patients AND *comorbidity AND *chronic diseases present at the same time. Für die Multimedikation werden die Suchbegriffe zur Patientenaktivierung (wie oben genannt) ergänzt mit AND *polypharmacy AND *polypharmacy elderly AND *polypharmacy older AND *elderly polypharmacy.

auf die Fragestellung drei Studien zur Hypothesenbildung herangezogen. Studien, die explizit einen direkten Zusammenhang zwischen der Patientenaktivierung und einer Multimedikation aufzeigen, konnten nicht ermittelt werden.

(1) Skolasky et al. (259) untersuchten in einer Querschnittsanalyse neben den psychometrischen Eigenschaften des PAM13-D bei multimorbiden Patient:innen (im Durchschnitt vier chronische Erkrankungen) unter anderem die Hypothesen, dass eine höhere Patientenaktivierung mit einer besseren Einschätzung der Versorgungsqualität zusammenhängt, der Aktivierungsgrad der Patient:innen hingegen nicht mit der Anzahl der chronischen Erkrankungen korreliert, da der PAM13-D persönliche Fähigkeiten, Kompetenzen und Wissen bewertet, die nicht durch die Anzahl weiterer chronischer Erkrankungen beeinflusst werden. Im Ergebnis konnte unter anderem ein signifikanter Zusammenhang zwischen einer höheren Patientenaktivierung sowie einer berichteten besseren Versorgungsqualität ermittelt werden (siehe Kapitel 4.3). Die Anzahl der chronischen Erkrankungen war nicht mit der Patientenaktivierung assoziiert. Korrelationen zwischen dem Patientenaktivierungsniveau und den (sozio-)demografischen Merkmalen der Patient:innen wurden nicht ermittelt.

(2) Blakemore et al. (37) untersuchten die Patientenaktivierung bei britischen Patient:innen mit Langzeiterkrankungen. Die prospektive Kohortenstudie zeigte bei Patient:innen mit Multimorbidität (zwei oder mehr berichtete Langzeiterkrankungen) unter anderem einen signifikanten Zusammenhang zwischen einem niedrigen Aktivierungsniveau und höherem Alter, einer höheren Anzahl selbstberichteter chronischer Erkrankungen sowie eine größere wahrgenommene Beeinträchtigung durch die Multimorbidität bzw. Krankheitslast. Über einen Zusammenhang zwischen der Patientenaktivierung und dem Geschlecht wurde nicht berichtet.

(3) Schmaderer et al. (239) verwendeten in ihrer deskriptiven Studie ein korrelatives Querschnittsdesign. Sie gingen der Fragestellung nach, wie die Patientenaktivierung bei hospitalisierten, chronisch erkrankten Patient:innen eingeschätzt werden kann, um durch gezielte Interventionen krankheitsbedingte Wiedereinweisungen ins Krankenhaus zu reduzieren. Bei den soziodemografischen Faktoren konnte gezeigt werden, dass eine niedrige Patientenaktivierung signifikant mit einem niedrigen Bildungsniveau sowie einem niedrigen Einkommen verbunden ist. Es konnte kein Zusammenhang zwischen der Patientenaktivierung und Alter sowie der Anzahl der chronischen Erkrankungen nachgewiesen werden. Ein Zusammenhang zu

6.3 Methodik der quantitativen Sozialforschung

dem Geschlecht und der Selbsteinschätzung des Gesundheitszustandes wurde nicht untersucht.

Aus diesen Studien werden die folgenden fünf Forschungs- bzw. Alternativhypothesen ($H1_1$–$H5_1$) und die entsprechenden Nullhypothesen ($H1_0$–5_0) abgeleitet mit dem Ziel, angenommene Zusammenhänge bei der definierten Zielgruppe zu untersuchen. Dabei ist die Patientenaktivierung die abhängige Variable, d. h. das zu erklärende Merkmal. Die Abhängigkeit dieses Merkmals von verschiedenen Einflussfaktoren soll die jeweils angenommenen unabhängigen Variablen bzw. Prädiktoren erklären, die die Ausprägungsvarianz der abhängigen Variablen statistisch vorhersagen soll.

Hypothese 1 (demografischer Prädiktor „Alter"):
Die oben genannten Studien zeigen eine inkonsistente Korrelation zwischen dem Alter und der Patientenaktivierung. Da das Wissen, die Fähigkeiten sowie das Selbstvertrauen zum Krankheits- bzw. Selbstmanagement nicht als altersabhängig bewertet werden, wird hierbei kein Zusammenhang vermutet. Die Nullhypothese ist entsprechend die Wunschhypothese.

$H1_0$: *Ein höheres Alter hat keinen Zusammenhang mit einer niedrigeren Patientenaktivierung.*

$H1_1$: *Ein höheres Alter hat einen Zusammenhang mit einer niedrigeren Patientenaktivierung.*

Hypothese 2 (demografischer Prädiktor „Geschlecht"):
Der Zusammenhang zwischen Geschlecht und Patientenaktivierung wurde in den oben genannten Studien nicht ausgewertet. Studien zu Einzelindikationen zeigen einen inkonsistenten Zusammenhang. Während Wetzstein, Shanta und Chlan (314) eine Korrelation zum weiblichen Geschlecht nachweisen konnten, stellten Hendriks et al. (116), Humphries et al. (133) und Fowles et al. (95) keinen Zusammenhang zum Geschlecht dar. Die allgemeine Literatur zum Gesundheits- und Krankheitsverhalten von Frauen und Männer zeigt jedoch Unterschiede auf, die sich auf die Strategien zur Krankheitsbewältigung beziehen (117). Frauen haben häufiger ein größeres Bewusstsein, die eigene Gesundheit aktiv positiv beeinflussen zu können, nutzen dafür präventive Angebote und nehmen gesundheitsfördernde Maßnahmen besser an. Männer hingegen sehen Gesundheit in der Regel als selbstverständlicher an, fühlen sich eher unverwundbar und nutzen Unterstützungsmaßnahmen wenig präventiv, sondern tendenziell ausschließlich

kurativ (127). Entsprechend wird angenommen, dass beim weiblichen Geschlecht eine höhere Patientenaktivierung vorliegt als beim männlichen.

$H2_1$:   *Frauen haben eine höhere Patientenaktivierung als Männer.*
$H2_0$:   *Frauen haben keine höhere Patientenaktivierung als Männer.*

Hypothese 3 (krankheitsassoziierter Prädiktor „Anzahl chronischer Erkrankungen"):
Die oben genannten Studien legen unterschiedliche Aussagen zum Zusammenhang zwischen der Anzahl der chronischen Erkrankungen und der Patientenaktivierung dar. Eine ansteigende Zahl chronischer Erkrankungen (Krankheitslast) geht zumeist mit steigenden Anforderungen an die Krankheitsbewältigung einher. Es kann zwar von der Möglichkeit ausgegangen werden, dass die notwendigen Fähigkeiten sowie Strategien zur Krankheitsbewältigung im Lauf der Zeit automatisch erworben werden (202). Jedoch besteht die Annahme, dass die motivationalen Elemente und Denkweisen als Basis des Selbstmanagements bzw. der Patientenaktivierung mit steigender Krankheitslast abnehmen (siehe auch.

$H3_1$:   *Eine höhere Anzahl der selbstberichteten chronischen Erkrankungen führt zu einer geringeren Patientenaktivierung.*
$H3_0$:   *Eine höhere Anzahl der selbstberichteten chronischen Erkrankungen führt zu keiner geringeren Patientenaktivierung.*

Hypothese 4 (krankheitsassoziierter Prädiktor „Anzahl verordneter Medikamente"):
In den Studien zur Patientenaktivierung, sowohl in Bezug auf die Einzelindikationen als auch auf Multimorbidität, wird dem Zusammenhang zur Anzahl der verordneten bzw. eingenommenen Medikamente nicht nachgegangen. Untersucht wurde die Therapieadhärenz, die sich, unabhängig von der Anzahl einzunehmender Medikamente, auf die kontinuierliche Medikationseinnahme bezieht und deren positiver Zusammenhang mit einer hohen Patientenaktivierung gezeigt werden konnte (siehe Kapitel 4.2 und 4.3).

    Untersuchungen zur Gesundheitskompetenz in Deutschland zeigen, dass 73 % der Befragten mit einer oder mehreren chronischen Krankheiten eine insgesamt geringe Gesundheitskompetenz aufweisen (228, 231). Die Gesundheitskompetenz im Kontext des Medikamentenkonsums wird als Medikationskompetenz bezeichnet und definiert den Grad der spezifischen Fähigkeiten, Medikamente sicher sowie effektiv zu verwenden und mit oftmals komplexen Medikationsinformationen und Verschreibungsanweisungen umgehen zu können (209, 199, 317). Es ist anzunehmen, dass bei ohnehin gering ausgeprägter Gesundheitskompetenz auch das Selbstmanagement eines komplexen Medikationsregimes bei Multimedikation eher gering ausfällt. Demzufolge wird angenommen, dass eine höhere Anzahl verordneter Medikamente die Patientenaktivierung negativ beeinflusst.

$H4_1$: *Eine höhere Anzahl der verordneten Medikamente führt zu einer geringeren Patientenaktivierung.*

$H4_0$: *Eine höhere Anzahl der verordneten Medikamente führt zu keiner geringeren Patientenaktivierung.*

Hypothese 5 (krankheitsassoziierter Prädiktor „Selbsteinschätzung des Gesundheitszustandes"):
Die Studien zur Patientenaktivierung zeigen einen Zusammenhang zwischen einer subjektiv hoch eingeschätzten Krankheitslast und einem niedrigen Aktivierungsgrad. Die selbsteingeschätzte Krankheitslast wurde in der ergänzenden Patientenbefragung aufgrund der leichteren Verständlichkeit sowie des insgesamt begrenzten Zeitumfangs der Befragung durch die Nachfrage nach der Selbsteinschätzung des Gesundheitszustandes übersetzt. Auch hierbei zeigen ergänzende Studien, allerdings unabhängig von dem thematischen Zusammenhang der Patientenaktivierung, dass die subjektive Einschätzung des Gesundheitszustandes in einem engen Zusammenhang sowohl mit dem psychischen Wohlbefinden als auch mit dem individuellen Gesundheitsverhalten steht (62, 305, 128, 178). Entsprechend wird ein Zusammenhang zwischen einem subjektiv gut eingeschätzten Gesundheitszustand und einer höheren Patientenaktivierung angenommen.

$H5_1$: *Eine subjektiv bessere Einschätzung des Gesundheitszustandes hat einen positiven Zusammenhang mit einer höheren Patientenaktivierung.*

$H5_0$: *Eine subjektiv bessere Einschätzung des Gesundheitszustandes hat keinen positiven Zusammenhang mit einer höheren Patientenaktivierung.*

6.3.2 Untersuchungsdesign

In der vorliegenden analytischen Querschnittsstudie wurde über einen Zeitraum von neun Monaten (sechs Monate plus einer dreimonatigen Verlängerungsphase) eine Patientenbefragung mittels des validierten Fragebogens PAM13-D an 200 Patient:innen durchgeführt. Die Studienziele sind die Überprüfung der fünf Forschungshypothesen, die Beantwortung der Forschungsfrage sowie die Ableitung möglicher klinischer Implikationen für ein interdisziplinäres und patientenorientiertes Arzneimittelmanagement (siehe Kapitel 5.2).

6.3.3 Patientenstichprobe

Mithilfe der Software G*Power 3.1.9.7 für Windows XP wurde die Stichprobengröße geplant, um über eine Teilerhebung repräsentative Aussagen für die Grundgesamtheit treffen zu können (93). Da gerichtete Hypothesen über Zusammenhänge formuliert wurden, wird das einseitige Testen von Korrelationen zugrunde gelegt. Für die Poweranalyse wird festgesetzt, dass kleine bis mittlere Korrelationen ($r = 0{,}2$) mit einer 1–β-Fehler-Wahrscheinlichkeit $=$ 0,8 und mit einer Irrtumswahrscheinlichkeit von $\alpha = 0{,}05$ aufgedeckt werden sollen. Daraus folgte eine notwendige Gesamtstichprobengröße von $N = 153$ Patient:innen. Die Durchführung der Patientenbefragung in Arztpraxen mit oftmals schwer planbarem Versorgungsaufwand und wenig Möglichkeiten einer ungestörten Fragebogenbeantwortung sowie das vermutet hohe Lebensalter der Patient:innen führten in den Überlegungen zu einer angenommenen hohen Dropout-Quote, weshalb die Anzahl der Gesamtbefragungen auf 200 Patient:innen gesetzt wurde. Die Definition der Stichprobe erfolgte durch die jeweiligen Ein- und Ausschlusskriterien.

Einschlusskriterien: Einwilligungsfähigkeit und -bereitschaft, dokumentierte Chronikerziffer nach EBM 03220 und/oder 03221, drei oder mehr vergesellschaftete chronische Erkrankungen, dokumentiert nach ICD-10-Codierung (z. B. Diabetes, Hypertonie, koronare Herzkrankheit, Asthma/COPD, Fettstoffwechselstörungen, Arteriosklerose) und fünf oder mehr Medikamente in der Dauerverordnung.

Ausschlusskriterien: keine Einwilligungsfähigkeit, Demenz, kognitive Beeinträchtigung (mangelnde Verständnis- und Konzentrationsfähigkeit), mangelnde zeitliche und räumliche Bedingungen, ständiges Nachfragen der Patient:innen während der Befragung.

6.3.4 Fragebogen PAM13-D

Der PAM-Fragebogen wurde mittels qualitativer Methoden, der Rasch-Analyse und der klassischen Testtheorie an der Universität von Oregon von Hibbard, Mahoney, Stockard und Tusler entwickelt (118, 119). Im Jahr 2013 erfolgten eine deutsche Übersetzung sowie eine kulturelle Adaption mit anschließender Evaluation (47). Die PAM-Skala misst als ein hierarchisches und entwicklungsbasiertes Konzept vier identifizierte Elemente der Patientenaktivierung, die von entscheidender Bedeutung für das Selbstmanagement der eigenen Erkrankungen und unerlässlich für die Bewältigung chronischer Krankheiten sind: das Wissen, die Fähigkeiten, das Selbstvertrauen sowie das Verhalten einer Person. Die Antworten werden auf einer Skala von 0 bis 100 anhand einer vierstufigen Likertskala bewertet, wodurch die Patient:innen einer Aktivierung in einem Kontinuum in vier Aktivierungsstufen zugeordnet werden können (siehe 6.5.7). In Abhängigkeit vom Aktivierungsgrad bietet das PAM-Manual ein an das deutsche Versorgungssystem angepasstes Handlungsprogramm mit konkreten Maßnahmen, um die Autonomie der Patient:innen zu unterstützen und das Selbstmanagement zu verstärken (48). Der Fragebogen PAM13-D wird in der vorliegenden Arbeit vollständig und unverändert zur Wahrung der Reliabilität sowie der Validität aus der Literatur übernommen und zur Datenerhebung eingesetzt (zugehöriges Material ist im Anhang 6 im elektronischen Zusatzmaterial einsehbar).

Zwecks Ergebnisdarstellung der Patientenaktivierung werden zur differenzierten Darstellung sowie zur besseren Vergleichbarkeit mit wissenschaftlichen Studien sowohl die Aktivierungswerte als auch die Aktivierungsgrade ausgewertet.

6.3.5 Fragebogen zur Ermittlung soziodemografischer und krankheitsassoziierter Patientendaten

In Ergänzung erfolgt die Erfassung soziodemografischer und krankheitsassoziierter Patientendaten als Prädiktoren zur Hypothesenprüfung mittels eines separaten Fragebogens (siehe Tabelle 6.1 und zugehöriges Material Anhang 6 im elektronischen Zusatzmaterial einsehbar)

Tabelle 6.1 Parameter des Fragebogens zur Erfassung der soziodemografischen und krankheitsassoziierten Patientendaten

Soziodemografische Daten	Krankheitsassoziierte Daten
Lebensalter	Angabe der chronischen Erkrankungen
Familienstand	Angabe der Haupterkrankung
Geschlecht	Erkrankungsdauer
Schulabschluss	Anzahl verordneter Medikamente
Erwerbssituation	Anzahl selbstgekaufter Medikamente
Versicherungsstatus	Adhärenz
	Selbsteinschätzung des Gesundheitszustandes

Der Fragebogen ist zu den einzelnen Parametern im Multiple-Choice-Verfahren aufgebaut. Lediglich zur Beantwortung der Fragen nach Lebensalter und Haupterkrankung steht jeweils ausschließlich ein freies Textfeld zur Verfügung. Um die Anzahl der chronischen Erkrankungen zu erheben, wird eine Auswahlliste mit fünf Erkrankungen (Diabetes, Herzschwäche, chron. Schmerzen, Bluthochdruck, COPD, psych. Erkrankungen) im Fragebogen vorgegeben. Weitere chronische Erkrankungen konnten als Freitext angegeben werden, Mehrfachnennungen waren möglich. Die Gesamtanzahl der chronischen Erkrankungen einer Person ergibt sich aus den Vorgabefeldern und dem Freitext (in der Ergebnisermittlung erfolgte nur eine Auswahl der chronischen Erkrankungen). Der subjektiv berichtete Gesundheitszustand wird in Anlehnung an die von der WHO empfohlenen Items (sehr gut, gut, befriedigend, schlecht, sehr schlecht) erfasst (77).

6.3.6 Pretest

Der Pretest erfolgte vor Beginn der eigentlichen Datenerhebung mit fünf freiwilligen, multimorbiden Patient:innen in einer Arztpraxis zur Überprüfung der zielgruppenadäquaten Verständlichkeit und Übersichtlichkeit der Fragebögen sowie des zur Beantwortung benötigten Zeitaufwandes. Hierzu wurde die Think-aloud-Methode angewandt, indem die Testpersonen zum lauten Nachdenken nach der Beantwortung der Fragen aufgefordert werden (22). Im Ergebnis sind die Verständlichkeit der soziodemografischen und der gesundheitsbezogenen Fragen sowie eine adäquate Auswahl von Antwortmöglichkeiten gegeben. Die Frage nach den selbstgekauften Medikamenten wurde durch „z. B. aus der Apotheke" und den Begriff „zusätzlich" zur besseren Verständlichkeit ergänzt. Die Patient:innen benötigten zur Beantwortung der Fragebögen ca. 10 bis 15 Minuten. Nach Finalisierung wurde der Erhebungsbogen zu den soziodemografischen und den krankheitsassoziierten Patientendaten freigegeben.

6.3.7 0Durchführung der Befragung

Die Befragung der Patient:innen wurde in Arztpraxen des Gesundheitsnetzes Leverkusen eG durchgeführt, die per Zufallsstichprobe ermittelt sowie über die Zielsetzung und das Verfahren der Patientenbefragung in einem persönlichen Gespräch und schriftlich informiert wurden (zugehöriges Material ist im Anhang 7 im elektronischen Zusatzmaterial einsehbar). Eine formlose Vereinbarung zur Teilnahme an der Patientenbefragung erfolgte mit fünf Arztpraxen aus unterschiedlichen Leverkusener Ortsteilen:

- Facharztpraxis für innere Medizin in Leverkusen-Wiesdorf, Praxisinhaber;
- Facharztpraxis für Allgemeinmedizin in Leverkusen-Schlebusch, Praxisinhaber;
- Facharztpraxis für Allgemeinmedizin in Leverkusen-Schlebusch, angestellter Arzt;
- Facharztpraxis für Allgemeinmedizin in Leverkusen-Schlebusch, angestellte Ärztin;
- Facharztpraxis für Allgemeinmedizin Leverkusen-Alkenrath, Praxisinhaber;
- Facharztpraxis für innere Medizin Leverkusen-Rheindorf, Praxisinhaber;
- Facharztpraxis für Allgemeinmedizin Leverkusen-Hitdorf, Praxisinhaber.

Die niedergelassenen Arztpraxen sind inhabergeführt und betreuen aufgrund ihrer fachlichen Ausrichtung eine multimorbide Patientenklientel. Eine Mitarbeiterin der Praxis wurde mündlich in die Durchführung der Datenerhebung unter Berücksichtigung der Ein- und Ausschlusskriterien der Patientenauswahl eingewiesen. Bei Ansprache zur Teilnahme der Patient:innen an der Befragung erfolgte die Aushändigung der beiden Erhebungsbögen (, der Informationsschrift zur Studie sowie der Einwilligungserklärung (zugehöriges Material ist im Anhang 6, 8 und 9 im elektronischen Zusatzmaterial einsehbar). Die Pseudonymisierung sowie die Anonymisierung der Unterlagen fanden nach einem einheitlichen Schema durch die Arztpraxis statt (Anfangsbuchstaben des Vor- und Nachnamens sowie laufende Nummer der Befragung). Es wurde sichergestellt, dass den Patient:innen während der Befragung ausreichend Zeit und ein separater Raum zur ungestörten

Fragebogenbeantwortung zur Verfügung stehen. Im März 2019 standen nur 194 beantwortete Fragebögen zur Verfügung. Entsprechend fand in den Praxen eine Nachselektion statt, sodass die geplante Stichprobengröße von 200 Patient:innen im Juni 2019 erreicht wurde.

6.3.8 Datenauswertung und statistische Analyse

Die 13 Fragen des PAM13-D können in vier Kategorien beantwortet werden (stimmt nicht: 1 Punkt; stimmt kaum: 2 Punkte; stimmt eher: 3 Punkte; stimmt genau: 4 Punkte), aus den sich entsprechende Scores ergeben, sodass die Punktwerte als Summe pro Fragebogen ermittelt werden können (Range 13 bis 52 Punkte) (48). Zur deutlicheren Darstellung relativer Abstände zwischen den Item-Bewertungen und einem besseren Vergleich der deutschen mit den amerikanischen Originaldaten wird eine Konvertierungstabelle vorgegeben, in der die Summenrohwerte der Fragebögen (vorläufige Punktzahl) mithilfe einer standardisierten Metrik den Aktivierungen von 0 bis 100 zugeordnet werden (siehe Tabelle 6.2) (47, 48). Die Wertebereiche der Aktivierungen entsprechen wiederum den definierten Aktivierungsgraden (zugehöriges, ausführliches Material ist im Anhang 10 im elektronischen Zusatzmaterial einsehbar).

Tabelle 6.2 Zuordnung der Punktzahl des PAM13-D zu den Aktivierungswerten bzw. Aktivierungsgraden. (Eigene Darstellung in Anlehnung an (47, 48))

Vorläufige Punktzahl (Rohwerte) des Fragebogens	Aktivierungswerte	Aktivierungsgrad
0–35	0,0–45,2	1
36–38	47,4–52,9	2
39–42	56,4–66,0	3
43–52	68,5–100,0	4

Insgesamt müssen mehr als ($\geq$) sieben Fragen beantwortet werden. Bei nicht verwertbaren Antworten (nicht lesbar, fehlend) wird die Gesamtpunktzahl durch die Anzahl der abgeschlossenen Items geteilt und mit 13 multipliziert, um die bereinigte Summenpunktzahl zu erhalten. Die Grenzwerte, die die vier Aktivierungsstufen auf der Skala 0 bis 100 bilden, wurden empirisch für die englische

6.3 Methodik der quantitativen Sozialforschung

Sprache nach dem PAM13 entwickelt. Die Einteilung der Aktivierungsgrade nach den jeweiligen Grenzwerten zeigt nachfolgende Abbildung 6.4 (48).

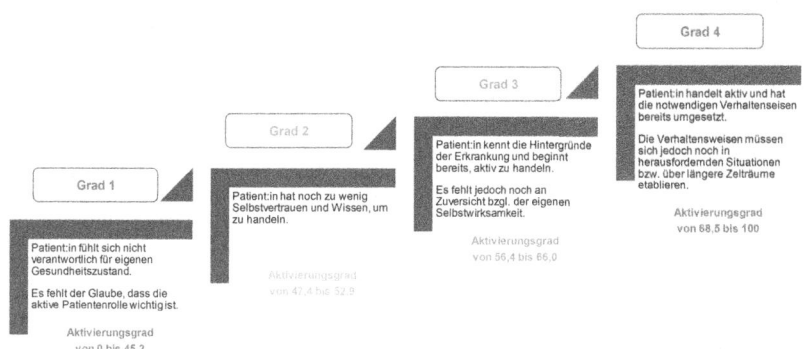

Abbildung 6.4 Zunehmender Aktivierungsgrad und zugehörige Aktivierungswerte-Bereiche. (Eigene Darstellung in Anlehnung an (48, 134))

Die statistische Analyse erfolgt mithilfe des Programms IBM® SPSS® Statistics der Version 28.0. In den deskriptiven Statistiken werden die Häufigkeitsverteilungen der Antworten in den soziodemografischen sowie den krankheitsassoziierten Parametern ausgewertet und Mittelwerte sowie die Standardabweichungen berechnet. Die bivariate Korrelationsanalyse umfasst die für die spätere Hypothesenprüfung notwendigen Variablen bzw. Prädiktoren (Alter, Geschlecht, Anzahl chronischer Erkrankungen, Anzahl der Medikamente, Selbsteinschätzung des Gesundheitszustandes) in Bezug auf das abhängige Kriterium der Patientenaktivierung. Mittels der Korrelation wird die Stärke des linearen Zusammenhangs ermittelt. Dadurch können Vorhersagen getroffen werden, ohne jedoch aufzeigen zu können, worauf der Zusammenhang zurückzuführen ist, ob er kausal bedingt ist oder möglicherweise beide Merkmale durch ein drittes beeinflusst werden. In der weiteren Korrelationsanalyse werden die Zusammenhänge zwischen den einzelnen Variablen ohne Bezug auf die Patientaktivierung überprüft. Dabei wird die Anzahl der verordneten Medikamente mit den Antwortkategorien „keine", „1 Medikament", „2 Medikamente", „3 Medikamente", „4 bis 6 Medikamente" und „7 und mehr Medikamente" erhoben. Um diese als numerische Variable zu verwenden, wird für die Kategorie „4 bis 6 Medikamente" ein mittlerer Wert von 5 Medikamenten eingesetzt und für die Kategorie „7 und mehr Medikamente" ein Wert von 7 Medikamenten verwendet. Ebenso wird mit der Auswertung der Angaben zu den selbstgekauften Medikamenten verfahren (für die Kategorie „2 bis 4 Medikamente" wird ein mittlerer Wert von 3 Medikamenten, für die Kategorie „5 und mehr Medikamente" wird ein Wert von 5 Medikamenten verwendet). Die statistische Signifikanz (p-Wert) des Korrelationskoeffizienten wird überprüft und mit einer Irrtumswahrscheinlichkeit (α-Fehler) von *$p \leq 0{,}05$ ($\leq 5\,\%$) ausgewiesen (signifikant). Ergebnisse mit **$p \leq 0{,}01$ ($\leq 1\,\%$) sind hochsignifikant, Ergebnisse mit ***$p \leq 0{,}001$ ($\leq 1\,\text{‰}$) werden als höchst signifikant gewertet (310). Das Bestimmtheitsmaß (adjustiertes R^2) gibt an, welcher Anteil der Varianz der abhängigen Variable durch die Prädiktoren erklärt werden kann.

In den nachfolgenden Schritten wird der Einfluss einzelner Prädiktoren auf die Patientenaktivierung mittels einer Regressionsanalyse ermittelt, um die Hypothesen 1 bis 5 zu überprüfen. Zur weiteren Analyse des Zusammenhangs der Patientenaktivierung mit der Anzahl der Medikamente (Hypothese 4) wurde das Regressionsmodell um die Variablen „Anzahl selbst gekaufter Medikamente" und „Medikationsadhärenz" erweitert. Im Rahmen der multivariaten Regressionsanalyse zur Hypothesenprüfung werden in einem ersten Regressionsmodell die Anzahl der Komorbiditäten (Hypothese 3), die Anzahl der Medikamente (Hypothese 4) und die Selbsteinschätzung des Gesundheitszustands (Hypothese 5) gemeinsam auf die Patientenaktivierung geschätzt. In einem zweiten Modell werden zusätzlich die demografischen Variablen Alter (Hypothese 1) und Geschlecht (Hypothese 2) als weitere Prädiktoren aufgenommen, um deren zusätzliche Bedeutung in der statistischen Vorhersage der Patientenaktivierung zu bestimmen. Um den inkrementellen Anteil der Prädiktoren auf das abhängige Kriterium zu ermitteln und diesen untereinander bewerten zu können, wird der jeweilige standardisierte Regressionskoeffizient β bestimmt. Insgesamt kann mit den Korrelations- und Regressionsanalysen nur der lineare statistische Zusammenhang zwischen Variablen betrachtet werden. Es können daraus keine Aussagen zur Wirkrichtung abgeleitet werden.

Ergebnisse 7

7.1 Ergebnisse der qualitativen Interviews – ambulanter Bereich

Die Interviews konnten mit insgesamt 13 haus- und fachärztlichen Personen in niedergelassenen Praxen in den eignen Praxisräumen durchgeführt werden. Es waren

- vier inhabergeführte, hausärztliche Praxen (vertreten durch Fachärzte für Allgemeinmedizin),
- drei inhabergeführte, fachärztliche Praxen (vertreten durch Fachärzte für innere Medizin und Kardiologie sowie Diabetologie und Pneumologie),
- fünf medizinische Assistenzen (vertreten durch drei MFA aus der hausärztlichen und zwei MFA aus der fachärztlichen Praxis) sowie
- eine approbierte Apothekerin mit Athina[1]-Zertifikat.

Die Darstellung der Ergebnisse der qualitativen Untersuchung erfolgt anhand der Dimensionen des Interviewleitfadens bzw. der Teilfragestellungen. Die Kommunikationsgütemerkmale werden sowohl im intra- als auch im intersektoralen

---

[1] ATHINA (Arzneimitteltherapiesicherheit in Apotheken) ist eine Methode zum Medikationsmanagement. Hierbei beraten Apotheker fundiert Patient:innen, die mehrere Medikamente einnehmen, analysieren deren Medikation, erkennen ggf. Probleme und schlagen Verbesserungen vor (11).

Ergänzende Information Die elektronische Version dieses Kapitels enthält Zusatzmaterial, auf das über folgenden Link zugegriffen werden kann https://doi.org/10.1007/978-3-658-46375-5_7.

© Der/die Autor(en), exklusiv lizenziert an Springer Fachmedien Wiesbaden GmbH, ein Teil von Springer Nature 2024
N. Balke-Karrenbauer, *Interdisziplinäre Kommunikation im Arzneimittelmanagement*, https://doi.org/10.1007/978-3-658-46375-5_7

Kontext dargestellt. Übergeordnet wird zwischen ambulantem und stationärem Sektor unterschieden.

7.1.1 Versorgungsperspektiven des Arzneimittelmanagements

Die **Hausärzte** (n = 4) verbinden mit dem Arzneimittelmanagement einen einheitlichen und umfassenden Medikationsplan, der einen möglichst aktuellen Gesamtüberblick aller verordneten Medikamente der Patient:innen darstellt. Damit sollen die Verordnungen hinsichtlich der Reichweiten (Adhärenzprüfung), die Aut-idem-Entscheidungen, die Dauer- bzw. Akutmedikation sowie die selbst gekauften Arzneimittel überprüft werden können. Für die Patient:innen soll der Gesamtüberblick das Arzneimittelwissen bezüglich Dosierung sowie Grund und Zeitpunkt der Medikationseinnahme stärken und sie befähigen, die Medikation selbstständig einnehmen zu können. Der Medikationsplan sollte grundsätzlich zwischen den medizinischen Fachpersonen und den Patient:innen abgestimmt sein.

Ich versteh' darunter, dass man zum einen erstmal einen Medikamentenplan hat, damit die Patient:innen selber auch wissen, was sie einnehmen, wann und wie viel [...] also wir als Praxis das auch sehen können [...] dass man halt auch guckt, wie oft hat der das jetzt schon bekommen. Passt das, dass er das jetzt wieder bekommt? Also, dass einfach die Verordnungshäufigkeit kontrolliert wird. Dass man natürlich auch schaut, passen die Medikamente untereinander zueinander [...] Und natürlich idealerweise, dass man auch noch weiß, was er woanders bekommt. (siehe Hausarzt 4, Zeile 43)

Auch der Interaktions- bzw. Medikationscheck wird mit dem Arzneimittelmanagement assoziiert. Ausgelöst wird ein Medikationscheck durch Anlässe wie Konsultationen der Facharztpraxis, Entlassung aus dem Krankenhaus, Veränderungen des Gesundheitszustandes oder akute Beschwerden der Patient:innen. In vielen Fällen wird auf eine elektronische Interaktionsprüfung, gestützt durch das Praxisverwaltungssystem (PVS), zurückgegriffen. Die größte Hürde in der Arzneimitteltherapie ist die Unübersichtlichkeit aller vom Patient:innen eingenommenen Arzneimittel.

[...] dass ein Knackpunkt in unserer täglichen Arbeit eben die Arzneimitteltherapie ist, weil sie eben völlig unübersichtlich ist. Weil jeder von uns eigentlich immer nur weiß, was verschreibe ich den Patient:innen, aber ich weiß nach der Regel nicht, was

7.1 Ergebnisse der qualitativen Interviews – ambulanter Bereich

verschreibt der andere Kollege. Und oft auch gar nicht weiß, wo gehen die Patient:innen noch hin, was kauft er sich in der Apotheke. (siehe Hausarzt 2, Zeile 13)

Nach Auffassung der Hausärzte und Hausärztinnen bestehen durch einen langjährigen Patientenkontakt ein umfangreiches Wissen über die Gesamtsituation der multimorbiden Patient:innen und damit die Verantwortung zur umfassenden Medikationsprüfung und Verordnungsentscheidung (ausgenommen fachärztlicher Medikation). Doch auch die erfahreneren medizinischen Fachpersonen berichten bei ansteigender Anzahl der Medikamente pro Patient:in über eine steigende Herausforderung, potenziell gefährliche Interaktionen richtig einzuschätzen und durch Therapieprioritäten eine Multimedikation zu vermeiden zu können (siehe Hausarzt 2, Zeile 167).

[…] dass er diese Masse hat und dass ich ihm ab dem vierten Medikament nicht mehr sagen, wie die Interaktionen sind. Kein Pharmakologe kann das mehr auseinandersetzen und wir uns jetzt auf ne sinnvolle Behandlung einigen müssen und gucken, was sind äh Marginalien und was sind wichtige Medikamente. (siehe Hausarzt 1, Zeile 44)

Es wird berichtet, dass bei Behandlungswechsel zwischen haus- und fachärztlichen Personen, vor allem jedoch durch stationäre Aufenthalte, Medikamente und Dosierungen verändert bzw. ergänzt werden, wodurch sich die Multimedikation der Patient:innen noch ausgeprägter und komplexer gestaltet (siehe Hausarzt 2, Zeile 13). Insbesondere bei Krankenhausentlassungen besteht eine hohe Notwendigkeit zur erneuten Prüfung und Reduktion der Medikation bei gleichzeitiger Anpassung an den Patientenalltag (siehe Hausarzt 3, Zeile 187). Einzelsubstanzen werden nach Möglichkeit in Kombinationspräparate überführt.

Der strengen Ausrichtung des medizinischen Handelns und der Medikationsauswahl nach evidenzbasierten Indikationsleitlinien wird im Praxisalltag bei der Behandlung multimorbider Patient:innen mit Multimedikation aufgrund der zunehmenden Komplexität der Behandlungsoptionen eine untergeordnete Rolle zugewiesen (siehe Hausarzt 2, Zeile 177). Nach Einschätzung der Hausärztinnen und -ärzte erfolgt die Therapieentscheidung im Krankenhaus aufgrund der rechtlichen Haftungssituation dagegen hauptsächlich leitlinienbasiert (siehe Hausarzt 3, Zeile 117). Aus Sicht der Hausärztinnen und -ärzte werden die Patient:innen in einem nur kurzen Beobachtungszeitraum und einem geschützten Setting maximal nach Leitliniennorm eingestellt und die Medikation wird anhand von Laborwerten regelmäßig überwacht, sodass bei Auffälligkeiten sofort Medikationsanpassungen erfolgen können. Ein Therapietransfer in die Lebenswelt der Patient:innen wird nach Aussage der Interviewpartner:innen dabei selten überprüft.

Die nicht vorhandene elektronische Vernetzung der Professionen und Sektoren wird als Hauptursache für ein nicht ausreichend transparentes und nachvollziehbares Arzneimittelmanagement sowie für Medikationsfehler gesehen. Obwohl die Ärzte und Ärztinnen den Wunsch nach einem gemeinsamen Bewusstsein für die Verordnung von Medikamenten äußern und gerade die Multimedikation die Notwendigkeit zu einem funktionierenden Austausch berichtet wird, wird gleichzeitig einem interdisziplinär bzw. intra- und intersektoralabgestimmten Arzneimittelmanagement keine Aussicht eingeräumt. Gründe dafür werden sowohl in den verschiedenen Verordnungs- und Finanzierungsrahmen der Arzneimittel als auch in der unterschiedlichen Priorisierung der Patient:innen- bzw. Leitlinienorientierung gesehen. Infolgedessen wird das Arzneimittelmanagement insgesamt als Schwachstelle des Systems wahrgenommen.

Nein, abgestimmte Therapieziele halte ich momentan nicht für denkbar, weil alle Bereiche so zeitlich in Anspruch genommen sind, dass die Zeit nirgendwo mehr reinkommt. [...] Es hat mit der insgesamt im Verhältnis zum Arbeitsaufwand schlechten Vergütung zu tun. (siehe Hausarzt 3, Zeile 260 bis 263).

Die **MFA** (n = 5) sehen den Medikationsplan als zentrales Instrument des Arzneimittelmanagements. Sie beschreiben ihn als Basis für Patientengespräche, in denen die Aktualität, der Einnahmegrund und die Adhärenz der verordneten Medikation erklärt bzw. überprüft werden. In ihrer Grundannahme geht die MFA davon aus, dass sich die Ärzte und Ärztinnen intra- und intersektoral zur Arzneimitteltherapie der Patient:innen abstimmen und somit die richtigen Medikamente bezüglich Wirkstoff und Dosierung verordnet werden. Aus Sicht der MFA sollt die Medikationsabgabe durch die Apotheke den ärztlichen Verordnungen folgen (siehe MFA 4 – Facharztpraxis, Zeile 25; MFA 5, Zeile 13). Nach den Interviews finden Leitlinienempfehlungen keine Berücksichtigung; deren Verwendung wird ausschließlich dem Arzt und der Ärztin zugeschrieben (siehe MFA 4 – Facharztpraxis, Zeile 99). Insgesamt berichten die MFA über unmündige Patient:innen, die im Arzneimittelmanagement aufgrund der Unkenntnis der eigenen Erkrankungen und der entsprechenden Medikation schwierig zu führen und zu unterstützen ist. Diese Situation wird durch eine Vielzahl der einzunehmenden Medikamente weiter verschärft.

Da alle Patienteninformationen in der Hausarztpraxis zusammenfließen, sehen die **Fachärzte** (n = 3) hier die Zuständigkeit und Hauptverantwortung (siehe Facharzt 1, Zeile 7). Der eigene Blick auf die fachspezifische Medikationseinstellung wird als fokussiert, detailliert sowie individuell durchdacht beschrieben. Der Medikationsplan ist die erforderliche Informations- und Gesprächsgrundlage,

7.1 Ergebnisse der qualitativen Interviews – ambulanter Bereich

um das Medikationsregime bei einem nicht kontinuierlichen Patientenkontakt nachvollziehen zu können (siehe Facharzt 1, Zeile 39). Aus Sicht der Facharztpraxen ist die Multimedikation beim Arzneimittelmanagement ein herausforderndes Thema. Interaktionsprüfungen werden nicht als ureigenste fachärztliche Aufgabe angesehen, da die eigene pharmakologische Kompetenz als nicht weitreichend genug empfunden wird. Der grundsätzliche Wunsch zur Reduktion der Multimedikation wird geäußert. Durch die wahrgenommene hohe ärztliche Leistungsinanspruchnahme der Patient:innen sowie die damit einhergehenden ständigen Veränderungen der Arzneimitteltherapien werden die Erfolge hinsichtlich der Medikationsreduktion nur als vorübergehend eingeschätzt (siehe Facharzt 3, Zeile 21). Aus Perspektive der Fachärzte sollte die Apotheke die fachärztliche Verordnungsentscheidung zur Unterstützung der gezielten Therapiewirksamkeit und Adhärenz umsetzen (siehe Facharzt 2, Zeile 52). Das größte Problem aus fachärztlicher Sicht sind die uninformierten, älteren Patient:innen, die sich in ihrer eigenen Arzneimitteltherapie nicht auskennen und weder Wirkstoffe noch Dosierungen entsprechend ihrer Erkrankungen einordnen können (siehe Facharzt 1, Zeile 7). Evidenzbasierte Leitlinienempfehlungen sind nach eigener Einschätzung umfangreich bekannt und finden im medizinischen Handeln in einem überschaubaren Fachgebiet die entsprechende Anwendung. Vor der normierten Leitlinienumsetzung hat die individuelle Anpassung der Medikation an die Situation der Patient:innen (z. B. Gebrechlichkeit) in einem sog. Menschenkurs Vorrang (siehe Facharzt 1, Zeile 58 und 79). Ein interdisziplinär abgestimmtes Arzneimittelmanagement wird aufgrund der fehlenden Abstimmung zwischen den Sektoren als nicht möglich bewertet. Es wird berichtet, dass mühsam eingestellte Patient:innen bei stationärem Aufenthalt ohne Rücksprache zur fachärztlichen Person nach eigenen Prinzipien umgestellt oder komplexe neue Therapien veranlasst werden (siehe Facharzt 3, Zeile 41).

Also, wenn Patient:innen kommen und aus diabetologischer Sicht mit irgendwelchen Änderungen, da ärgern wir uns eher drüber, warum die nicht nachgefragt haben, warum wir jahrelang irgendwas gemacht haben, was vielleicht auch komisch wirken mag. Also, die Nachfragen aus dem Krankenhaus sind immer noch ein Problem, also die mangelnde Nachfrage. (siehe Facharzt 3, Zeile 31)

Aus Sicht der **Apothekerin** (n = 1) wird das Arzneimittelmanagement unterschieden in eine kurzfristige Medikationsanalyse als Momentaufnahme der aktuellen Verordnungssituation und in ein längerfristiges Medikationsmanagement als ein kontinuierlicher, über Monate oder Jahre begleitender strategischer Prozess (siehe

Apothekerin 1, Zeile 4). Ziel ist eine hinsichtlich der Neben- und Wechselwirkungen, Doppelmedikation und Unverträglichkeiten sichere Arzneimitteltherapie. Die Apothekerin sieht als grundlegendes Problem des Arzneimittelmanagements die fehlende Übersicht der verordneten und selbstgekauften Medikation (Over The Counter, OTC) eines/einer Patient:in.

Dass also ein Patient viele Sachen nimmt, es aber selten einen Fachmenschen gibt, der alle Dinge überblickt. Geschweige denn die Sachen, die der Patient dann selber auch noch als OTC in der Apotheke holt oder bei Drogeriemärkten [...] Dass es also irgendwo eine Verbindungsstelle gibt bei einem Fachmenschen, ob jetzt Arzt oder Apotheker [...] jemand, der wirklich sich damit auskennt und mal drüberguckt. (siehe Apothekerin 1, Zeile 2)

Die grundlegende Maßnahme der AMTS ist der Medikations- bzw. Interaktionscheck auf Basis des Medikationsplans. Wegen häufig vorhandener Multimedikation multimorbider Patient:innen fällt es aus Apothekensicht den ärztlichen Fachpersonen schwer, einen Interaktionscheck durchzuführen, zumal durch den unzureichenden Austausch zwischen haus- und fachärztlicher Praxis die Medikamente der Patient:innen nicht über einen einheitlichen Medikationsplan zusammengeführt werden. Der dafür vorgesehene BMP hat sich bisher im ambulanten Bereich nicht ausreichend durchgesetzt. Die Patient:innen sind hinsichtlich der Verordnungen eher uninformiert und stehen somit als Informationsquelle nicht ausreichend zur Verfügung (siehe Apothekerin 1, Zeile 2). Aus der gelebten Versorgungsrealität wird von der Apothekerin eine notwendige Austauschfrequenz zwischen Hausarztpraxis und Apotheke von ein- bis fünfmal täglich zu den Medikationsverordnungen bzw. -checks berichtet und daraufhin die Relevanz des Medikations- bzw. Interaktionschecks als hoch eingeschätzt. Auch bei Krankenhausentlassung erfolgen Medikationsumstellungen oder Neueinstellungen, die als überprüfungswürdig eingestuft werden (siehe Apothekerin 1, Zeile 8). Die Verordnungsentscheidung sowie der Gesamtüberblick sollten insgesamt bei der Hausarztpraxis liegen.

Also, aus meinem Verständnis sollte eigentlich der Hausarzt über alles Bescheid wissen. Der Hausarzt sollte eigentlich derjenige sein, der zu den Fachärzten überweist und dann auch die Rückmeldung von den Fachärzten bekommt. Aber offensichtlich ist in der Praxis das nicht so flächendeckend gegeben, weil sonst würde es nicht immer wieder passieren, dass ich dann beim Hausarzt zum Beispiel anrufe und sage, ja übrigens, der hat vom Kardiologen aber das und das bekommen. Und dann würde die Hausarztpraxis nicht sagen, ach so, das ist bei uns gar nicht eingetragen. Also das erlebe ich schon zu oft, als dass ich glauben könnte, dass es gut funktioniert. (siehe Apothekerin 1, Zeile 44)

7.1 Ergebnisse der qualitativen Interviews – ambulanter Bereich

Eine ausführliche und systematische Athina-Beratung der Patient:innen zur AMTS findet laut Interview ausschließlich terminiert statt. Dabei gibt es kaum eine Medikationsanalyse, in der keine Dosisanpassung, Interaktion oder nicht eingehaltene Adhärenz der Patient:innen zum Vorschein kommt, die eine Rücksprache zur Hausarztpraxis notwendig macht (siehe Apothekerin 1, Zeile 14). In diesem Zusammenhang wird die Selbsteinschätzung der Hausärzte und Hausärztinnen bezüglich ihrer pharmakologischen Kompetenz von der Apothekerin als falsch eingestuft. Evidenzbasierte Leitlinien werden als Grundlage für eine ausführliche Medikationsanalyse herangezogen, haben jedoch im Apothekenalltag keine hohe Relevanz (siehe Apothekerin 1, Zeile 75).

7.1.2 Organisationale und sektorenspezifische Einflussfaktoren auf das Arzneimittelmanagement

Alle medizinischen Akteure und Akteurinnen des ambulanten Bereichs (n = 13) beziehen sich bei den organisationalen und sektoralen Einflussfaktoren des Arzneimittelmanagements vornehmlich auf das sog. Arzneimittelbudget sowie die Rabattverträge. Durch das Arzneimittelbudget entsteht ein permanent empfundener ökonomischer Druck, der sich in der prioritär wirtschaftlichen Medikationsauswahl widerspiegelt. Aufgrund der unterschiedlich zugeordneten Arzneimittelrichtgrößen wird die oben genannte Thematik deutlich betriebswirtschaftlicher von den hausärztlichen als von den fachärztlichen Personen diskutiert. Die Rabattverträge erschweren das autonome Verordnungsverhalten und sind mit einem hohen Dokumentationsaufwand verbunden. Sie werden als kontraproduktiv empfunden, da sie bei Multimedikation eine Orientierungslosigkeit bei Patient:innen und ein falsches Einnahmeverhalten auslösen können, aus dem unerwünschte Arzneimittelinteraktionen und potenzielle Krankenhauseinweisungen/-kosten resultieren. Gezielte Medikationsverordnungen mit einem Aut-idem-Kreuz werden aufgrund apothekeninterner wirtschaftlicher Prinzipien (Bestell- und Lagerlogistik) nicht grundsätzlich umgesetzt, sodass sowohl die ärztliche Verordnungsentscheidung, die Therapiewirksamkeit, die gesetzlichen Vorgaben als auch die Adhärenz und AMTS nach Einschätzung der MFA konterkariert werden (siehe MFA 5, Zeile 137; Facharzt 2, Zeile 31; Facharzt 3, Zeile 33).

Innerhalb der Organisation **Hausarztpraxis** (n = 4) berichten die Ärzt:innen von einem notwendigen Informationsaustausch innerhalb des Praxisteams für ein möglichst einheitliches Verständnis der Versorgungs- und Verordnungsprozesse (Rezeptprüfungen, Kontrolle der Nachverordnungen etc.). Die Fachkompetenzen und Eigenverantwortlichkeiten der MFA werden in dem Zusammenhang von den Hausärzten als heterogen beschrieben (siehe Hausarzt 2, Zeile 73 und 134). Die Aufgabendelegation an die MFA trägt zur schnelleren Erstellung, Aktualisierung und Fortführung des Medikationsplans und zur effizienten Praxisorganisation bei (siehe Hausarzt 4, Zeile 224). Aus Sicht der hausärztlichen Fachpersonen wird in strukturierten sowie nachhaltigen Teambesprechungen ein praxiseigenes Qualitätsmanagement umgesetzt und relevante Arbeitsthemen erörtert. Dem Arzneimittelmanagement wird in diesem Rahmen keine explizite Bedeutung beigemessen (siehe Hausarzt 1, Zeile 279).

Laut Interviews monitoren die MFA (n = 5) mithilfe des Arzneimittelmanagements zusätzlich die notwendigen Arzt-Patienten-Kontakte pro Quartal, die zur Abrechnung vergütungsrelevanter Gebührenordnungspositionen der Chroniker notwendig sind (KBV 2021). In ihrem Verantwortungsbereich überprüft sie nach eigener Aussage die Medikation in Bezug auf die Reichweiten/Nachverordnungen (Arzneimittelbudget) sowie die Medikationseinnahme (Patientensicherheit) und übermittelt die Informationen an die medizinische Fachperson, die die Verordnungsentscheidung übernimmt. Im Verständnis der MFA entsteht auf diese Weise eine übersichtliche Arzneimittelsituation der Patient:innen (siehe MFA 5, Zeile 49, MFA 2, Zeile 78). Die Kooperation mit der Apotheke wird aufgrund der apothekenseitig ausgelösten Überprüfungsaufträge im laufenden Praxisbetrieb als anstrengend und störend empfunden. Der hohe und komplexe administrative Aufwand des Arzneimittelmanagements entsteht durch die Vielzahl der Präparate pro Wirkstoff, die wachsenden medizinisch-pharmazeutischen Spezialgebiete sowie umfangreiche Abrechnungsformalitäten und befindet sich damit nicht mehr in einem passenden Verhältnis zur bedarfsgerechten Patientenversorgung (siehe MFA 2, Zeile 192). Je nach Kompetenz und übertragener Verantwortung berichten die MFA vornehmlich in der Facharztpraxis von der Durchführung qualifizierte Patientenschulungen zur Medikationsanwendung und -einstellung (z. B. Diabetesberater) (siehe MFA 1, Zeile 74). In der Hausarztpraxis steht dagegen eher ein Wissensmanagement zu generalisierten Einsatzmöglichkeiten der MFA im Fokus, um alle notwendigen Aufgaben sicherstellen zu können. Die daraus resultierende unklare Aufgabenverteilung und -verantwortung werden in der Organisation als unstrukturiert, ineffektiv sowie überfordernd empfunden, zumal die Arbeitsabläufe hierarchisch bestimmt sind und Veränderungsbedarfe aus Angst entweder nicht geäußert oder deren nachhaltige Umsetzung nicht verfolgt werden (siehe MFA 2, Zeile 298). Aus Sicht der MFA wird das Arzneimittelmanagement in Teambesprechungen vornehmlich bezüglich neuer Verordnungs- und Dokumentationsmodalitäten zu Abrechnungszwecken thematisiert, jedoch ohne spezifischen

7.1 Ergebnisse der qualitativen Interviews – ambulanter Bereich

Stellenwert in der Unterstützung multimorbider Patient:innen. Regelmäßige Weiterbildungen der MFA zu Arzneimitteln generell oder AMTS, vor allem in Bezug auf geriatrische Patient:innen, werden als wichtig eingeschätzt, jedoch nicht durchgeführt oder eher dem Arzt und der Ärztin zugeschrieben (siehe MFA 1, Zeile 360; MFA 2, Zeile 317).

In der **Facharztpraxis** (n = 3) entstehen nach eigener Einschätzung durch praxisinterne Aufgabendelegation (z. B. Dosisanpassungen von Arzneimitteln, Patientenschulungen) an speziell weitergebildete Mitarbeitende, wie Diabetesassistenz, eigenständige Aufgaben- und Verantwortungsbereiche mit effektiver Arbeitsorganisation (siehe Facharztpraxis 3, Zeile 79). In einer fachärztlichen Gemeinschaftspraxis finden Fallbesprechungen terminlich geplant und inhaltlich strukturiert, jedoch nicht standardisiert statt. In diesem Rahmen erfolgt ein Austausch zu patientenindividuellen Arzneimitteltherapien (siehe Facharzt 1, Zeile 77; Facharztpraxis 3, Zeile 87). Bei Krankenhausentlassung der Patient:innen wird über stationär neu initiierte Therapien oder weiterführend individuell anzupassende Arzneimittel berichtet, deren Wirkung und Anwendung aufgrund fehlender klinischer Zeitkontingente nicht adäquat in Aufklärungsgespräche einfließen sowie zeitintensiv von den fachärztlichen Personen übernommen werden (siehe Facharzt 1, Zeile 21). In der Reflexion der stationären Rahmenbedingungen werden beispielhaft pekuniäre Motive wie eine übermäßige Diagnostik und Therapie bei Privatpatienten oder fallzahlorientierte Stent-Implantate ohne Berücksichtigung der Leitlinienempfehlungen beschrieben (siehe Facharzt 1, Zeile 37, 49). Die ökonomische Ausrichtung der Klinik spiegele sich ebenfalls in den Arbeitsbedingungen und der Arbeitsverdichtung wider, sodass große Schwierigkeiten in der ärztlichen Nachbesetzung bzw. Akquise der Assistenzärzte wahrgenommen würden (siehe Facharzt 1, Zeile 28). Qualitätszirkel finden regelmäßig zwischen Haus- und Fachärzt:innen zum Austausch von Therapieneuigkeiten statt (Facharzt 1, Zeile 19). Im Verständnis der Facharztpraxen werden Teambesprechungen inhaltlich mittels einer teamgestalteten Agenda vorbereitet und finden ebenfalls regelmäßig statt, ohne dass das Arzneimittelmanagement in diesem Zusammenhang Erwähnung findet (siehe Facharzt 1, Zeile 77). Die Fachärzt:innen beschreiben die Kooperationsrelevanz mit der Apotheke zum einen als wichtig zur Sicherstellung der Verordnungsumsetzung. Zum anderen wird in ihr kein nennenswerter Mehrwert gesehen, da die Medikation aufgrund des umfangreichen Patientenwissens in der Hand der fachärztlichen, vor allem aber in derjenigen der hausärztlichen Fachpersonen liegt (siehe Facharzt 2, Zeile 46; Facharzt 1, Zeile 27).

Die Arbeitsabläufe in der **Apotheke** (n = 1) beziehen sich laut Interview unter anderem auf den Verkauf und die Beratung von OTC und Arzneimitteln sowie auf die Qualitätssicherung der eingelösten Rezepte. Die Beratung zu möglichen Interaktionen oder zur korrekten Medikationseinnahme wird nach eigener Einschätzung in einem angemessenen zeitlichen Umfang im Verantwortungsbereich des Apothekers durchgeführt. Eine zeitlich umfangreiche Interaktionsanalyse kann während der Routineabläufe der Apotheke nicht geleistet werden. Es wird berichtet, dass das Angebot einer Athina-Beratung mit einer Investition von 69 Euro als sog. Selbstzahlerleistung der Patient:innen nur wenig in Anspruch genommen wird. Durch die fehlende Refinanzierung der Krankenkassen können eine strukturierte Arzneimittelberatung und -analyse betriebswirtschaftlich nicht in die Arbeitsabläufe der Apotheke integriert werden (Apothekerin 1, Zeile 8, 14). Die Aufgaben- und Verantwortungsbereiche in der Apotheke werden als hierarchisch nach der jeweils ausgebildeten Fachkompetenz organisiert beschrieben, um Arzneimittelfehler so weit wie möglich zu reduzieren. Es erfolgen regelmäßig Teamsitzungen, in denen ein Qualitätsmanagement unter anderem mit Arbeitsanweisungen umgesetzt wird, um für jeden Mitarbeiter dieselbe Arbeitsqualität gewährleisten zu können (siehe Apothekerin 1, Zeile 103). Das Fehlermanagement wird hinsichtlich der AMTS und der Patientensicherheit als sehr detailliert sowie kontrollierend eingeschätzt (siehe Apothekerin 1, Zeile 87). Gemeinsame Qualitätszirkel oder Fortbildungen zusammen mit Ärzt:innen werden bisher nicht angeboten, würden jedoch nach Aussage der Apothekerin sehr begrüßt werden (siehe Apothekerin 1, Zeile 105, 123).

7.1.3 Patientenorientierung im Arzneimittelmanagement

Die Interviewfrage nach der Patientenorientierung bezüglich des Arzneimittelmanagements ist an der Arzt-Patienten-Kommunikation auf Augenhöhe im Sinne der PEF und Stärkung des Selbstmanagements orientiert (siehe Abschnitt 2.3).

In diesem Kontext beziehen sich die **Hausärzte und Hausärztinnen** (n = 4) auf die Beachtung der kognitiven Ressourcen, d. h. darauf, die Patient:innen auf dem jeweiligen Verständnis- und Verständigungsniveau abzuholen (siehe Hausarzt 4, Zeile 150). Sie geben ihre bewusste Wahrnehmung an, dass sie die Patientenperspektive nicht ausreichend routiniert in die komplexe Arzneimitteltherapie einbeziehen, da notwendige ausführliche Patientengespräche zeitlich nicht immer möglich sind (siehe Hausarzt 4, Zeile 139). Nach Selbsteinschätzung der hausärztlichen Fachpersonen erfolgt eine emphatische Aufklärung der Patient:innen über die eigene fundierte Therapieentscheidungen, die nach eigener Einschätzung inhaltlich und zeitlich angemessen mit Verständnis für die Patientensituation erklärt wird (siehe Hausarzt 2, Zeile 103). Die Arzt-Patienten-Beziehung wird

7.1 Ergebnisse der qualitativen Interviews – ambulanter Bereich

laut Interviews in unterschiedlicher Ausprägung von paternalistisch bis zur PEF beschrieben.

> *Spielt bei mir, glaub' ich, eine untergeordnete Rolle, weil ich die Erfahrung gemacht habe, dass Patient:innen natürlich ihre Vorstellungen haben, aber eben nicht das nötige Backgroundwissen, um das mit entscheiden zu können. [...] übertrieben gesagt – welches möchten Sie denn gern nicht mehr nehmen oder welches vertragen Sie nicht mehr so. Sondern ich mach da meine Vorschläge [...]. (siehe Hausarzt 2, Zeile 105)*
>
> *Manchmal da sind auch Patient:innen, die einfach schon gehört haben, dass ein Beta-Betablocker zum Beispiel einfach Mist ist, und die wollen's nicht haben, ja, dann lassen wir's halt weg. [...] Das ist dann egal, was ich denke, ich muss ihn da abholen, wo der steht. (siehe Hausarzt 4, Zeile 65)*

Für ein gutes Selbstmanagement der Patient:innen müssen nach Einschätzung der Hausarztpraxen innerhalb der kurzen Konsultationszeiten wichtige Informationen vermittelt werden (siehe Hausarzt 4, Zeile 69). Eine unterstützende Digitalisierung, z. B. in Form einer Medikationsapplikation, wird als ein nicht adäquates Informationsinstrument multimorbider älterer Patient:innen angesehen, da der Zugang zu sowie die Anwendungserfahrung mit diesen Medien fehlen und die Akzeptanz als gering eingeschätzt wird (siehe Hausarzt 4, Zeile 81).

Die Rolle der **MFA** (n = 5) wird nach eigener Einschätzung hinsichtlich einer ressourcenorientierten, sicheren Medikationseinnahme als wichtig eingestuft. Es wird berichtet, dass der hohe Zeitdruck im Praxisalltag bei den Patient:innen zur Vermeidung wichtiger Verständnisfragen führt. Die versierte MFA kompensiert dies durch ergänzende Gespräche auf einer nicht hierarchischen Vertrauensebene mit zielgruppenorientiertem Sprachduktus, sodass medikationsbeeinflussende Begleitumstände, z. B. Unverständnis, Ängste, Überforderung, im Verständnis der MFA aufgenommen sowie gemeinsam be- und nachgearbeitet werden (MFA 2, Zeile 64 und 90). Zur Stärkung des Selbstmanagements wird zum Teil über Kurzschulungen zur Medikationsanwendung oder die Erarbeitung individualisierter Medikationseinnahme-Konzepte berichtet (siehe MFA 1, Zeile 58 und Zeile 122). Eine partizipative Entscheidungsfindung in der Arzneimitteltherapie wird je nach Haltung der MFA abweichend gesehen.

> *Ähm, das ist ja jetzt nicht wie, wenn ich einen Pulli kaufe und ich dann den Verkäufer frage, steht mir jetzt rot oder gelb besser? [...] Also, man muss den Patient:innen schon rüberbringen, zu verstehen geben, warum welche Tablette genommen werden muss. (Zeile 92) Also, der Patient hat nicht Medizin studiert [...], der kann sich das im Grunde genommen ja nicht aussuchen. (siehe MFA 2, Zeile 94)*

Wenn der Patient sagt- ähm, also, mir ist das alles zu viel. Ich hab' auch Sorge, ich vergesse das, dass ich die nicht alle nehme. Dann schauen wir schon, [...] dass wir vielleicht einfach mal aus zwei Tabletten noch eine machen. (siehe MFA 4, Zeile 55)

Nach eigener Aussage wird eine von der **Facharztpraxis** (n = 3) präzise durchdachte Medikationseinstellung hinsichtlich Alltagstauglichkeit zusammen mit den Patient:innen reflektiert sowie ein adäquates Device im Sinne der Therapiewirksamkeit nach körperlichen Ressourcen und den Patient:innen ausgewählt. Es wird berichtet, dass diagnostisch und kommunikativ Ängste und Unsicherheiten der Patient:innen zur Indikation bzw. Medikation abgebaut werden und damit nicht notwendigen, häufigen Konsultationen der Facharztpraxen vorgebeugt wird (siehe Facharzt 1, Zeile 65; Facharzt 2, Zeile 60). Sowohl Medikationsverordnung als auch -anwendung (z. B. Insulingabe, Inhalation bei Asthma oder COPD) werden in der Facharztpraxis gemonitort sowie durch Schulungsangebote zum Indikationswissen und zur Adhärenz unterstützt (Facharztpraxis 1, Zeile 39). Individuell verschriftlichte Medikationseinnahme- oder -anwendungspläne ermöglichen laut Facharztpraxis den Patient:innen einen gestützten Alltagstransfer. Geäußerte zentrale Motive der Fachärzt:innen im Rahmen der Patientenorientierung sind eine möglichst optimale Wirksamkeit der Therapie und die Patientensicherheit (siehe Facharzt 2, Zeile 52).

Die **Apothekerin** (n = 1) beschreibt eine durch den meist umfangreichen OTC-Bereich hohe Kundenausrichtung und Servicekultur, die eine Patientenorientierung in den Handlungs- und Denkstrukturen sowie in der Gesprächsführung unterstützt. Aus Sicht der Apothekerin erhalten Patient:innen bzw. Kunden und Kundinnen in Aufklärungsgesprächen individuell wichtige Erläuterungen und Empfehlungen zur sicheren und optimal wirksamen Medikationseinnahme, wobei explizit auf den Einnahmezeitpunkt und die möglichen Wechselwirkungen von Arzneimitteln mit Nahrungsmitteln oder Flüssigkeiten eingegangen wird. Bei Bedarf erfolgen zur Stärkung des Selbstmanagements begleitende Beratungen, z. B. zur Ernährung oder Bewegung, um das Medikationsregime ganzheitlich zu unterstützen (siehe Apothekerin 1, Zeile 6). Die spezialisierte Weiterbildung zum:zur Athina-Apotheker:in ermöglicht im Verständnis der Apothekerin eine weitaus intensivere Patientenorientierung und Vertrauensbildung (siehe Apothekerin 1, Zeile 6).

7.1.4 Kommunikationsgütemerkmale – intrasektorales Arzneimittelmanagement

Insgesamt geben alle interviewten Akteure und Akteurinnen des ambulanten Bereichs eine *hohe Bereitschaft zum Informationsaustausch an*. Aus der Perspektive der **Hausärzte und Hausärztinnen** (n = 4) steht der intrasektorale Austausch im Vordergrund, der vorwiegend vom hausärztlichen Personal initiiert ist. Da sich gerade die ältere ärztliche Generation nach Einschätzung der Hausarztpraxen durch einen jahrelangen *persönlichen Kontakt* durch gemeinsam besuchte Qualitätszirkel und (interdisziplinäre) Fortbildungsveranstaltungen gut kennen und gegenseitig einschätzen können, ist die Bereitschaft zum unkomplizierten schnellen Informationsaustausch hoch und erfolgt sehr wertschätzend, auch telefonisch von Schreibtisch zu Schreibtisch (siehe Hausarzt 1, Zeile 21). Das gegenseitige Kennen und Vertrauen sind nach eigener Einschätzung die Basis für ein gemeinsames Medikations- und Berufsverständnis, erleichtern Abstimmungswege und fördern gemeinsame *Problemlösungsstrategien*. Fehlt ein kooperatives Vorgehen, kann gerade bei multimorbiden Patient:innen keine abgestimmte Therapie gestaltet werden (siehe Hausarzt 4, Zeile 5). Bei der jüngeren Ärztegeneration wird die Bereitschaft zum Informationsaustausch im Rahmen von Präsenzfortbildungen nicht wahrgenommen, wobei diese Formate generell im Zuspruch abnehmen. Es wird vermutet, dass sie die digitalen und zeiteffektiven Fortbildungsangebote nutzt (siehe Hausarzt 4, Zeile 102).

Und je jüngere Leute sind- die Ärzte [...] die sind kaum noch kommunikativ. [...] Sie sehen fünfzig Prozent der Ärzte, die niedergelassen sind, kenn' ich gar nicht mehr [...] die kommen zu keiner Fortbildung, die machen gar nichts mehr. Die machen im Internet ihre Punkte und die kommunizieren nicht. [...] bei Fortbildung [...] da saßen sie links neben jemand der das besser konnte, der andere konnte das. Da haben sie was mitgenommen. Diese Gespräche haben einen weitergebracht. (siehe Hausarzt 1, Zeile 418–419)

Es wird berichtet, dass knappe Termine der fachärztlichen Praxen bei hoher medizinischer Dringlichkeit in dem *Perspektivenwechsel* und Verständnis des fachärztlichen Handelns und der *Reflexion* erfolgreicher Austauschprozesse durch die Hausarztpraxis vorbereitet werden und damit eine nachhaltige, zielgerichtete Kooperation zwischen haus- sowie fachärztlichen Personen ermöglicht wird (siehe Hausarzt 1, Zeile 134). Medikationspläne und Berichte der fachärztlichen Kollegen und Kolleginnen sind als *Kommunikationsstandard* die Grundlage der detaillierten Patienteninformation, finden jedoch nach eigener Einschätzung im Versorgungsalltag keine standardisierte Anwendung und können somit nicht zu effektiven Arbeitsprozessen beitragen. Ohne fachärztliche Befunde entstehen in der Hausarztpraxis Informationsverluste sowie eine damit einhergehende kritische Kommunikationssituation, die ihn bezüglich der Arzneimitteltherapie nicht ausreichend entscheidungsfähig machen, zumal auch die Verständlichkeit der Information bezüglich Nachvollziehbarkeit und angedachter Weiterführung der Therapie nicht immer eindeutig ist (siehe Hausarzt 4, Zeile 93). Die Patient:innen selbst werden wenig bis gar nicht als Informationsträger der fachärztlichen Einschätzungen oder Ergebnisse betrachtet (siehe Hausarzt 2, Zeile 73).

> *Na ja, im Prinzip erzählt der Patient mir, was der Kollege gesagt hat. Das kann nicht gut gehen. Geht's auch nicht. Also, ich finde, das geht auch nicht gut. Also, da kommt nur die Hälfte hier an, wenn überhaupt, und das, was ankommt, ist nicht das, was mich interessiert. (siehe Hausarzt 4, Zeile 93)*

Der Austausch zur Apotheke wird als selten beschrieben und wird aufgrund vermuteter gegenseitiger Animositäten als qualitativ nicht zufriedenstellend bezeichnet (siehe Hausarzt 2, Zeile 59; Hausarzt 3, Zeile 93). Die Kooperationsnotwendigkeit wird jedoch im *Perspektivenwechsel* gerade durch das gemeinsam zu erreichende Verständnis des Arzneimittelmanagements gesehen (siehe Hausarzt 1, Zeile 54). Eine *standardisierte Übermittlung* der Medikationsverordnungen sowie die Zuweisung der Patient:innen zu einer Apotheke werden hinsichtlich der Multimedikation als potenziell hilfreich erachtet (siehe Hausarzt 1, Zeile 57).

Die Einschätzung der **MFA** (n = 5) zum Austausch zwischen Haus- und Facharztpraxis ist hinsichtlich der *Lösungs- und Zielorientierung*, der *kritischen Kommunikationssituation* und der *Informationsübermittlung* analog zu der hausärztlichen (siehe oben), wobei letzter Punkt laut Interviews stark an der jeweiligen ärztlichen Persönlichkeitsstruktur festgemacht wird (siehe MFA 5, Zeile 57). Der Kommunikationsaufwand wird insgesamt als sehr hoch eingeschätzt (siehe MFA 4, Zeile 122; MFA 5, Zeile 67). Aus Sicht einer fachärztlichen MFA liegt bei einer hausärztlichen Überweisung oftmals kein klarer Untersuchungsauftrag im Sinne der benötigten diagnostischen Ergebnisse oder einer Medikationseinstellung bzw. Umstellung im Sinne einer *verständlichen Information* vor. Im Allgemeinen werden Überweisungen und Medikationspläne nicht routinemäßig als *Standard*, sondern nur auf Nachforderung der Facharztpraxis zur Verfügung gestellt. Es wird berichtet, dass bei jedem:jeder zweiten bis dritten Patient:in die MFA zur Informationsbeschaffung nachtelefonieren muss. Nach Einschätzung der MFA sind Patient:innen selbst sind nicht informiert genug, um hinreichend Auskunft zu ihrem eigenen Gesundheitszustand oder der verordneten Medikation geben zu können, und tragen mit ihren eigenständig organisierten Terminen in den

7.1 Ergebnisse der qualitativen Interviews – ambulanter Bereich

fachärztlichen Praxen zu einer weiteren unübersichtlichen Versorgungssituation bei (siehe MFA 3, Zeile 54–56; MFA 4, Zeile 106). *Kritische Kommunikationssituationen* entstehen laut der Interviews in der Kooperation mit der Apotheke bei Nichtberücksichtigung der ärztlichen Aut-idem-Verordnungen (siehe MFA 5, Zeile 139). Der intrasektorale Informationsaustausch geschieht hauptsächlich über Telefon und/oder Fax. Ein schriftlicher Austausch per E-Mail oder Post ist aus Sicht der MFA von allen Seiten nicht erwünscht.

Fachärzte (n = 3) geben die intrasektorale Informationsübermittlung mittels eines gut funktionierenden Netzwerks mit *wertschätzendem persönlichem Kontakt* an, welches vor allem bei akut fehlenden Informationen, komplexen und schwierigen Patientensituationen oder Therapiefragestellungen *lösungs- und zielorientiert* genutzt wird (siehe Facharzt 1, Zeile 9). Die Fachärzt:innen sind auf *verständliche Informationen*, übermittelt durch die *Kommunikationsstandards* wie Überweisung und Medikationsplan, angewiesen (siehe Facharzt 2, Zeile 34). Die Häufigkeit der Nachfragen sowohl zur Hausarztpraxis als auch zum Krankenhaus zur Recherche *unvollständiger oder fehlender Informationen* wird als sehr hoch eingeschätzt (siehe Facharzt 2, Zeile 38). In der *Eigenreflexion* einer Facharztpraxis wird zudem geschätzt, dass nur ein Drittel der aussagekräftigen Informationen zu den Patient:innen an die Hausarztpraxis zurückgehen (kritische Kommunikationssituation) (siehe Facharztpraxis 3, Zeile 25). Eine moderne Vernetzung der Ärzte und Ärztinnen durch eine Digitalisierung würde eine zur Verpflichtung eingeführte AMTS sinnvoll ergänzen können (siehe Facharzt 1, Zeile 87).

Reflexiv wird der nicht standardisierte Einsatz des BMP von der **Apothekerin** (n = 1) als *kritische Kommunikationssituation* bewertet. ER birgt sowohl ein hohes gesundheitsgefährdendes Potenzial als auch das Risiko einer arzneimittelinduzierten Krankenhauseinweisung. An einem Beispiel wird erläutert, dass zwei Fachärzte denselben Wirkstoff mit unterschiedlichem Medikationsnamen in Höchstdosis verordnen – und beide Präparate werden aus Unwissenheit der Patient:innen eingenommen. Durch eine hohe *Lösungs- und Zielorientierung*, allein aus pharmazeutischer Verantwortung hinsichtlich der AMTS, wird nach eigener Einschätzung häufig telefonisch Kontakt zur Hausarztpraxis aufgenommen (siehe oben). Wiederum *reflektierend* wird der *persönliche Kontakt* zwischen Hausarztpraxis und Apotheke als ein Schlüsselelement erfolgreicher Kommunikation und Wertschätzung der pharmazeutischen Kompetenz beschrieben, die vor allem in der älteren Arztgeneration wenig wahrgenommen wird (siehe Apothekerin 1, Zeile 117). Es wird hierzu auf die Berechtigung beider Fachdisziplinen mit den jeweiligen Kompetenzbereichen verwiesen (siehe Apothekerin 1, Zeile 121). Ein Generationenwechsel wird als Veränderung der ärztlichen Haltung gegenüber der Apotheke hin zu einem kooperativen, interprofessionellen Miteinander und Informationsaustausch positiv bewertet (siehe Apothekerin 1, Zeile 119). Die Informationsrückmeldung des pharmakologischen Fachpersonals wird nach eigener Einschätzung nicht als konstruktiv, sondern als kritisierend interpretiert (siehe Apothekerin 1, Zeile 24). Da es keine *Abstimmungsstandards* gibt, wird berichtet, dass der Anruf während der Praxisöffnungszeiten oft als störend empfunden wird, von der MFA abgeblockt wird oder/und nicht zum ärztlichen Entscheider durchgestellt wird. Durch Delegation der Rückmeldung an die MFA findet empfundener Maßen nur selten ein effizienter Informationsaustausch statt (siehe Apothekerin 1, Zeile 24). Die indirekte Informationsübermittlung erzeugt zusätzliche Hürden in der Verständlichkeit der Informationen, sodass Missverständnisse entstehen, die die ohnehin als schwierig eingeschätzte Kommunikationsachse zwischen Apotheke und Hausarztpraxis belasten (Apothekerin 1, Zeile 30).

7.1.5 Kommunikationsgütemerkmale – intersektorales Arzneimittelmanagement

Intersektoral äußern ebenfalls **alle Interviewteilnehmende** eine *Bereitschaft zum Informationsaustausch*. Im Sinne des *Perspektivenwechsels* erfolgt auch hier durch den **Hausarzt und die Hausärztin** (n = 4) bei geplanter Krankenhauseinweisung von Patient:innen die Übermittlung wichtiger Labor- und Fremdbefunde zum Abgleich bei stationärer Diagnostik und Vorbeugung von Nachfragen aufgrund von Informationsdefiziten (siehe Hausarzt 1, Zeile 84). Einen *Kommunikationsstandard* zur Einweisung wird nicht beschrieben, die Austauschfrequenz zum Krankenhaus wird mit zehn Kontakten bei 100 Einweisungen geschätzt (siehe Hausarzt 1, Zeile 98). In der *Reflexion* werden die Kommunikationsbereitschaft und die Informationsübermittlung (*Kommunikationsstandards*) seitens des Krankenhauses sehr unterschiedlich wahrgenommen sowie an der Organisationskultur und -führung festgemacht, die sich kooperationsfördernd oder -hemmend auswirken (siehe Hausarzt 2, Zeile 134). Die schlechte *Erreichbarkeit* der stationär tätigen Ärzte und Ärztinnen wird als *kritische Kommunikationssituation* bewertet. Die Ablauforganisation in den Kliniken mit wechselnden Zuständigkeitsbereichen der Stations- und Assistenzärzte erschwert die direkte Kommunikation bei Bedarf. Auch die beobachteten organisationsinternen Schnittstellen zwischen Ärzt:innen und Pflegefachkräften verursachen Informations- und Kommunikationslücken. In den Interviews wird geschildert, dass sich die Situation insgesamt bereitschaftsmindernd *auf den Informationsaustausch* auswirkt (siehe Hausarzt 1, Zeile 333, 335; Hausarzt 2, Zeile 183). Der vorläufige und

7.1 Ergebnisse der qualitativen Interviews – ambulanter Bereich

finale Entlassbericht wird als *Kommunikationsstandard* bei Krankenhausentlassung beschrieben. Während dieser zeitnah mit der Entlassung der Patient:innen zur Verfügung steht, erreicht der ausführliche Finalbericht oft erst nach Wochen die Hausarztpraxis (siehe Hausarzt 2, Zeile 121). Die vorläufigen Briefe mit *nicht relevanten oder unverständlichen Informationen* werden als *kritische Kommunikationssituation* bewertet. Durch die noch nicht ausreichend ärztlich ausgebildeten Verfasser, Sprachbarrieren durch Migrationshintergrund, unpassend verwendeter Textbausteine, sehr fachspezifische und damit unverständliche Formulierungen, nicht eindeutig bezeichnete Medikamente, noch ausstehende Diagnoseergebnisse oder Laborbefunde und ein *nicht ausreichend strukturiertes Format mit schnell erfassbaren Aussagen* sind nach eigener Einschätzung das Lesen und das Nachvollziehen der Briefe sehr zeitintensiv (siehe Hausarzt 1, Zeile 26; Hausarzt 2, Zeile 122, 126; Hausarzt 3, Zeile 112; Hausarzt 4, Zeile 199).

Obwohl nach Einschätzung der Hausarztpraxen durch die eigene klinische Ausbildungszeit ein *Perspektivenwechsel* der stationären Versorgungsstrukturen auch zum Teil *reflektiert* gelingt, werden beiderseitige Animositäten aufgrund tradierter Organisationsrollen beschrieben: das Krankenhaus als Macher der Standards und der guten Medizin, die Hausarztpraxis als Wissender der Versorgungsbasis und -realität (Hausarzt 1, Zeile 53).

Die größten Hürden in der Arroganz beider Seiten. Ähm. Das Klinikum. Der Niedergelassene. [...] Der weiß nicht, was läuft. Wir sind die Guten. Wir haben die Standards. Wir machen ne gute Medizin. Der Hausarzt. Die in der Klinik haben keine Ahnung, wie's an der Front aussieht (siehe Hausarzt 1, Zeile 96)

Der *persönliche Kontakt* und Austausch über jeweils *unterschiedliche Versorgungs- und Verordnungsperspektiven* werden als *Lösung* für eine intersektorale Abstimmung und Zusammenarbeit angesehen (siehe Hausarzt 1, Zeile 96). Die Hausarztpraxis wünscht sich von der Klinik ein an die hausärztliche Versorgung angepasstes Vorgehen, um Medikationsumstellungen zu verringern (siehe Hausarzt 1, Zeile 133). Als Plattform der intersektoralen Verständigung werden *persönliche, interdisziplinäre Austauschformate* gesehen (siehe Hausarzt 2, Zeile 98; Hausarzt 1, Zeile 98).

Die Schilderung sowie die Bewertung der **MFA** (n = 5) zu den *Kommunikationsstandards* und der *Verständlichkeit der Information* im intersektoralen Austausch zum Krankenhaus sind ähnlich zu denen der Hausärzt:innen (MFA 5, Zeile 1013). Aller auch oben genannten Faktoren, als Kennzeichen einer *kritischen Kommunikationssituation*, bergen die Gefahr von Missverständnissen,

Fehlinterpretationen und damit Fehlmedikationen, sodass zeitintensiv die fehlenden Informationen durch Telefonate mit dem Krankenhaus recherchiert werden müssen (MFA 2, Zeile 122; MFA 3 – Facharztpraxis, Zeile 26). Es wird berichtet, dass die intersektorale Kommunikation auf dieser Ebene hauptsächlich freundlich sowie *wertschätzend* ist und über das Chefarztsekretariat geführt wird, wobei der *persönliche Kontakt* dorthin oftmals seit mehreren Jahren besteht und den Austausch somit erleichtert. Hilfreich dabei ist nach eigener Einschätzung die persönliche Bekanntheit der jeweiligen haus- oder fachärztlichen Person (siehe MFA 5, Zeile 41; MFA 4 – Facharztpraxis, Zeile 43). *Reflektierend* äußern die MFA die *perspektivische* Erwartung, den vorläufigen Entlassbericht einen Tag vor Krankenhausentlassung der Patient:innen zu erhalten, um die medikamentöse Versorgung der Patient:innen adäquat organisieren zu können. Der endgültige Entlassbericht sollte innerhalb von acht Tagen versendet werden (siehe MFA, Zeile 234).

Wie bereits oben durch die Hausärzte geschildert, erwähnen auch die **Fachärzte** (n = 3) einen weiterbestehenden guten *persönlichen Kontakt* zur Klinik durch ihre die klinische Weiterbildungszeit, der durch einen regelmäßigen intersektoralen Austausch gelebt wird (siehe Facharzt 2, Zeile 20). Im Gegensatz dazu berichten andere Fachärzte von *kritischen Kommunikationssituationen*, wenn ausgefeilte fachärztliche Therapien ohne Rücksprache durch das Krankenhaus abgesetzt oder die von den fachärztlichen Personen zur Verfügung gestellte neue Therapieinformationen ignoriert werden. Die nicht ausreichende *Wertschätzung* kann zum Abbruch der intersektoralen Kommunikation führen (siehe Facharzt 1, Zeile 11; Facharzt 3, Zeile 43 und 107).

[...] es nicht zu entschuldigen, dass sie nicht auf die Kollegen draußen und den behandelnden Arzt hören. Dass sie immer das Gleiche machen. Oder dann ähm da auch nicht offen sind die, die ich glaube, dass die Verbindung zwischen den Assistenzärzten zu dem niedergelassenen Arzt, das muss definitiv verbessert werden. [...] immer so ein bisschen mit der Schnauze nach oben, [...] immer so ein bisschen auf die anderen nach unten guckend, ne. Weil die ja nicht mehr wissenschaftlich tätig waren [...] Das ist Unsinn, weil der gute Hausarzt, der beobachtende Facharzt draußen kann die Patient:innen viel besser beobachten in der Regel [...]. (siehe Facharzt 1, Zeile 61)

Bei Einweisung in das Krankenhaus werden als *Kommunikationsstandard* Papierdokumente mit Diagnosen, Laborwerten und aktiven Behandlungsmaßnahmen mitgegeben, während der vorläufige Entlassbericht seitens des Krankenhauses per Post verschickt oder ebenfalls gefaxt wird (siehe Facharzt 3, Zeile 15, 21). Die Qualität der Entlassbriefe wird hinsichtlich der schnell zu erfassenden Aussagekraft und *Verständlichkeit der Information* als nicht ausreichend empfunden. Auf gezielte Nachfrage kann ein einheitlich abgestimmter, strukturierten Kommunikationsstandard nicht beschrieben werden. Eine automatisierte Rückmeldung der Krankenhäuser bei Patientenaufnahme sowie eine telemedizinische Vernetzung, z. B. zu Pflegeeinrichtungen, werden als *Lösungs- und Zielorientierung* bzw. Optimierungsmöglichkeiten geäußert (siehe Facharzt 1, Zeile 45; Facharzt 3, Zeile 43, 61).

Der intersektorale Austausch findet nach Ansicht der **Apothekerin** (n = 1) im Vergleich zur intrasektoralen Versorgung nur selten statt. Der erste Ansprechpartner der Patient:innen nach Krankenhausentlassung ist der Hausarzt bzw. die Hausärztin. Bei Entlassungen zum Wochenende suchen Patient:innen in seltenen Fällen den Kontakt zur Apothekerin oder zum Apotheker, z. B., wenn ein Rezept zur Entlassmedikation einzulösen und die hausärztliche Praxis nicht erreichbar ist. Auch hier zeigt die Apotheke in *kritischen Kommunikationssituationen* eine *hohe Bereitschaft zur Kommunikation*, nimmt bei Fragen Kontakt zum Krankenhaus auf und klärt Unverständlichkeiten, Ersatzpräparate sowie Dosierungen. Die Kommunikation wird im Vergleich zur intrasektoralen Kommunikation als wesentlich schneller und *wertschätzender* empfunden (Apothekerin 1, Zeile 46). Ein *persönlicher Kontakt* zu den stationär tätigen ärztlichen oder pharmakologischen Fachpersonen besteht nicht, auch *Kommunikationsstandards* sind aufgrund des seltenen intrasektoralen Austausches hinsichtlich einer Lösungs- und Zielorientierung nicht vorhanden.

7.2 Ergebnisse der qualitativen Interviews – stationärer Bereich

Für die Durchführung der Interviews im stationären Bereich ergeben sich Gesprächstermine in einem Krankenhaus der regionalen Maximalversorgung mit 740 Betten verteilt auf 12 medizinische Fachabteilungen und insgesamt 2.370 Mitarbeitenden sowie einem Krankenhaus mit 12 medizinischen Abteilungen, 257 Betten und insgesamt 300 Mitarbeitenden aus dem Einzugsgebiet Leverkusen. Konkret werden Interviews mit elf Personen in separaten Besprechungsräumen der Kliniken durchgeführt:

- Leitender Oberarzt der Kardiologie und internistischen Intensivmedizin,
- Oberarzt und ärztliche Leitung der Notfallambulanz,
- Direktor und Facharzt für Innere Medizin, Hämatologie und Internistische Onkologie, Palliativmedizin, Hämostaseologie, Lungen- und Bronchialheilkunde, Rettungsmedizin,

- Chefärztin innere Medizin, Pneumologie, Schlafmedizin,
- Stationsärztin der Abteilung für innere Medizin, Hämatologie und internistische Onkologie, Palliativmedizin, Hämostaseologie, spezielle Schmerztherapie,
- Oberarzt der Klinik für allgemeine innere Medizin,
- Stationsärztin der Klinik für allgemeine innere Medizin,
- Direktorin des Instituts medizinische Onkologie und Pharmazie,
- pflegefachliche Stationsleitung der Klinik für innere Medizin/Kardiologie,
- pflegefachliche Bereichsleitung der Klinik für innere Medizin, Kardiologie und Diabetologie,
- pflegefachliche Managementfunktion der geriatrischen Abteilung.

7.2.1 Versorgungsperspektiven des Arzneimittelmanagements

Auch die **stationär tätigen Ärzte und Ärztinnen** (n = 7) sehen das Arzneimittelmanagement als urärztliche Aufgabe. Es stellt optimalerweise, unterstützt durch eine adäquate Dokumentation über den Medikationsplan, eine Transparenz für Patient:innen und weiterbehandelnde Kollegen bezüglich der verordneten Arzneimittel/Wirkstoffe, deren Dosierung und korrekte und sichere Anwendung dar, sodass die Arzneimitteltherapie nachvollziehbar ist und eine korrekte Umsetzung sichergestellt werden kann. Wichtig ist zudem die Überprüfung der Medikationsnotwendigkeit nach jeweiligen Indikationen (siehe ärztliche Fachperson 4, Zeile 14). Auch besteht das grundsätzliche Bemühen, gerade bei multimorbiden Menschen ein Mindestmaß an Therapeutika einzusetzen und diese nach Möglichkeit als Kombinationspräparate zu verordnen, um damit die Alltagstauglichkeit der Medikation sowie die Adhärenz zu steigern (siehe ärztliche Fachperson 3, Zeile 2). Da das Arzneimittelmanagement sehr zeitintensiv ist, wird seiner Umsetzungsrelevanz eine unterschiedlich hohe Bedeutung beigemessen. Trotzdem werden ein notwendiges Arzneimittelwissen der ärztlichen Fachpersonen und die Verantwortung der Verordnungsentscheidung für jede eingenommene Substanz der Patient:innen deutlich gemacht (siehe ärztliche Fachperson 1, Zeile 14, 16). Die Adhärenz der Patient:innen ist ein herausfordernder Faktor des Arzneimittelmanagements und sollte grundsätzlich hinsichtlich des tatsächlichen Einnahmeverhaltens in der individuellen Lebenswelt anhand eines detaillierten Medikationsplans überprüft werden. Aus klinischer Erfahrung nehmen Patient:innen gerade die fachärztliche Medikation nicht kontinuierlich ein

7.2 Ergebnisse der qualitativen Interviews – stationärer Bereich

oder setzen sie sogar eigenständig ab, was mutmaßlich auf ein nicht ausreichendes Zeitkontingent zur Einweisung oder Schulung von z. B. nicht trivialen Device-Anwendungen zurückgeführt wird (siehe ärztliche Fachperson 1, Zeile 47).

Eine intersektoral abgestimmte Arzneimitteltherapie findet nach Einschätzung der internistischen Abteilung in 20 % bis 30 % der Aufnahmen statt und wird als erweiterungsbedürftig angesehen. Die persönliche Kontaktaufnahme zum niedergelassenen Bereich geschieht zu explizierten Therapiefragestellungen, etwa bei Einsatz neuer und/oder teurer Medikamente (z. B. Indikation Rheuma: TNF-alpha-Blocker) zur Sicherstellung der Nachverordnungen bzw. therapeutisch notwendiger, regelmäßiger fachärztlicher Termine oder zur Vermeidung eines Medikationswechsel in einem spezialisierten Versorgungsbereich, wie der Psychiatrie (siehe ärztliche Fachperson 1, Zeile 45, 21). Ein grundsätzlich intersektoral abgestimmter Austausch zur Multimedikation bei multimorbiden Patient:innen wird von den interviewten Personen nicht erwähnt. Aus Sicht der Klinik entsteht die Multimedikation hauptsächlich durch die eigenständigen, ungesteuerten Besuche der Patienten:innen in den Facharztpraxen, bei denen jeweils spezifische Arzneimittel verordnet und so die Gesamtzahl der Medikamente erhöht werden. Weil die hausärztlichen Fachpersonen von einer gut durchdachten Therapie ausgehen, ändert er die fachspezifische Medikation nur selten. Bei Klinikaufenthalt ergibt sich häufig ein Medikationsüberblick. Abteilungsintern wird ein Medikations-Check bei Aufnahme der Patient:innen und bei der täglichen Visite durchgeführt sowie bei Bedarf mit der Hausapotheke besprochen. In der Quintessenz entsteht bei stationären Aufenthalten oftmals eine Medikationsumstellung (siehe ärztliche Fachperson 1, Zeile 43).

Im Grunde genommen muss jeder, der ein Medikament verordnet, auch ein Blutdruckmedikament, was seit Jahrzehnten im Umlauf ist, muss er eigentlich sich vergewissern, verträgt der Patient das, nimmt der das noch, wie wirkt das. [...] Und da bin ich mir nicht sicher, ob das immer so läuft. Man hat den Eindruck es wird- ich schreib' mal was auf und das läuft dann immer weiter. Immer weiter. Und in der Klinik- wir haben dann natürlich auch den Auftrag oder müssen das übernehmen, das zu überprüfen. (siehe ärztliche Fachperson 4, Zeile 67)

Dass stationäre Aufenthalte durch unerwünschte Arzneimittelwirkungen, Interaktionen oder Nebenwirkungen ausgelöst werden können, ist den Ärzt:innen unterschiedlich bewusst. In der internistischen Abteilung zieht man diese Möglichkeit im Zusammenhang mit geriatrischer Symptomatik wie Schwindel oder Sturzneigung eher in Betracht als in der Notaufnahme und überprüft die Medikation entsprechend (siehe ärztliche Fachperson 1, Zeile 45).

Gerade bei Multimorbidität wird die Therapie nach einzelnen evidenzbasierten Leitlinien als herausfordernd bis nicht machbar angesehen, denn die Therapie der Einzelindikationen oder -symptome ergäbe eine hohe Anzahl an Arzneimitteln, die vom Patient:innen nicht eingenommen würden. Die Notwendigkeit zur Gestaltung einer „schlanken" Medikation wird gesehen, wobei in diesem Zusammenhang weder die Leitlinie zur Multimedikation noch die der Multimorbidität Erwähnung findet. Es wird von einer Individualisierung der Leitlinie gesprochen, mit der versucht wird, die Bedarfe sowie die Lebenswelt der Patient:innen bei der Auswahl und Anwendung der Medikamente zu berücksichtigen. Formate, die eine Medikationseinstellung nach dem Minimalprinzip unterstützen und so die Arbeit des Mediziners erleichtern, bestehen bisher nicht (siehe ärztliche Fachperson 1, Zeile 10; ärztliche Fachperson 3, Zeile 12). Nach Einschätzung der Klinikärzt:innen werden vor allem neue Leitlinienempfehlungen im ambulanten Bereich nur sehr zögerlich umgesetzt, da erfahrungsbasierte und gut funktionierende Therapieregime ungern verändert werden. Da das Arbeiten nach aktuellen Leitlinien im stationären Sektor aufgrund des Haftungsausschlusses und der Leistungsdarstellung eine hohe Priorität hat, werden möglicherweise schon länger bestehende Medikationsgaben auf aktuelle Standards angepasst.

Die Frage nach dem Verständnis des Arzneimittelmanagements beantworteten die **Pflegefachkräfte** (n = 3) für sich als einen Prozess der Arzneimittelverordnung bei Patientenaufnahme in die Klinik. Es wird eine standardisierte und fristgerechte Anpassung der hausärztlich verordneten Medikation auf die Hausliste des Krankenhauses beschrieben. Die Hürde bei den multimorbiden Patient:innen liegt in dem Transfer der Vielzahl der Medikamente bei einer Multimedikation (teilweise 20 bis 30 Stück). Auch bei Entlassung des Patient:innen sollte die Medikation sichergestellt sein. Insgesamt wird Arzneimittelmanagement als Struktur oder auch als ein einheitliches Konzept aller Verantwortlichen bzw. der ärztlichen Verordnungsentscheider zum Umgang mit Arzneimitteln dargestellt. Es wird mit einer übergeordneten kompetenten Funktion in Verbindung gebracht, die einen Medikationsüberblick hat und sich mit Indikationen, Dosierungen sowie Neben- und Wechselwirkungen auskennt (siehe Pflegefachkraft 2, Zeile 16, 18, 20; Pflegefachkraft 3, Zeile 12).

Bei ungeplanten Aufnahmen liegt nur bei ca. der Hälfte der Patient:innen eine verlässliche Medikationsinformation vor, die aufgrund von Wissenslücken der Patient:innen oder deren Angehörigen nur schwer direkt vor Ort eingeholt und geklärt werden kann, sodass vielfach eine ungeklärte und damit unsichere Medikationssituation der Patient:innen bei Krankenhausaufnahme existiert. Die prinzipielle stationäre Medikationsumstellung ohne intersektoral abgestimmte Arzneimitteltherapie erzeugt bei adhärenten Patient:innen Unzufriedenheit sowie

7.2 Ergebnisse der qualitativen Interviews – stationärer Bereich

Orientierungs- und Gesprächsbedarf; bei anderen entsteht hingegen deutlich der Eindruck, dass keine Kenntnis zur eigenen Medikation vorliegt und sie folglich zu Hause wenig bis gar nicht umgesetzt wird. Angesetzte komplexe Therapieregime mit täglichen Mehrfach- oder Uhrzeiteneinnahmen sind nicht in den Lebensalltag der Patient:innen übertragbar. Die Medikamente werden im häuslichen Setting falsch eingenommen und der Drehtüreffekt wird schon zwei Wochen nach Entlassung ausgelöst (siehe Pflegefachkraft 3, Zeile 103). Abhängig vom Krankheitsbild wird die Medikation auch während des Klinikaufenthalts teilweise mehrfach angepasst. Während in der Neurologie und der Onkologie die Medikationsveränderungen den Patient:innen während der Visite erläutert werden, findet diese in der Kardiologie ohne Einbezug der Patient:innen sowie ohne weitere Erläuterungen statt. Bei Entlassung der Patient:innen aus dem Krankenhaus wird die Medikation durch eine Überbrückungsmedikation und ggf. Rezepte zum Wochenende sichergestellt.

Die stationär tätige **Apothekerin** (n = 1) formuliert im Zusammenhang mit dem Arzneimittelmanagement die zielorientierte Sicherstellung der korrekten Medikation für die Patient:innen, d. h. der AMTS. Zudem umfasst das Arzneimittelmanagement die Berücksichtigung der indikationsspezifischen Leitlinienempfehlungen bei der Auswahl der Medikation sowie die Weitergabe aller Verordnungsinformationen an alle hausrelevanten Behandler (Verordnungsentscheider) – alle an diesem Medikationsprozess Beteiligten sollten dasselbe Wissen zum Medikationsplan der Patient:innen haben. Auch die Wissensübermittlung an die Patient:innen ist erforderlich, d. h., warum, wie und wann die Medikamente eingenommen werden sollen (siehe Apothekerin 2, Zeile 79). Allgemein werden nicht nur die Verordnungen in vielen Bereichen der Klinik mittlerweile elektronisch unterstützt, sondern dies gilt auch für den Medikations- bzw. Interaktionscheck. Das übermittelte ambulante Therapieregime wird grundsätzlich überprüft und nicht selten gibt das System Optimierungshinweise (Apothekerin 2, Zeile 97).

Nach Möglichkeit wird die Arzneimittelgabe aus Gründen der AMTS und der Adhärenz über eine Verblisterung angelegt, die durch unterstützende Informationen den Patient:innen die Nachvollziehbarkeit der Arzneimitteltherapie ermöglicht. Bei Krankenhausentlassung erhalten die Patient:innen im Rahmen des stationären Arzneimittelprozesses den BMP – bei Einweisung in das Krankenhaus wird dieser jedoch nur selten übermittelt. Geläufiger sind eigens von der Hausarztpraxis erstellte Dokumente, die in der Aussagekraft stark variieren und keinen kompletten sowie strukturierten Überblick der Medikation geben.

[...] der bundeseinheitliche Medikationsplan, [...] Also, wir haben so viele Patient:innen, die uns hier fragen, auch bei der Aufnahme, das, was Sie jetzt alles aufgeschrieben haben, können Sie mir das ausdrucken? Dann hätte ich mal eine Übersicht über alles, was ich nehme. Und das finde ich immer erschreckend, weil ich immer denke, wenn der Patient dafür zu mir ins Krankenhaus kommen muss, dass ich ihm jetzt mal eine Übersicht über seine Medikation zusammenstelle, dann ist das eigentlich schade. (siehe Apothekerin 2, Zeile 195)

Aus Sicht der Apothekerin ist eine interdisziplinär-intersektoral abgestimmte Arzneimitteltherapie mit einigen ausgewählten Substanzen grundsätzlich möglich.

7.2.2 Organisationale und sektorenspezifische Einflussfaktoren auf das Arzneimittelmanagement

Bei den Medikationsumstellungen und -anpassungen während des stationären Aufenthalts oder der Patientenüberleitung finden Medikationsumstellungen aus Sicht der **stationär tätigen Ärzte und Ärztinnen** (n = 7) nach den sektoralen Rahmenbedingungen statt (siehe ärztliche Fachperson 3, Zeile 20; ärztliche Fachperson 4, Zeile 121).

Ansonsten leben wir hier natürlich auf der Insel der Seligen, speziell [...] in diesem gemeinnützigen, städtischen Krankenhaus, wo eigentlich jeder das verabreicht, was er medizinisch für richtig hält. Wenn er von der Hausliste abweichen will, kann er das auch tun, wird sich im Zweifel dafür rechtfertigen müssen. Insofern sind die Rahmenbedingungen anders als im niedergelassenen Bereich. (siehe ärztliche Fachperson 7, Zeile 20)

Hausinterne Organisationsstrukturen sowie allgemeine und medizinische Arbeits- und Behandlungsabläufe und das Arzneimittelmanagement sind nach SOP im Qualitätsmanagement abgebildet. Sie stehen damit allen Beteiligten zur Verfügung. Es umfasst alle relevanten Versorgungsabschnitte, wie die Aufnahme und Entlassung der Patient:innen sowie definierte und leitliniengerechte Behandlungspfade, wobei eine flexibel adäquate Anpassung der Richtlinien immer als sinnvoll erachtet wird (siehe ärztliche Fachperson 7, Zeile 58). In sämtlichen Abteilungen der Kliniken sind Teambesprechungen fester Bestandteil eines kontinuierlichen Informations- und Wissensmanagements. Dabei wird die Konstellation der Berufsgruppen an der jeweiligen Besprechungsthemen ausgerichtet (z. B. interdisziplinär zur Untersuchungs- und Entlassplanung oder ärztlich-medizinisch als Fallbesprechung). Ziel ist immer eine möglichst lückenlose Weitergabe von Patienteninformationen, um Versorgungsabläufe abgestimmt sicherstellen zu können

7.2 Ergebnisse der qualitativen Interviews – stationärer Bereich

(siehe ärztliche Fachperson 1, Zeile 143). Da alle Maßnahmen und Veränderungen zu den Patient:innen schriftlich aufgenommen werden müssen, wird der Dokumentationsaufwand als sehr hoch beschrieben. Eine Doppeldokumentation entsteht durch die Informationsverschriftlichung sowohl in der elektronischen Akte als auch in der Papierkurve. Eine – bisher nicht vorhandene – elektronische Ausstattung der Ärzte und Ärztinnen mit mobilen Geräten würde die Arbeits- sowie die Dokumentationsabläufe zeitlich entzerren und mehr Raum für Kommunikation mit den Patient:innen schaffen (siehe ärztliche Fachperson 1, Zeile 252–253). Dem Fehlermanagement kommt eine große Bedeutung zu. Fehler werden in solche mit und ohne Schaden bzw. in reversibel oder irreversibel kategorisiert und sollen grundsätzlich in einer offenen, vertrauensvollen Team- und Fehlerkultur gemeldet sowie besprochen werden können, um durch Ursachen- und Auswirkungsanalysen gleiche Fehler zukünftig zu vermeiden (siehe ärztliche Fachperson 3, Zeile 80–83). In diesem Kontext wird ebenfalls über Morbiditäts- und Mortalitäts-Konferenzen (M&M-Konferenzen) berichtet, in denen verstorbene Patient:innen retrospektiv mit der Fragestellung betrachtet werden, ob ein Todesfall erwartet, unerwartet, vermeidbar oder unvermeidbar war. Es werden systematische Aspekte der Versorgung diskutiert (siehe ärztliche Fachperson 1, Zeile 393).

Auch abteilungsinterne Kurzschulungen und Fortbildungen, z. B. zu neuen Medikamenten oder Devices, sind fest in den stationären Alltag integriert und sichern somit ein standardisiertes Vorgehen (siehe ärztliche Fachperson 3, Zeile 26). Die Austauschintensität mit der Krankenhausapotheke zum Arzneimittelmanagement ist von der organisationalen Zuordnung im Krankenhaus abhängig. Die in diesem Fall hausinterne Apotheke wird als eigenständige Abteilung mit dem Auftrag des Arzneimittelmanagements wahrgenommen. Entsprechend wird sie unterstützend in die Themenbereiche Arzneimittelinteraktionen, Nebenwirkungen und Dosisanpassungen eingebunden. Die externe Kommunikation zum niedergelassenen Bereich findet nicht in der Routine statt, die Weiterleitung des Medikationsplans von ambulant zu stationär, auch bei geplanter Patienteneinweisung, ist kein Standardprozess (siehe oben). Diese Informationsdefizite können zwar durch einen persönlichen Kontakt zu den versorgenden haus- und fachärztlichen Personen ausgeräumt werden, wegen des hohen Zeitaufwandes wird jedoch von der Informationsbeschaffung in vielen Fällen abgesehen (siehe ärztliche Fachperson 1, Zeile 47; ärztliche Fachperson 3, Zeile 34, ärztliche Fachperson 4, Zeile 18; Pflegefachkraft 3, Zeile 18).

Die **Pflegefachkräfte** (n = 3) berichten über den optimalen Medikationsprozess durch die ärztliche Freigabe, der im Klinikalltag kaum realistisch umsetzbar ist. Die Medikationsverantwortung liegt zwar bei den Ärzt:innen, doch wegen hoher Arbeitsbelastung und häufiger Nichtverfügbarkeit durch OPs, Konzile etc. übernimmt die Pflegefachkraft eigenverantwortlich die Abgabe der Medikation an die Patient:innen in ärztlicher Rücksprache, da andernfalls die Patient:innen medikamentös nicht versorgt wären – inoffiziell wird sie als Medikationsverantwortliche gesehen (siehe Pflegefachkraft 2, Zeile 89 und 270). Abteilungsübergreifende Medikationsfehler werden an das zentrale Fehlermanagement gegeben, um sie zukünftig zu vermeiden. Die manuelle Medikationsstellung wird diesbezüglich als größte Fehlerquelle benannt, da durch hohe Arbeitsbelastung oft Konzentration und Ruhe fehlen, um das richtige Medikament mit der korrekten Dosierung den richtigen Patient:innen zuzuordnen. Pflegefachliche Teambesprechungen finden einmal im Quartal statt und beziehen sich inhaltlich auf Arbeitsabläufe und -anweisungen sowie allgemeine Probleme im Arbeitsalltag, z. B. durch die Zusammenarbeit in berufsheterogenen Teams. Für den Arbeitsalltag ist ein sehr hoher Dokumentationsaufwand zu verzeichnen.

Die **Apothekerin** (n = 1) gibt zu den Verordnungsbedingungen an, dass der Großteil der eingesetzten Medikamente über die interne Hausliste abgebildet wird, deren Wirkstoffzusammenstellung das Ergebnis der Diskussionen der Arzneimittelkommission darstellt, in der einzelne Arzneigruppen besprochen und bei Notwendigkeit aktualisiert werden. Neu zugelassene Medikamente werden nach Studienlage geprüft, aber auch unter Einbezug der ambulanten Perspektive reflektiert, um eine mögliche Nachverordnung der Haus- oder Fachärzte sicherzustellen. Der Verbotsvorbehalt spielt eine eher untergeordnete Rolle. Aus wirtschaftlichen Gründen erfolgt in vielen Indikationen eine Generikaauswahl. Bei Originalpräparaten wird geprüft, wann der Patentablauf den Einsatz von Generika ermöglicht. Wichtigstes Auswahlkriterium ist, dass die Generika eine möglichst breite oder spezifische Zulassung haben und sich auch die benötigten Dosierungen innerhalb der Zulassung bewegen. Es geht, ähnlich wie im ambulanten Bereich, darum, dass die Medikamente erlaubt und nicht verboten sind.

> *[...] selbst wenn es im Krankenhaus stattfindet, zum Großteil entweder ambulant abgerechnet wird oder auch stationär refinanzierbar sein muss, sind uns auch da die Kosten nicht egal. [...] Also, da werden wir mittlerweile auch so eng gemonitort, sowohl intern wie auch extern, dass man sich das echt dreimal überlegt, ob man das unbedingt braucht oder nicht. (siehe Apothekerin 2, Zeile 133)*

Mit Einführung der elektronischen Verordnungssoftware liegt das komplette Arzneimittelmanagement bei der Apotheke. Vor dem Hintergrund des Qualitätsmanagements werden sowohl die gesamte Datenpflege inkl. der Hausliste als auch regelmäßige Patientenbefragungen durchgeführt, um darauf aufbauend zusätzliche Patienteninformationen für spezielle Arzneimittel zu entwickeln. Vorgenommene Schulungen der Apotheke für die Pflege beziehen sich auf eine gute Dokumentation und das Auffinden relevanter Arzneimittelinformationen, während bei den Ärzten der Fokus auf der Umsetzung eines Arzneimittelstandardprozesses liegt: Erhebung der ambulanten Medikation, adäquate Umstellung auf die festgelegte Hausliste, ggf. Anordnung zusätzlich notwendiger Medikation, das laufende Arzneimittelmonitoring während des Klinikaufenthalts der Patient:innen und schlussendlich die komplette Dokumentation und Erstellung eines abschließenden BMP zur Entlassung. Insgesamt wünscht sich die Apotheke einen breiteren Einsatz im stationären Versorgungsalltag. Unter dem Stichwort „Stationsapotheker:in", deren gesetzlich verpflichtender Einsatz diskutiert wird, können alle Berufsgruppen unterstützt und entlastet werden. Die Patient:innen erhalten die Möglichkeit einer entsprechend ihren Anforderungen und Ressourcen individuell gestalteten Medikationsberatung.

7.2.3 Patientenorientierung im Arzneimittelmanagement

Die **stationär tätigen Ärzte und Ärztinnen** (n = 7) verstehen unter der Patientenorientierung, die Arzneimitteltherapie und -auswahl mit den Patient:innen zu besprechen und bezüglich der Prioritäten abzustimmen. Der Einbezug der Angehörigen trägt dazu bei, die Patient:innenwünsche sowie belastende Krankheitssymptome eindeutiger zu formulieren und eine an den Einzelerkrankungen ausgerichtete Maximaltherapie zu vermeiden. Diese optimale Situation ist in der Realität nur schwer umsetzbar. Das diesbezüglich wichtige geriatrische Fachwissen und die damit verbundene Kompetenz zur patientenorientierten Reduktion einer komplexen Arzneimitteltherapie stehen abteilungsübergreifend nicht zur Verfügung, sodass in Entscheidungssituationen immer wieder auf die (Rechts-)Sicherheit der Leitlinienempfehlungen zurückgegriffen wird (siehe ärztliche Fachperson 1, Zeile 45 und 180; ärztliche Fachperson 4, Zeile 68). Eine weitere Komponente der Patientenorientierung zeigt sich nach Möglichkeit in der Gesprächsführung, die wenig direktiv, sondern aktiv zuhörend, nicht unterbrechend, motiviert-lobend und den Patient:innen angepasst erfolgen soll, damit Raum für die ärztlichen Erklärungen zur Arzneimitteltherapie geschaffen werden kann und auch kleine Therapieschritte als wichtige Erfolgsfaktoren wertgeschätzt werden (siehe ärztliche Fachperson 3; Zeile 30).

Die **Pflegefachkräfte** (n = 3) schildern in den Interviews eine deutliche Aufmerksamkeit für die Patient:innen. Vor allem für die Aufklärung der Medikation wird sie immer wieder zu Rate gezogen und muss Auskunft geben. In der Kommunikation wird adäquat auf den kognitiven sowie den allgemeinen Zustand der Patient:innen reagiert, sodass orientierte Patient:innen eine andere Ansprache erhalten als demente oder pflegebedürftige Patient:innen, die ihren Alltag zu Hause nur noch mit Unterstützung bewältigen können. Die Pflege wünscht sich jedoch mehr Kommunikationszeit der ärztlichen Fachpersonen sowie mehr Aufklärung in Bezug darauf, warum und wie sich die Medikation verändert. Die Informationslücken der Patient:innen müssen durch das Pflegepersonal kompensiert werden (siehe Pflegefachkraft 2, Zeile 107; Pflegefachkraft 3, Zeile 61).

Der Prämisse der **Apothekerin** (n = 1) folgend, die Selbstbestimmtheit der Patient:innen zu unterstützen, werden diesen mit den verblisterten Medikationstütchen Zusatzinformationen wie der Name des Medikaments, Datum und Uhrzeit der Einnahme, ggf. Abstand zur Mahlzeit und bei Bedarf erklärende Flyer an die Hand gegeben. Nach Einschätzung der Apotheke wünschen sich zwei Drittel der Patient:innen unterstützende Informationen zu ihrer Medikation.

7.2.4 Kommunikationsgütemerkmale – intrasektorales Arzneimittelmanagement

Intrasektoral findet im stationären Arbeitsalltag die Kommunikation aus **ärztlicher** Sicht (n = 7) überwiegend innerhalb einer Abteilung, bei angeforderten Konzilen der internistischen Abteilung zur Medikation auch abteilungsübergreifend statt. Telefonisch oder *persönlich* ist bei Bedarf ein schneller, zeitnaher Austausch hergestellt. In regelmäßigen Abständen finden (Fall-)Besprechungen mit einem strukturgebenden Informationsaustausch als *Kommunikationsstandard* statt, sodass *Verluste und Unverständlichkeiten von Informationen* so gering wie möglich gehalten werden. Trotzdem ergeben sich in der intersektoralen Kommunikation Informationsverluste, die gerade bei ausschließlich mündlichen Übergaben als *kritische Kommunikationssituation* bewertet werden (siehe ärztliche Fachperson 4, Zeile 372). Bei Entlassung organisiert der hauseigene Sozialdienst zusammen mit den Patient:innen, den Angehörigen und den niedergelassenen Ärzt:innen ein standardisiertes Überleitungsprozedere in den ambulanten Bereich (siehe ärztliche Fachperson 4, Zeile 39; ärztliche Fachperson 5, Zeile 375).

[...] außerhalb des Schichtdienstplanes sozusagen eingesetzt bin und halt über wenigstens zwei Schichten gegenwärtig bin. Aber der Informationsverlust ist schon enorm,

obwohl wir alles verschriftlichen und aktualisieren und alles Mögliche. Das ist so. (siehe ärztliche Fachperson 7, Zeile 64)

Der Kommunikationsaustausch zwischen den **Pflegefachkräften** (n = 3), sowohl innerhalb einer Station als auch abteilungsübergreifend, wird als gut eingeschätzt – und vor dem Hintergrund des Bewusstseins, dass jeder auf Informationen angewiesen ist, wird entsprechend eine hohe *Bereitschaft zum Austausch* angegeben. Wichtige Informationen über die Patient:innen, wie die Medikation (mitgebracht, bestellt, vorhanden als Hausverordnung), werden sowohl über die Dokumentation als auch mündlich weitergegeben. *Kritische Kommunikationssituationen* entstehen aus Sicht der Pflegefachkräfte häufig im Zusammenspiel der Ärzte und Ärztinnen mit der hausinternen Apotheke. Diese ist grundsätzlich in der Lage, die Medikation von Patient:innen regelmäßig zu kontrollieren sowie Überdosierungen zu detektieren und zu melden, sodass Arzneimittel- und Dosierfehler vermieden werden können. Dies ist autonom durch die Apotheke gesteuert noch kein Standardprozess – sie benötigt dazu den formalen Auftrag der jeweiligen Chefärzte und Chefärztinnen, die die potenziell unterstützende Kooperation mit der Apotheke unterschiedlich in den Arbeitsalltag der Station integrieren. Eine klinikinterne Verpflichtung gibt es nicht. Die Pflege schildert beispielhaft eine Medikationsüberdosierung mit Todesfolge, die durch Einbindung der pharmakologischen Kompetenz der Apotheke hätte verhindert werden können (siehe Pflegefachkraft 3, Zeile 253). Im Rahmen des Prozesses der Medikationsverordnung entsteht eine weitere kritische Kommunikationssituation, die beschrieben wird: Sie ist grundsätzlich an einen formalen Ablauf gebunden (Medikationsbestellung in der Apotheke durch die Pflege als delegierte Leistung, Bereitstellung der Medikation durch die Apotheke bis zur finalen Freigabe der Medikation durch die entsprechenden Ärzte und Ärztinnen). Die Apotheke sieht sich jedoch nicht in der Verantwortung, die ärztlichen Fachpersonen nach Zusammenstellung der Medikation zu informieren, sodass ärztliche Freigaben ausbleiben und die Medikation nicht bei den Patient:innen ankommt. Es fehlt ein definierter *Kommunikationsstandard.*

[...] Es ist eben ein Problem, was sehr häufig auftritt, dass die Patient:innen keine Medikamente kriegen, obwohl alles bestellt wurde. [...] dann hat man so das Gefühl, ich sage es jetzt einfach mal, der Apotheke ist das egal, die erteilen einem so ein bisschen eine Lehre, ja, müsst ihr halt dafür sorgen. Aber wir stehen dann in der Nacht da. Der Patient kann nicht richtig versorgt werden. Das ist für uns dann sehr unangenehm. (siehe Pflegefachkraft 2, Zeile 64–68)

Die **Apothekerin** (n = 1) schildert, von den Ärzt:innen vornehmlich als hilfreiche und *wertschätzende* Supportabteilung wahrgenommen zu werden. Die Kooperation wird wertschätzend auf Augenhöhe mit jeweils speziellen Kompetenzen zu Diagnostik und medizinischen Risikofaktoren auf der einen Seite sowie mit umfangreichem pharmazeutischem Wissen zur Therapieentscheidung auf der anderen Seite gesehen. Es können sowohl pharmazeutische Informationen zu Arzneimittelwirkungen und -verordnungen persönlich eingeholt oder reflektiert als auch technische Fragen zum elektronischen Arzneimittelmanagement-System durch die Apothekerin beantwortet werden. Aufgrund der hohen Kommunikations- und Unterstützungsbereitschaft der Apotheke werden Anfragen unkompliziert, niederschwellig sowie lösungs- und zielorientiert beantwortet (siehe Apothekerin 2, Zeile 153). Die Informationsübermittlung erfolgt innerorganisatorisch in einem persönlichen Gespräch bzw. Telefonat oder über das elektronische Arzneimittelmanagementsystem. Der BMP ist ein Kommunikationsstandard. Obwohl die im klinischen Alltag erfahrene pharmazeutisch-ärztliche Kooperation positiv bewertet wird, findet kein Transfer in den ambulanten Bereich statt. Vermutet wird eine nicht bedarfsgerechte Informationsvermittlung der ambulant tätigen Apotheker:innen an die Haus- oder Facharztpraxis, die zu umfangreich oder zu unverständlich ist und insgesamt keine Entscheidungsunterstützung bei Multimedikation herbeiführt. Aus dem Perspektivenwechsel sollte im ambulanten Bereich ein selbstbewussteres Rollenverständnis der Apotheker:innen erreicht werden, um eine kurze und klare Therapieempfehlung mit fundiertem Background an den Arzt und die Ärztin geben zu können.

Die lernen im Studium so viel und so viel [...], dass wenn der Arzt sie anruft, die ihm alles sagen, was sie wissen, aber im Grunde den Arzt sie mehr verunsichern als ihm eher weiterhelfen. [...]. Und ich sage auch immer, unsere Ärzte wollen im Grunde von uns eine kurze knappe Antwort, die ganz klar sagt, was soll ich tun. [...] Die wollen nicht 27 Studien hören, die es dazu gibt [...] Und ich glaube, dass das viele Kollegen im niedergelassenen Bereich einfach nicht können, weil sie die Routine dafür nicht haben. Und das heißt, sie meinen es dann zwar gut und haben ganz viel grundsätzliche Kenntnis, aber dieses, in dem Moment dem Arzt eine kurze knappe Antwort geben, mit so einem Background, dass der Arzt sagt, ich traue mich diese Antwort auch umzusetzen, das ist, glaube ich, das Problem. (siehe Apothekerin 2, Zeile 173)

7.2.5 Kommunikationsgütemerkmale – intersektorales Arzneimittelmanagement

Der Arztbrief wird von den **stationär tätigen Ärzten** (n = 7) als Kommunikationsstandard zwischen stationären und ambulanten Bereich bei Entlassung der Patient:innen bezeichnet. Er enthält nachvollziehbare Informationen zur Medikation, die während des stationären Aufenthaltes der Patient:innen fortgeführt, umgestellt oder auch abgesetzt bzw. ausgesetzt wurde. Damit sollen die Therapiegründe sowie die Medikationsverordnungen *verständlich* gemacht werden und die Wahrscheinlichkeit der Weiterführung oder auch Nachverordnung einer Therapie im ambulanten Bereich soll erhöht werden. Dieses Vorgehen wird von den ärztlichen Fachpersonen jedoch nicht als organisationaler Standardprozess empfunden (siehe ärztliche Fachperson 1, Zeile 27, 94). Dass sich der *persönliche, oft hilfreiche Austausch* zwischen den Sektoren nicht etabliert hat, liegt nach Meinung der stationär tätigen Ärzte und Ärztinnen vornehmlich an der schlechten Erreichbarkeit der niedergelassenen haus- und fachärztlichen Personen während der Praxisöffnungszeiten – außerhalb der Öffnungszeiten wird sie als fast unmöglich bewertet. Der *persönliche Austausch* wird als eine zeitintensive Informationsbeschaffung geschildert, die 20 bis 30 Minuten pro Haus- oder Facharztpraxis in Anspruch nehmen kann. In der *Selbstreflexion* der Krankenhausärzte wird die *Erreichbarkeit* der Hausarztpraxis im Vergleich zu eigenen als wesentlich schwieriger empfunden, wobei insgesamt die Initiative zum Kontakt vermehrt von den hausärztlichen Fachpersonen eingeschätzt wird. Es wird davon ausgegangen, dass mehr haus- bzw. facharztspezifische Fragestellungen des ambulanten an den stationären Bereich bestehen als umgekehrt (siehe ärztliche Fachperson 7, Zeile 184, 186 und 188). Die Krankenhausärzte und -ärztinnen äußern, dass ein *Kommunikationsstandard* der Informationsübermittlung aus dem ambulanten Bereich (Anamnesen, Vorbefunde und Medikationspläne) die stationäre Therapieplanung wesentlich erleichtern würde, zumal die stationäre Therapie oder ein Entlassbericht nur so gut sein kann, wie umfänglich Vorabinformationen eingebunden werden können (siehe ärztliche Fachperson 3, Zeile 34). Als vorbildliche Standards zur intersektoralen Informationsübermittlung werden die der Pflegeheime gesehen: Sie sind in Umfang, Prägnanz sowie Nachvollziehbarkeit der Informationen verständlich und verringern deutlich entscheidende Informationsverluste (siehe ärztliche Fachperson 3, Zeile 86; ärztliche Fachperson 4, Zeile 67).

Obwohl ein *persönlicher Austausch* zwischen ambulanten und stationären Stakeholder:innen als vertrauensbildende Maßnahme zum gegenseitigen Verständnis der Perspektiven eingeschätzt wird, sehen die stationär-ärztlichen Fachpersonen die Initiative hierzu bei den Haus- bzw. Fachärzten und -ärztinnen. Gemeinsam durchzuführende DMP-Veranstaltungen, in deren Rahmen Therapieveränderungen und -neuerungen diskutiert werden und das Thema Multimorbidität eingebunden wird, werden *lösungsorientiert* geäußert (siehe ärztliche Fachperson 1, Zeile 192; ärztliche Fachperson 3, Zeile 4 und 26). Eine elektronische Vernetzung der Sektoren könne perspektivisch dazu beitragen, wichtige Informationen nach Bedarf sowie zeitlicher Notwendigkeit abzurufen, eine höhere Transparenz zu schaffen und zeitintensive Kommunikationsversuche zu vermeiden.

Die **stationär tätigen Pflegefachkräfte** (n = 3) beziehen sich im intersektoralen Austausch bezüglich der Informationsübermittlung – genau wie die ärztlichen Fachpersonen – auf *Verständlichkeit*, Vollständigkeit und Erreichbarkeit. Durch die Multimorbidität haben Patient:innen zwar mehrfache Klinikaufenthalte pro Jahr, sodass hausinterne Recherchen schon einmal Zusatzinformationen ergeben können (Pflegefachkraft 3, Zeile 123). *Der Standard der Informationsübermittlung* von stationär zu ambulant ist der vorläufige Arztbrief, der den Patient:innen fast immer beim Entlassungstag mitgegeben wird, sodass kaum noch Wissenslücken im niedergelassenen Bereich entstehen sollten. Der ausführliche Krankenhausbericht wird mit einer hausinternen Zeitfrist von vier Wochen an die Hausarztpraxis verschickt. Ein turnusmäßiger, intersektoraler Austausch zwischen dem ambulanten und dem stationären Sektor ist der Pflege nicht bekannt, wobei sie diesen hinsichtlich einer besseren gegenseitigen Verständigung und der Entwicklung einer lösungsorientierten Perspektive gemeinsamer Themen als hilfreich empfinden sowie sehr begrüßen würde (Pflegefachkraft 2, Zeile 58).

Im Vergleich zur intrasektoralen ist die intersektorale Kommunikation der **Krankenhausapotheke** (n = 1) weit weniger ausgeprägt, was nicht an einer mangelnden *Bereitschaft* liegt, sondern an der gering ausgeprägten Notwendigkeit des Informationsaustausches beider Versorgungsbereiche. Die Ausnahme ist die Verordnungsunterstützung bei Entlassung von Patient:innen mit Spezialmedikation, die in den ambulanten Apotheken nicht vorrätig ist. *Reflektierend* berichtet die Krankenhausapothekerin, dass die häufige stattfindende Medikationsumstellung im stationären Bereich für die Hausärzte und Hausärztinnen schwer nachvollziehbar sei, da die hausinterne Vorgehensweise zum Arzneimittelmanagement weitestgehend unbekannt ist und der Entlassbericht oder auch Medikationsplan keine verständliche und erklärende Information enthält, um die Gründe eines Medikationswechsels nachvollziehbar zu machen (siehe Apothekerin 2, Zeile 101, 189). An der intersektoralen Kommunikationsschnittstelle wünscht sich die Krankenhausapothekerin eine bessere Informationsübermittlung zur Medikation durch Nutzung des Standardformates BMP. Auch die Stärkung der Selbstkompetenz der Patient:innen im ambulanten Bereich kann aus Sicht der Apothekerin die wissende Informationsübermittlung unterstützen sowie gefährliche Doppelmedikationen vermeiden. In der *Reflexion* der Kooperation zwischen Krankenhaus und den niedergelassenen Ärzt:innen wird durch die Umstellung der Therapieregime und Medikationen ein Grundmisstrauen wahrgenommen.

7.3 Ergebnisse der quantitativen Forschung

Als realisierte Stichprobe können 184 von 200 befragten Patient:innen in die Ergebnisanalyse eingeschlossen werden. In die Auswertung aufgenommen werden nur Fragebögen mit Antworten auf sieben oder mehr Items der Patientenaktivierung. Aufgrund eines durchgängig einheitlichen Antwortverhaltens in der Antwortkategorie „stimmt genau" ergibt sich bei 16 Fragebögen eine Maximalpunktzahl von 52 bzw. eine Aktivierung von 100. Da die wahrheitsgemäße oder sorgfältige Beantwortung der Fragen in diesen Fällen als unwahrscheinlich angenommen werden kann (172, 48) erfolgt ein Ausschluss entsprechender Fragebögen, was einer Drop-out-Quote von 8 % entspricht, weshalb somit die interne Validität der Untersuchung nicht gefährdet ist. In der Ergebnisanalyse werden nachfolgend die ermittelten Skalen beschrieben und in Korrelationsanalysen sowie Regressionsmodellen Zusammenhänge und Vorhersagen geprüft.

7.3.1 Deskriptive Auswertung der Studienpopulation

Alter: Das Durchschnittsalter der Stichprobe liegt im arithmetischen Mittel bei 69,68 Jahren (siehe Tabelle 7.1). Der Median liegt bei 70 Jahren. Sowohl Mittelwert als auch Median sind trotz der deutlichen Standardabweichung (SD) in der Gesamtgruppe und nach Aufteilung der Geschlechter nahezu gleich, was auf eine Relativierung der nicht-symmetrischen Verteilung des Alters bzw. der Ausreißer hindeutet. In der Gruppe der Frauen zeigt das Minimum den Einschluss von Patient:innen, die um neun Jahre jünger sind.

Die SD des Alters von 11,6 Jahren zum Mittelwert der Gesamtuntersuchungsgruppe ergibt sich durch die heterogene Grundgesamtheit der Zufallsstichprobe gemäß den beschriebenen Einschreibekriterien ohne Altersindikator. Wie der Box-Whisker-Plot zeigt (siehe Abbildung 7.1), liegen 25 % der Werte unter 61,75 Jahren (1. Quartil), 25 % der Werte liegen über 79,25 Jahren (3. Quartil), 50 % der Werte liegen im Interquartilsabstand zwischen diesen beiden Werten.

Geschlecht: Die Stichprobe hat einen Frauenanteil von 53 % (siehe Tabelle 7.2).

Tabelle 7.1 Altersverteilung der Stichprobe (N = Anzahl gültiger Antworten; Mis = Anteil fehlender Werte; MW = Mittelwert; SD = Standardabweichung; Med = Median; Min = Minimum; Max = Maximum)

Variable	N	Mis	MW	Medi	SD	Min	Max
Alter Gesamtstichprobe (Jahre)	158	14,6 %	69,68	70	11,6	37	92
Alter Frauen	86	12,24 %	69,83	70,5	12,1	37	91
Alter Männer	71	17,44 %	69,64	70	11,1	46	92

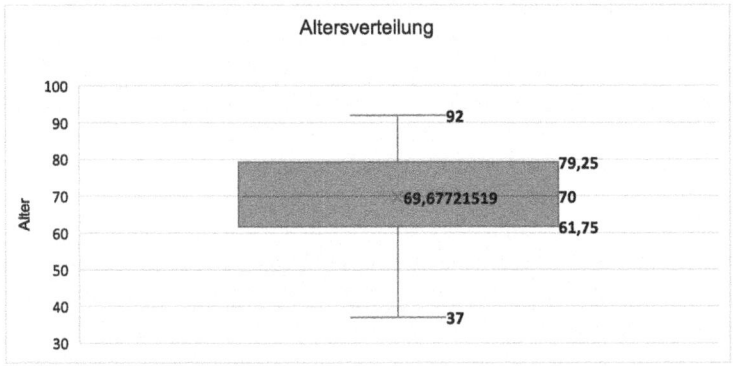

Abbildung 7.1 Altersverteilung der Stichprobe im Boxplot (Angabe Minimum (37 Jahre), Maximum (92 Jahre), Median (70 Jahre), Obergrenze des 1. Quartils (61,75 Jahre), Untergrenze des 3. Quartils (79,25 Jahre))

Tabelle 7.2 Häufigkeitsverteilung des Geschlechts der Stichprobe (N = Anzahl gültiger Antworten; Mis = Anteil fehlender Werte)

Variable	N	Mis	Anteil
Geschlecht weiblich	98	0,0 %	53,26 %
Geschlecht männlich	86	0,0 %	46,74 %

Familienstand: Mehr als die Hälfte der Personen in der Stichprobe (57,8 %) ist verheiratet; 18,4 % sind verwitwet, 13,0 % geschieden, 7,6 % ledig, 2,2 % verpartnert, 2 Patient:innen machten keine Angabe.

Erwerbssituation: 78,4 % der Befragten sind berentet, 15,1 % berufstätig, 3,2 % Hausfrau/-mann, 2,7 % arbeitslos, 1 Patient:in machte keine Angabe.

7.3 Ergebnisse der quantitativen Forschung

Versicherungsstatus: 92,4 % sind gesetzlich *krankenversichert* (5,9 % privat, 3 Patient:innen machten keine Angabe).

Muttersprache: 87,6 % der Befragten geben Deutsch an (3,8 % Türkisch, 1,6 % Polnisch, jeweils 1,1 % Italienisch, Rumänisch, Ukrainisch, Russisch, Serbisch, 0,5 % Kurdisch, 1 Patient:in machte keine Angabe).

Höchster Bildungsabschluss: Zusammengefasst weist ein Drittel der Stichprobe (33,0 %) einen Volksschulabschluss auf (22,2 % Hauptschulabschluss, 17,8 % Realschulabschluss, 11,9 % Abitur, 10,8 % Fachabitur, 2,2 % ohne Schulabschluss, 4 Patient:innen machten keine Angabe). Im Ergebnis haben damit 55 % der Untersuchungsgruppe einen niedrigen (Volks- und Hauptschule), 22 % einen hohen (Fachhochschule, Abitur) und 18 % einen mittleren (Realschule) Schulabschluss.

Erkrankungszeitraum: Insgesamt sagen 85,4 % der Patient:innen aus, seit Jahren erkrankt zu sein, nur 10,8 % erwähnen einen Erkrankungszeitraum seit Monaten (2 Patient:innen geben die Krankheitsdauer seit Wochen an, 5 Patient:innen machen keine Angabe).

Prävalenz einzelner chronischer Erkrankungen: Die Hälfte der Patient:innen (50,8 %) gibt den Bluthochdruck als Erkrankung an. Jeweils ein Drittel der Patient:innen erwähnt, an Diabetes (31,9 %), Asthma/COPD (30,8 %) oder Herzschwäche (30,3 %) erkrankt zu sein. Chronische Schmerzen werden von 27,6 % bzw. psychische Erkrankungen von 10,3 % der Patient:innen berichtet. Abbildung 7.2 zeigt den prozentualen Anteil der Einzelerkrankungen.

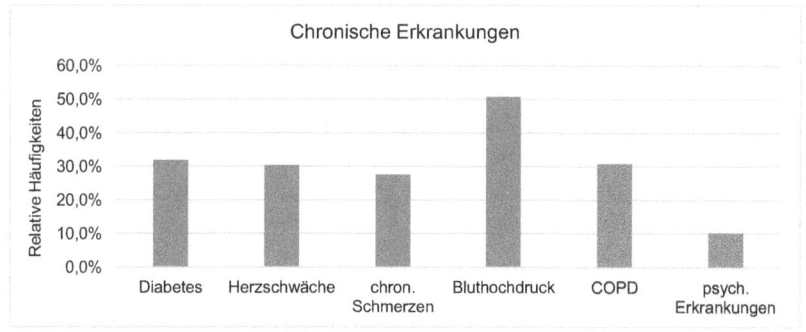

Abbildung 7.2 Häufigkeitsverteilung Nennungen der chronischen Erkrankungen der Stichprobe (N = 185; Mehrfachnennungen)

Multimorbiditätsmuster: Bei der Überprüfung der Kombinationen von mindestens drei gleichzeitig vorliegenden chronischen Krankheiten als Identifikation der Multimorbidität kann eine Stichprobengröße von 38 Patient:innen zugrunde gelegt werden (siehe Abbildung 7.3). Die Herz-Kreislauf- und Stoffwechselstörungen (Bluthochdruck und Diabetes) sind zusammengefasst in 13 Krankheitskombinationen am häufigsten vertreten. In den weiteren Kombinationen kommen Bluthochdruck und chronische Schmerzen mit jeweils sechs Nennungen am häufigsten vor. Psychische Erkrankungen weisen mit drei Nennungen insgesamt den niedrigsten Anteil auf.

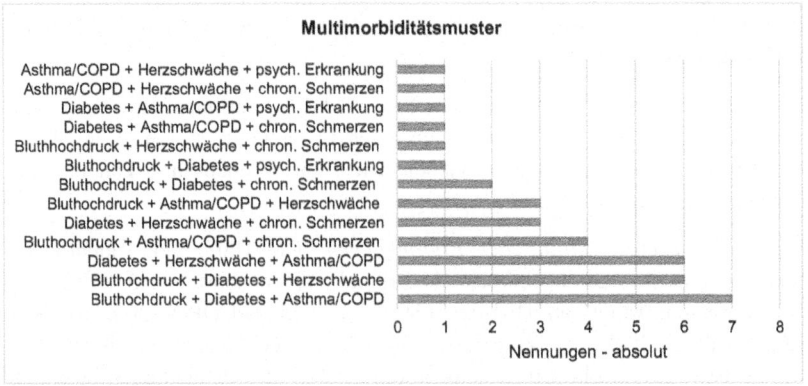

Abbildung 7.3 Multimorbiditätsmuster bei Vorliegen dreier chronischer Erkrankungen (N = 38)

Anzahl gleichzeitig vorliegende chronische Erkrankungen: Auf Basis der vorgegebenen Auswahlliste der Erkrankungen und der Selbstangaben weiterer Erkrankungen als Freitext erwähnen 33,5 % der Patient:innen drei gleichzeitig vorliegende chronische Erkrankungen, 29,7 % geben zwei, 21,1 % eine und 7,6 % vier gleichzeitig vorliegende chronische Erkrankungen an, 4,3 % sagen aus, nicht chronisch erkrankt zu sein (siehe Abbildung 7.4). Im Mittel bestehen insgesamt 2,31 chronische Erkrankungen gleichzeitig – mit einer SD von 1,15. Im Minimum liegen nach Selbstangabe keine chronischen Erkrankungen vor, im Maximum existieren sechs chronische Erkrankungen gleichzeitig. Insgesamt werden 56 Einzelerkrankungen angegeben, die nicht synergistisch zu den Vorgaben sind.

7.3 Ergebnisse der quantitativen Forschung

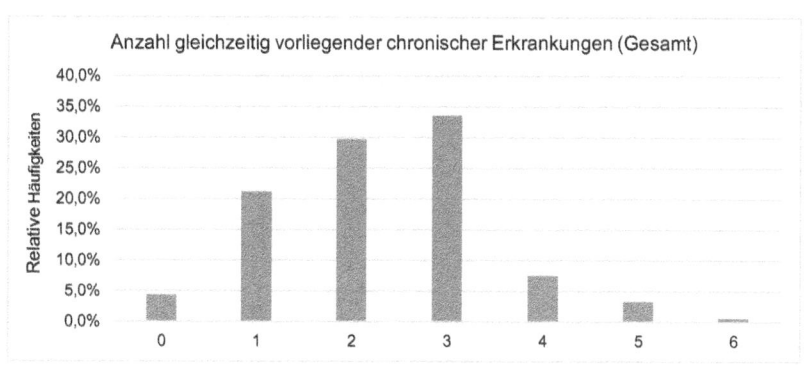

Abbildung 7.4 Häufigkeitsverteilung Anzahl gleichzeitig vorliegender chronischer Erkrankungen (nach Vorgabe und Selbstangabe, N = 184)

Anzahl verordneter und selbstgekaufter Medikamente: Im Fragebogen werden beide Ausprägungen in Kategorien abgefragt (siehe Abbildungen 7.5 und 7.6). Ein Hauptanteil der Stichprobe von 35,7 % gibt an, 4 bis 6 verordnete Medikamente zu erhalten (31,4 % erhalten 7 oder mehr Medikamente, 23,2 % 3 Medikamente, 3,8 % 1 Medikament, 3,2 % 2 Medikamente, 2,7 % (5 Patient:innen) erwähnen keine verordneten Medikamente). Im Mittel bekommen die Befragten 4,78 verordnete Medikamente mit einer SD von 1,93.

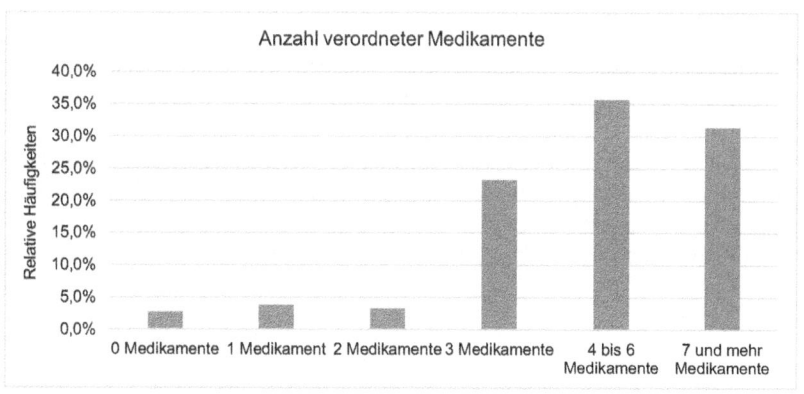

Abbildung 7.5 Häufigkeitsverteilung Anzahl verordneter Medikamente (N = 184)

Der größte Anteil der Befragten (45,9 %) nutzt zusätzlich zur verordneten keine selbstgekaufte Medikation (34,6 % nehmen zusätzlich 1 selbstgekauftes Medikament ein, 11,4 % 2 bis 4 Medikamente, 1,6 % 5 und mehr Medikamente, 12 Befragte machen keine Angabe) (siehe Abbildung 7.6).

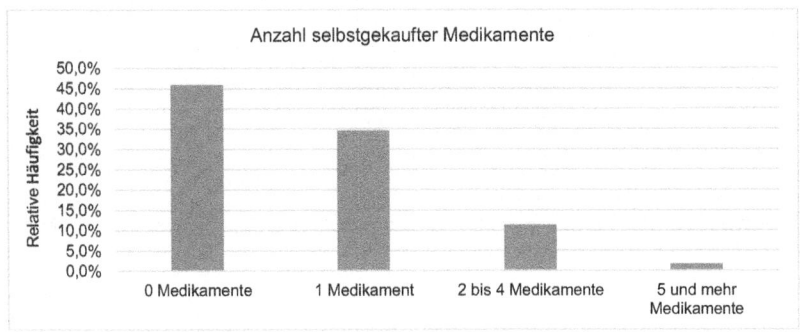

Abbildung 7.6 Häufigkeitsverteilung Anzahl selbstgekaufter Medikamente (N = 184)

Patient:innen, die 4 bis 6 verordnete Medikamente einnehmen, nehmen zusätzlich im Durchschnitt 1,2 weitere selbstgekaufte Medikamente zu sich. Bei 3 verordneten Medikamenten werden zusätzlich im Durchschnitt 0,7 selbstgekaufte Medikamente eingenommen, bei 7 Medikamenten oder mehr sind es durchschnittlich zusätzlich 0,5 selbstgekaufte Medikamente. Patient:innen mit 1 oder 2 verordneten Medikamenten nutzen nur selten eine Selbstmedikation.

Regelmäßige Medikationseinnahme: Diese wird von 89,2 % der Stichprobe angegeben, während 9,7 % die Medikationseinnahme als unregelmäßig bezeichnen (2 Patient:innen machen keine Angabe).

Selbsteinschätzung des Gesundheitszustandes: Fast die Hälfte der Stichprobe (48,1 %) schätzt den eigenen Gesundheitszustand als befriedigend ein (27,0 % als gut, 19,5 % als schlecht, jeweils 2,2 % als sehr gut und sehr schlecht, 2 Patient:innen machen keine Angabe) (siehe Abbildung 7.7).

7.3 Ergebnisse der quantitativen Forschung

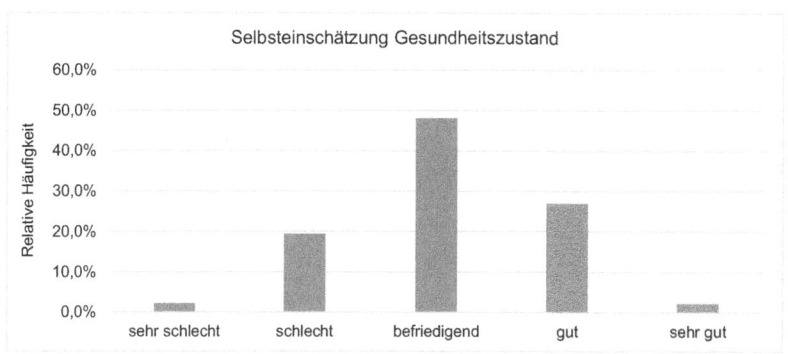

Abbildung 7.7 Häufigkeitsverteilung Selbsteinschätzung des Gesundheitszustandes (N = 183)

7.3.2 Deskriptive Auswertung der Patientenaktivierung

Die Patientenaktivierung der Stichprobe (gemessen als Aktivierungswert) liegt im Mittel bei 65,4, der Median bei 68,5 (siehe Tabelle 7.3). Der Mittelwert der Stichprobe entspricht dem Aktivierungsgrad 3, während der Median etwas höher ist und dem Aktivierungsgrad 4 entspricht (zugehöriges Material ist im Anhang 10 im elektronischen Zusatzmaterial einsehbar). Die Standardabweichung beträgt 15,37 Punkte.

Tabelle 7.3 Patientenaktivierung und Aktivierungsgrade der Stichprobe (N = Anzahl gültiger Antworten; Mis = Anteil fehlender Werte; MW = Mittelwert; SD = Standardabweichung; Med = Median; Min = Minimum; Max = Maximum)

Variable	N	Mis	MW	Med	SD	Min	Max
Patientenaktivierung	184	0,5 %	65,4	68,5	15,37	31	91,6
Aktivierungsgrad	184	0,5 %	3,09	3,68	1,13	1	4

Wie der Box-Whisker-Plot zeigt (siehe Abbildung 7.8), liegen 25 % der Werte unter einem Aktivierungswert von 52,9 (1. Quartil, Aktivierungsgrad 2), 25 % der Werte über einem Aktivierungswert von 75,3 (3. Quartil, Aktivierungsgrad 4). 50 % der Werte befinden sich im Interquartilsabstand zwischen diesen beiden Aktivierungswerten und entsprechen damit dem Aktivierungsgrad 3 und 4.

Das Minimum der Aktivierung liegt bei 31 Punktwerten (entspricht dem Aktivierungsgrad 1), während sich das Maximum bei 91,6 befindet und damit dem Aktivierungswert 4 entspricht.

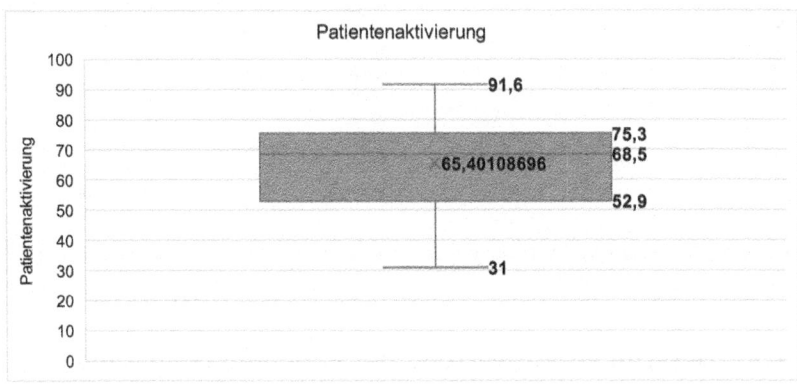

Abbildung 7.8 Patientenaktivierung der Stichprobe (N = 184)

Abbildung 7.9 zeigt die Häufigkeitsverteilung der Aktivierungsgrade. Die Hälfte der Befragten (52,4 %) hat einen Aktivierungsgrad 4 (20,0 % Aktivierungsgrad 3, 16,2 % Aktivierungsgrad 1 und 10,8 % Aktivierungsgrad 2). Der Mittelwert des Aktivierungsgrades liegt bei 3,09 (siehe Tabelle 7.9).

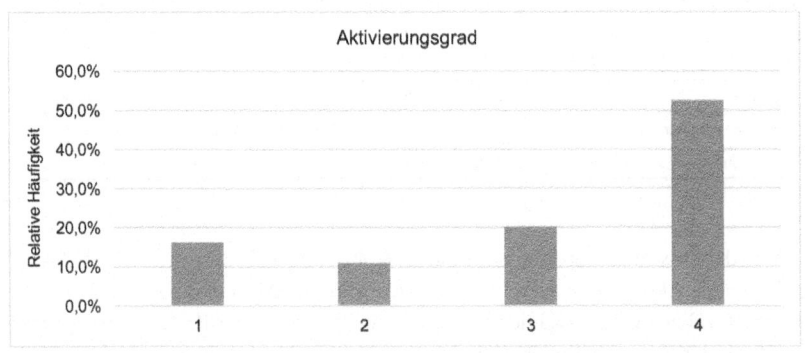

Abbildung 7.9 Häufigkeitsverteilung der Aktivierungsgrade der Stichprobe (N = 184)

7.3.3 Korrelationsanalyse

Die Korrelationstabelle (siehe Tabelle 7.4) zeigt, dass die Patientenaktivierung

- zum weiblichen Geschlecht ($r = 0{,}21$; $**p = 0{,}004$) korreliert; es besteht ein kleiner positiver, hochsignifikanter Zusammenhang zwischen beiden Variablen, d. h., Frauen sind aktivierter als Männer;
- mit der Anzahl chronischer Erkrankungen ($r = -0{,}19$; $**p = 0{,}011$) korreliert; es existiert ein kleiner negativer, signifikanter Zusammenhang zwischen beiden Variablen, d. h., je mehr chronische Erkrankungen vorhanden sind, desto geringer ist die Patientenaktivierung – und umgekehrt;
- mit der Einschätzung des Gesundheitszustands ($r = 0{,}18$; $*p = 0{,}014$) korreliert; es besteht ein kleiner positiver, signifikanter Zusammenhang zwischen beiden Variablen, d. h., je besser der Gesundheitszustand eingeschätzt wird, desto höher ist die Patientenaktivierung.

Zwischen der Patientenaktivierung und dem Alter sowie zur Anzahl der Medikamente wurden keine signifikanten Korrelationen gefunden.

In der weiteren Korrelationsanalyse zur Überprüfung der Zusammenhänge zwischen den einzelnen Variablen ohne Bezug zur Patientenaktivierung lassen sich zusätzliche Korrelationen ermitteln:

- Zwischen der Anzahl der Erkrankungen und der Anzahl der verordneten Medikamente ($r = 0{,}37$, $p < 0{,}001$) besteht ein mittelstarker positiver, höchst signifikanter Zusammenhang, d. h., je höher die Anzahl der chronischen Erkrankungen ist, desto höher ist die Anzahl der verordneten Medikamente;
- zwischen der Anzahl der Erkrankungen und der Einschätzung des Gesundheitszustands ($r = -0{,}14$, $p = 0{,}050$) besteht ein kleiner negativer, signifikanter Zusammenhang, d. h., je höher die Anzahl der chronischen Erkrankungen ist, desto schlechter wird der Gesundheitszustand eingeschätzt – und umgekehrt;
- zwischen der Anzahl der Medikamente und der Einschätzung des Gesundheitszustands ($r = -0{,}39$, $p < 0{,}001$) besteht ein mittelstarker negativer, höchst signifikanter Zusammenhang, d. h., je höher die Anzahl der verordneten Medikamente ist, desto schlechter wird der Gesundheitszustand eingeschätzt.

Zwischen allen anderen analysierten Zusammenhängen können keine Korrelationen nachgewiesen werden.

Tabelle 7.4 Korrelationsanalyse des Kriteriums und der Prädiktoren (r = Pearson-Korrelationskoeffizient; p = Signifikanz (* p < 0,05; ** p < 0,01; *** p < 0,001); N = Anzahl gültiger Antworten)

		Aktivierung	Alter	Geschlecht (weibl.)	Anzahl Erkrankungen	Anzahl Medikamente	Einschätzung Gesundheitszustand
Aktivierung	r						
	p						
	N						
Alter	r	0,08					
	p	0,298					
	N	157					
Geschlecht (weibl.)	r	0,21 **	0,02				
	p	0,004	0,825				
	N	184	158				
Anzahl Erkrankungen	r	-0,19 **	-0,05	-0,11			
	p	0,011	0,566	0,139			
	N	184	158	185			
Anzahl Medikamente	r	-0,09	0,11	-0,06	0,37 ***		
	p	0,211	0,173	0,444	0,000		
	N	184	158	185	185		
Einschätzung Gesundheitszustand	r	0,18 *	0,02	0,02	-0,14 *	-0,39 ***	
	p	0,014	0,834	0,782	0,050	0,000	
	N	182	156	183	183	183	

7.3.4 Regressionsanalyse und Hypothesenprüfung

Hypothesen 1 und 2 (demografische Prädiktoren Alter und Geschlecht):
Eine Regressionsanalyse über den Einfluss der Patientenaktivierung auf die Variablen Alter und Geschlecht ergab ein signifikantes Ergebnis ($F_{2;\,154} = 6{,}66$; $p = 0{,}002$, adj. $R^2 = 0{,}07$). Das Alter hat keinen signifikanten Einfluss auf die Patientenaktivierung ($\beta = 0{,}08$, $p = 0{,}303$) (siehe Tabelle 7.5).

Die Nullhypothese „*Ein höheres Alter hat keinen Zusammenhang mit einer niedrigeren Patientenaktivierung*" kann hier – wie erwartet – nicht verworfen werden.

Das Geschlecht hat einen höchst signifikanten Einfluss auf die Patientenaktivierung ($\beta = 0{,}27$; $p = 0{,}001$), d. h., Frauen zeigen eine höhere Patientenaktivierung als Männer. Damit kann die Alternativhypothese angenommen und die Nullhypothese verworfen werden (siehe Tabelle 7.5).

Hypothese 3 (krankheitsassoziierter Prädiktor Anzahl chronischer Erkrankungen):
Die Regressionsanalyse der Patientenaktivierung auf die Anzahl der chronischen Erkrankungen hat ein signifikantes Ergebnis ($F_{1;\,182} = 6{,}64$, $p = {,}011$, adj.

7.3 Ergebnisse der quantitativen Forschung

Tabelle 7.5 Regression von Alter und Geschlecht auf die Patientenaktivierung (β = Regressionskoeffizient; s. e. = Standardfehler; t = t-Test; p = Signifikanz)

Variable	β	s. e.	t	p
Alter	0,08	0,08	1,03	0,303
Geschlecht (weibl.)	0,27	0,08	3,49	0,001

$R^2 = 0,03$). Je höher die Anzahl chronischer Erkrankungen ist, desto geringer ist die Patientenaktivierung ($\beta = -0,19$). Damit kann die Alternativhypothese angenommen und die Nullhypothese verworfen werden (siehe Tabelle 7.6).

Tabelle 7.6 Regression von Anzahl der chronischen Erkrankungen auf die Patientenaktivierung (β = Regressionskoeffizient; s. e. = Standardfehler; t = t-Test; p = Signifikanz)

Variable	β	s. e.	t	p
Anzahl chronischer Erkrankungen	-0,19	0,07	-2,58	0,011

Hypothese 4 (krankheitsassoziierter Prädiktor Anzahl verordneter Medikamente):
Die Regression der Patientenaktivierung auf die Anzahl der verordneten Medikamente ist nicht signifikant ($F_{1; 182} = 1,58$, $p = 0,211$, adj. $R^2 = 0,00$) (siehe Tabelle 7.7). Es konnte kein Zusammenhang zwischen der Anzahl verordneter Medikamente und der Patientenaktivierung gefunden werden ($\beta = -0,09$). Die Anzahl der verordneten Medikamente kann die Patientenaktivierung nicht vorhersagen. Hier muss die Nullhypothese beibehalten werden.

Tabelle 7.7 Regression von Anzahl verordneter Medikamente auf die Patientenaktivierung (β = Regressionskoeffizient; s. e. = Standardfehler)

Variable	β	s. e.	t	p
Anzahl verordneter Medikamente	-0,09	0,07	-1,26	0,211

Auch die Erweiterung des Regressionsmodells zur Überprüfung des Zusammenhangs mit der Anzahl der Medikamente um die Variablen „Anzahl selbstgekaufter Medikamente" und „Medikationsadhärenz" konnte die Patientenaktivierung nicht signifikant vorhersagen ($F_{3;168} = 1,38$, $p = 0,251$, adj. $R^2 = 0,01$) (siehe Tabelle 7.8).

Tabelle 7.8 Alternative 1: Regression von Anzahl verordneter Medikamente plus Anzahl selbstgekaufter Medikamente plus Medikationsadhärenz auf die Patientenaktivierung ($\beta =$ Regressionskoeffizient; s. e. = Standardfehler)

Variable	β	s.e.	t	p
Anzahl verordneter Medikamente	-0,05	0,07	-0,71	0,480
Anzahl selbstgekaufter Medikamente	-0,14	0,08	-1,84	0,067
regelmäßige Medikationseinnahme	-0,03	0,08	-0,40	0,690

Hypothese 5 (krankheitsassoziierter Prädiktor Selbsteinschätzung des Gesundheitszustandes):
Die Regression der Patientenaktivierung auf den selbsteingeschätzten Gesundheitszustand ist signifikant ($F_{1;\ 180} = 6,11$, $p = 0,014$, adj. $R^2 = 0,03$). Je besser der selbsteingeschätzte Gesundheitszustand ist, desto höher ist die Patientenaktivierung ($\beta = 0,18$). Somit wird die Alternativhypothese bestätigt und die Nullhypothese verworfen (siehe Tabelle 7.9).

Tabelle 7.9 Regression von Selbsteinschätzung Gesundheitszustand auf die Patientenaktivierung ($\beta =$ Regressionskoeffizient; s. e. = Standardfehler)

Variable	β	s. e.	t	p
Einschätzung Gesundheitszustand	0,18	0,07	2,47	0,014

Des Weiteren zeigt die Berechnung in einem ersten multivariaten Analysemodell der Regression auf die Patientenaktivierung durch die Anzahl der chronischen Erkrankungen (H3), die Anzahl der verordneten Medikamente (H4) und die Einschätzung des Gesundheitszustandes (H5), dass sich eine hochsignifikante Regression der Aktivierung ($F_{3;\ 178} = 4,27$, $p = 0,006$, adj. $R^2 = 0,05$) mit einem jeweils signifikanten inkrementellen Einfluss (zusätzlich zu den anderen Variablen im Modell) der Anzahl chronischer Erkrankungen ($\beta = -0,20$, $p = 0,012$) und des eingeschätzten Gesundheitszustandes ($\beta = 0,17$, $p = 0,031$) bei einem nicht signifikanten (inkrementellen) Einfluss der Anzahl verordneter Medikamente ergibt ($\beta = 0,04$, $p = 0,620$) (siehe Tabelle 7.10).

Die Auswertung des zweiten Gesamtmodells (siehe Tabelle 7.11) unter zusätzlicher Berücksichtigung der demografischen Variablen Alter und Geschlecht zeigt eine hochsignifikante Regression ($F_{5;\ 149} = 4,18$, $p = 0,001$, adj. $R^2 = 0,09$).

Der Einfluss der Anzahl der chronischen Erkrankungen, des Gesundheitszustandes und des Geschlechts bleibt weiterhin signifikant. Dazu hat das Geschlecht einen signifikanten Einfluss ($\beta = 0,25$, $p = 0,002$).

7.3 Ergebnisse der quantitativen Forschung

Tabelle 7.10 Gesamtmodell 1: Multivariate Regressionsanalyse (β = Regressionskoeffizient; s. e. = Standardfehler; t = t-Test; p = Signifikanz)

Variable	β	s. e.	t	p
Anzahl chronischer Erkrankungen	-0,2	0,08	-2,53	0,012
Anzahl verordnet Medikamente	0,04	0,08	0,5	0,620
Einschätzung Gesundheitszustand	0,17	0,08	2,18	0,031

Tabelle 7.11 Gesamtmodell 2: Multivariate Regressionsanalyse (β = Regressionskoeffizient; s. e. = Standardfehler; t = t-Test; p = Signifikanz)

Variable	β	s. e.	t	p
Anzahl Erkrankungen	-0,18	0,09	-2,02	0,045
Anzahl Medikamente	0,1	0,1	0,99	0,323
Einschätzung Gesundheitszustand	0,18	0,09	2,1	0,037
Alter	0,04	0,08	0,51	0,608
Geschlecht (weibl.)	0,25	0,08	3,23	0,002

Diskussion 8

Ziel der vorliegenden Arbeit war sowohl die Identifikation relevanter Kommunikationsgütemerkmale für ein gelingendes interdisziplinäres Arzneimittelmanagement als auch die Untersuchung der Patientenaktivierung als Selbstmanagementfähigkeit bei Patient:innen mit Multimedikation und Multimorbidität. Beide empirische Untersuchungen, unabhängig voneinander durchgeführt, sollen einen Beitrag zur Unterstützung einer bedarfsgerechten sowie patientenorientierten Versorgung im Rahmen eines interdisziplinären Arzneimittelmanagements leisten, um nachhaltig UAW zu vermeiden und die AMTS zu stärken.

8.1 Versorgungsperspektive des Arzneimittelmanagements

Die zunehmend komplexer werdende Medikationssituation bei Multimorbidität erfordert Lösungsansätze durch einen koordinierten sowie ggf. moderierten Zusammenschluss und Abstimmung der beteiligten Stakeholder:innen. Ein gemeinsames Verständnis des intra- und intersektoralen Arzneimittelmanagement kann diesbezüglich die Basis für Interdisziplinarität bieten.

Das gezeichnete Bild des intra- und intersektoralen Arzneimittelmanagements der vorliegenden Arbeit spiegelt sich in der aufgezeigten wissenschaftlichen Literatur wider. Die fehlende Informationsübermittlung wird von den interviewten Personen gleichermaßen als größte Schwachstelle des Systems wahrgenommen.

Ergänzende Information Die elektronische Version dieses Kapitels enthält Zusatzmaterial, auf das über folgenden Link zugegriffen werden kann https://doi.org/10.1007/978-3-658-46375-5_8.

Fehlende Kooperation und Kommunikation, vor allem an den Versorgungsschnittstellen, stellt sich deutlich in der nicht gelingenden Zusammenführung der Medikationsverordnungen der multimorbiden Patient:innen in dem einheitlich standardisierten Format BMP dar (83). Obwohl gerade multimorbide Menschen einen gesetzlichen Anspruch auf den BMP haben, die hohe funktionelle Bedeutung des BMP allen Akteuren und Akteurinnen bewusst ist und dessen Einsatz durch interdisziplinäre Zusammenarbeit zu einer signifikanten Verbesserung der Medikationskompetenz führt, erhalten nur 21,5 % der Patient:innen mit mindestens drei systemisch wirksamen Arzneimitteln in der Dauerverordnung im Rahmen einer Arzneimittelanamnese einen BMP. Sein substanzielles Potenzial zur Versorgungssicherheit wird bisher inkonsequent genutzt (4), da offenbar seine mögliche Schlüsselfunktion als Auslöser einer kontinuierlichen Patientenorientierung unterschätzt wird. Vor allem scheint die Rolle des kontinuierlichen Initiators zu fehlen, um die gegenseitige Erwartungshaltung mit geringer Eigeninitiative auszugleichen. Als logische Schlussfolgerung bemängeln alle Akteure und Akteurinnen die entweder fehlenden Medikationspläne oder die nicht nachvollziehbare, unvollständige und veraltete Medikationsangabe auf nichtstandardisierten, individuellen Plänen. Nach Waltering, Schwalbe und Hempel (304), die in einer Erhebung bei öffentlichen Apotheken Medikationspläne nach Diskrepanzen untersuchten, zeigten nur 6,5 % der Pläne keinen Unterschied zur tatsächlich eingenommenen Medikation. Hauptsächliche Abweichungen in den Medikationsplänen wurden bei Verordnungen von haus- und fachärztlichen Personen festgestellt, die zu 41 % vornehmlich die Medikamentennamen und zu 30 % zusätzlich eingenommene Medikamente bzw. fehlende Arzneimittel betrafen. Zu 18 % enthielten die Pläne Medikamente, die nicht mehr eingenommen wurden.

Mit Blick auf den stationären Sektor sind nur ca. 20 % der Medikationsangaben auf einem BMP bei Krankenhausaufnahme identisch mit der Arzneimittelanamnese (4). In 78 % der Fälle besteht eine Diskrepanz mit der tatsächlich eingenommenen Medikation, hauptsächlich in Bezug auf die fehlende Angabe tatsächlich eingenommener Arzneimittel (57 %), die zum Teil (zwischen 11 % und 59 %) ein hohes, klinisch relevantes Nebenwirkungs- und Interaktionspotenzial ausweisen (283). Bei einem Drittel der Patient:innen standen bei Krankenhausaufnahme Arzneimittel auf dem BMP, die nicht mehr eingenommen wurden. Ca. 40 % der Medikationsfehler, die bei Aufnahme der Patient:innen registriert wurden, finden sich ebenfalls in den Briefen bei Entlassung wieder (69). Davon ist wiederum mindestens ein Fünftel in ihrer Wirkung als kritisch für Patient:innen anzusehen (300, 68).

8.1 Versorgungsperspektive des Arzneimittelmanagements

Obwohl die Implementierung eines standardisierten Arbeitsprozesses in der Versorgungspraxis zur AMTS beiträgt (89), finden tendenziell strukturierte Medikationschecks eher im stationären als im ambulanten Bereich statt. Eine hohe Qualität des Medikationschecks kann nur erreicht werden, wenn Angaben zur Dosierung und Wirkstärke im Medikationsplan nicht älter als einen Monat sind (4). Eine elektronische Integration des BMP, des sog. elektronischen Medikationsplans (eMP), in interdisziplinäre Versorgungsprozesse ist notwendig, um sowohl Vollständigkeit und Aktualität der Medikation zum Behandlungszeitpunkt als auch die Einbindung aller involvierten Stakeholder:innen gewährleisten zu können. Mit dem im Oktober 2020 verabschiedeten Gesetz zum Schutz elektronischer Patientendaten in der Telematikinfrastruktur (Patientendaten-Schutz-Gesetz – PDSG, § 341 SGB V) sollte die elektronische Patientenakte (ePA) ab dem Jahr 2021 sowohl durch die Krankenkassen als auch durch die Hausarztpraxen nutzbar gemacht werden und darüber den eMP für alle Versorger abbilden. Voraussetzung ist allerdings eine störungsfreie Anbindung an die Telematikinfrastruktur (KBV 2021). Bis dahin soll der eMP über die elektronische Gesundheitskarte (eGK) theoretisch abrufbar sein, kann praktisch jedoch von einem mobilen Lesegerät, beispielsweise beim Hausbesuch oder im Krankenwagen, nicht ausgelesen werden (8, 302).

Multimorbidität sowie Multimedikation überfordern zunehmend die haus- und fachärztlich pharmazeutische (Erfahrungs-)Kompetenz. Unterstützende Maßnahmen zur Bewältigung komplexer Krankheitssituationen können zum einen strukturierte Situationsanalysen der Patient:innen sein, in denen nebeneinander existierende Problemstellungen und Zielsetzungen (Disease-Disease-Interactions, DDIs) priorisiert, Multimorbiditätsmuster erkannt und Therapieziele formuliert werden (21, 316). Zum anderen können durch die Reduktion der Multimedikation (das sog. Deprescribing) unverträgliche Medikamente abgesetzt oder Einzelsubstanzen in Kombinationspräparte überführt werden (290). Es bestehen jedoch Bedenken als auch Ängste der Ärzte und Ärztinnen, bei einer Reduktion der Multimedikation hilfreiche Therapien möglicherweise zu unterlassen (255). Validierte Instrumente zur strukturierten Einschätzung und Reduktion der Multimedikation[1] kommen nicht zur Anwendung – es ist kein „Goldstandard" erkennbar (160). Die bisherige Studienlage zur Verbesserung einer Multimedikation durch komplexe, multiprofessionelle Interventionen zeigt eine eher geringe Evidenz für den Nutzen einer bedarfsgerechten Medikationsqualität (292). In der Literatur konnte bisher

---

[1] STOPP (Screening Tool of Older Person's Prescriptions), START (Screening Tool to Alert doctors to Right Treatment), Medication Appropriateness Index (MAI), die PIM- oder FORTA Liste (siehe Abschnitt 2.2).

nicht belegt werden, dass eine verringerte Medikamentenbelastung die Adhärenz verbessert (297, 75).

Trotz zunehmender Bedeutung des pharmazeutischen Wissens im Praxisalltag sehen sowohl die haus- als auch die fachärztlichen Personen im Hinblick auf das Arzneimittelmanagement keine Notwendigkeit für ein kooperatives Vorgehen mit der Apotheke – Informationen des Apothekers und der Apothekerin werden subjektiv nicht als Mehrwert empfunden. Zeitmangel, ein nicht ausreichender Stellenwert einer sicheren Arzneimitteltherapie sowie eine nicht etablierte multiprofessionelle Arbeits- und Kommunikationskultur scheinen die Gründe zu sein, warum dem:der ambulant tätigen Apotheker:in nicht die pharmazeutische Versorgungsrelevanz gegeben wird, die die Häufigkeiten der Medikationsfehler erfordern würde. Zudem könnte ein abgestimmtes arbeitsteiliges Medikationsmanagement zwischen Hausarztpraxis und Apotheke zur Entlastung der originär medizinischen Versorgungssituation führen, ohne die Arzneimittelverordnung als urärztliche Aufgabe in Frage zu stellen. Die pharmazeutische Verantwortung, Motivation und Kompetenz des Apothekers und der Apothekerin im Hinblick auf eine sichere Arzneimitteltherapie laufen im gelebten Praxisalltag ins Leere, obwohl sowohl auf profunde sowie spontane Medikationsanalysen als auch auf ein strategisch langfristiges Medikationsmanagement zurückgegriffen werden könnte. Förderprojekte zeigen hingegen erfolgreiche Kooperationsansätze auf. Das Projekt ARMIN (Arzneimittelinitiative Sachsen-Thüringen) zielt auf die Stärkung der Kooperation zwischen Arztpraxis und Apotheke durch die Implementierung der Module Wirkstoffverordnung, Medikationskatalog und Medikationsmanagement ab, vor allem bei Multimorbidität. Durch die gemeinschaftliche Betreuung der Patient:innen von ärztlichen und pharmakologischen Fachpersonal wird mithilfe eines elektronischen Datenaustauschs ein vollständiger, aktueller und risikogeprüfter Medikationsplan erstellt und damit die Qualität der Arzneimittelversorgung durch Erhöhung der AMTS verbessert (194, 89). Insgesamt sind jedoch Projekte zur AMTS mit kooperativen Ansätzen unterrepräsentiert (42). So besteht im Innovationsfonds eine diesbezügliche Förderung von zurzeit vier Projekten (100). Mit Blick auf mehr wünschenswerte Kooperationsansätze identifiziert ein systematisches Literaturreview zur Zusammenarbeit der ärztlichen und der pharmakologischen Fachpersonen sechs potenzielle Erfolgsfaktoren: persönliches Kennenlernen, das Einbeziehen beider Heilberufe in die Projektplanung, die Etablierung gemeinsamer (Informations-) Veranstaltungen, die Sicherstellung der (technischen) Machbarkeit durch Incentivierung sowie die Einbindung in bestehende Versorgungsstrukturen (311). In regionalen Projekten können diese, eher einfach umzusetzenden Erfolgsfaktoren, handlungsleitend genutzt werden.

Zur Beantwortung der Forschungsteilfrage „*Wie stellt sich das Arzneimittelmanagement aus unterschiedlicher Versorgungsperspektive dar?*" visualisiert eine Abbildung im Überblick ergänzend neben den Perspektiven der Stakeholder:innen die jeweiligen Verantwortungsbereiche bzw. Rollen, die Zielsetzung ihrer Tätigkeit im Arzneimittelmanagement sowie die adressierte Einschätzung der Kommunikations im interdisziplinären Informationsaustausch (zugehöriges Material ist im Anhang 11 im elektronischen Zusatzmaterial einsehbar). Somit können sowohl Schwachstellen der interdisziplinären Kommunikation in den spezialisierten Versorgungsleistungen als auch potenzielle Entwicklungsbereiche für ein arbeitsteiliges Vorgehen aufgezeigt werden. Wohl wissend, dass der:die Patient:in im Mittelpunkt des Arzneimittelmanagements stehen sollte, wird er:sie an dieser Stelle bildlich ausgespart, da der Fokus auf den Systemakteur:innen liegt. Trotz des vorhandenen Wissens und der grundsätzlichen Willensäußerung zur notwendigen vernetzten Versorgung fehlen zusammengefasst der Anwendungsbezug und die damit verbundene praktische Anbindung an die reale Patientenversorgungssituation. Zunehmende Multimorbidität sowie erhöhte Anforderungen an das interdisziplinäre Arzneimittelmanagement, vor allem bei Multimedikation, scheinen jedoch eine steigende Interaktionsfrequenz und eine damit einhergehende übergeordnete Koordination zu fordern, die kontinuierlich die Belange einer adäquaten Patientenversorgung monitort und taktet. Die koordinierende Hausarztpraxis ist dabei ein Steuerungsinstrument. Eine zusätzliche Steuerungsfunktion kann mithilfe einer MFA mit Koordinationsfunktion, einer sog. *Dialogpartner:in*, geschaffen werden, die die involvierten Versorgungspartner in der interdisziplinären Kommunikation orchestriert.

8.2 Organisationale und sektorale Einflussfaktoren

Die organisationalen sowie die sektoralen Arbeitsprozesse und Rahmenbedingungen betrachten die betriebliche Einbettung in den jeweiligen Versorgungssektor sowie das daraus abgeleitete Handeln zum Arzneimittelmanagement, um die Teilfragestellung „*Welchen Einfluss haben organisationale und sektorale Faktoren auf das interdisziplinäre Arzneimittelmanagement?*" beantworten zu können. Ärzte und Ärztinnen, Kostenträger sowie die Patient:innen haben bei der Gesundheitsversorgung unterschiedliche Zielvorstellungen. Während die Handlungen der Leistungserbringer neben ethischen Aspekten auch durch das jeweilige sektorale Vergütungssystem partikular gelenkt werden, stehen bei den Patient:innen die Ergebnisqualität der erbrachten Leistung und die damit verbundenen Lebensqualität im Vordergrund (318). Die Interviews bilden eben diese Situation ab:

Während im ambulanten Bereich Richtgrößen[2] (das von den Teilnehmenden so genannte Arzneimittelbudget) und Rabattverträge das Verordnungsverhalten sowie das Arzneimittelmanagement prägen, entscheidet im stationären Bereich die Arzneimittelkommission nach therapeutischen und wirtschaftlichen Kriterien die Medikationsauswahl. Der Unterschied zwischen Erlaubnis- und Verbotsvorbehalt ist im Vergleich zu früheren Jahren deutlich geringer ausgeprägt (98). Sowohl das diversifizierte generische Medikationssortiment als auch die deutlich unterschiedlich ausgeprägte Leitlinienorientierung der Therapie ermöglicht nur wenig Verordnungskontinuität zwischen den Sektoren und erfordert bei Krankenhausentlassung zahlreiche Therapieumstellungen. Somit empfinden die Interviewten eine intersektoral abgestimmte Arzneimitteltherapie als nicht umsetzbar und benennen neben den isoliert handelnden Versorgungsbereichen ebenfalls eine hohe erforderliche Zeitintensität für deren Umsetzung.

Die organisationalen Abläufe sind vornehmlich auf das betriebswirtschaftliche, weniger auf das patientenorientierte Arzneimittelmanagement ausgerichtet. Gründe dafür liegen in der ökonomisierten Medizin mit hohem bürokratischem und administrativem Aufwand (siehe oben) ohne Honorierung der zuhörenden, sprechenden und koordinierenden Versorgungselemente. Lösungsansätze im ambulanten Bereich können in einer gezielten Aufgaben- und Verantwortungszuweisung (Delegation) in flachen Hierarchiestrukturen bestehen. Der Ausbau der Kompetenzbereiche der MFA durch spezifische Weiterbildungsangebote[3] oder die durch die im Koalitionsvertrage 2021 (267) geforderte Integration neuer Gesundheitsberufe, wie die Community Health Nurse (CHN) oder ein Case Management, aber auch eine Dialogpartner:in (siehe oben), können die Entwicklung arbeitsteiliger Kernprozesse patientenorientiert stützen sowie Effizienz- und Qualitätspotenziale für Routinen des Arzneimittelmanagements heben. Zudem kann auf steigende hausärztliche Betreuungsanforderungen und abnehmende hausärztliche Versorgungsdichte reagiert werden (103). Während in Deutschland sowohl an das zusätzlich geschulte als auch das akademisch ausgebildete nichtärztliche Personal delegiert werden kann, verfügen qualifizierte Berufsgruppen in anderen Ländern, wie den Niederlanden, England und den USA, im

---

[2] Richtgrößen werden jährlich auf Landesebene zwischen den Verbänden der Krankenkassen und den Kassenärztlichen Vereinigungen für die Arznei- und Heilmittelausgaben sowie Versorgungs- und Wirtschaftlichkeitsziele einheitlich vereinbart und jährlich unter anderem Anzahl und der Altersstruktur der Versicherten, der Preisentwicklung und Kriterien der Wirtschaftlichkeit angepasst (AOK Bundesverband 2021).

[3] Weiterbildungen zur nichtärztlichen Praxisassistentin (NäPa), Versorgungsassistentin in der Hausarztpraxis (VERAH, Teil des HzV-Konzepts) sowie der entlastenden Versorgungsassistentin (EVA).

Sinne der Leistungssubstitution über mehr Handlungs- und Verantwortungsautonomie. Dass beispielhaft nur ca. ein Drittel der Hausärzte und Hausärztinnen in Nordrhein-Westfalen entlastende Delegationsmöglichkeiten nutzt, ist dem generell arztgesteuerten GKV-Versorgungssystem geschuldet, welches den Anforderungen eines modernen Krankenversicherungs- und Gesundheitsrechts nicht mehr gerecht wird (145) und eine aktive Auseinandersetzung mit effizienten Arbeitsstrukturen sowie Teammodellen verhindert (2).

Im akut-stationären Bereich als zentralisierte und spezialisierte Versorgungseinheit wird dem Arzneimittelmanagement eine zunehmend unterstützende Funktion in der gesamten Patientenversorgung beigemessen (152). Eine pharmazeutische Visite kann eine zusätzliche Interventionsmöglichkeit zur Vermeidung von Medikationsfehlern darstellen (222). Sowohl die Krankenhausapotheke als eigenständige Organisations- und Funktionseinheit als auch die medizinische Arzneimittelversorgung und -therapie sind stärker normierten Qualitätsstandards und strukturiert-abgestimmten Arbeitsprozessen unterworfen als im ambulanten Bereich. Beide Sektoren sind durch einen hohen administrativen Aufwand geprägt, der sich bei gleichzeitigem Fachkräftemangel negativ auf eine patientenorientierte Arbeitsausrichtung auswirkt.

Da Strukturen, Prozesse und Kulturen von Organisationen der Gesundheitsversorgung einen bedeutenden Einfluss auf Versorgungsoutcomes haben, gilt es organisationsbezogene Wirkzusammenhänge in Einzelbetrachtungen oder Versorgungsforschungsstudien zu erkennen und entsprechend einer hohen Versorgungsqualität auszurichten (221, 9). Die Organisationsentwicklung kann den Gesundheitsversorgungsorganisationen helfen, anstehende und notwendige Veränderungsprozesse zu initiieren sowie innovative und lernfähige Strukturen zu schaffen, die über die einzelne Organisation hinaus auch die Kooperation und die Ausgestaltung interorganisationaler Netzwerke hin zu einer interdisziplinären Teamarbeit unterstützen (206).

8.3 Patientenorientierung

Im Rahmen von Gesundheitsförderung ist die Patientenorientierung bzw. -partizipation im Sinne von Mitbestimmung und Selbstmanagement im Gegensatz zu dem defizitorientierten Krankheitsmodell ein ressourcenorientierter Ansatz. Eine patientenorientierte Interaktion und Kommunikation, vornehmlich der hausärztlichen Fachpersonen und insbesondere in der Überleitung zwischen den Sektoren, beziehen Ziele, Werte, Bedürfnisse sowie die Krankheitsperspektive der

Patient:innen in das Management der Erkrankung ein, wodurch ein entscheidender positiver Einfluss auf das Behandlungsergebnis bzw. die Qualitätssicherung der Versorgung entsteht (70, 109).

Zur Beantwortung der Teilfragestellung „*Wie erfolgt im Rahmen des Arzneimittelmanagements eine Patientenorientierung zur Stärkung des Selbstmanagements?*" zeigen die Interviews im Ergebnis, dass eine im Durchschnitt als hoch eingeschätzte emphatische Gesprächs- und Therapieführung häufig mit einer PEF gleichgesetzt werden. Eine explizite Mitbestimmung der Behandlung wird aufgrund der nicht ausreichend eingeschätzten Gesundheitskompetenz der Patient:innen (nicht vorhandenes medizinisches oder therapeutisches Wissen) jedoch selten angestrebt oder durchgeführt. Dies bestätigt eine Übersichtsarbeit, in der eine gemeinsame Entscheidungsfindung nur dort beobachtet wurde, wo explizit Schulungen stattfanden. Das Aufzeigen von Behandlungsalternativen oder die Einbindung von Patientenpräferenzen erfolgte selten, obwohl die Patient:innen mehr wissen wollten, als ihre Ärzte und Ärztinnen mutmaßten (71). Konzepte sowie ein einheitliches Verständnis zur PEF wurden nicht erwähnt (295).

Erforschte Ansätze zum Multimorbiditäts- und Medikationsmanagement bei verschiedenen Leistungserbringern beschreiben ebenso eine nicht routinemäßige Einbindung in die klinische Entscheidungsfindung. Hemmende Faktoren dafür sind unter anderem die fehlende Zeit und Integrationsmöglichkeit in eingespielte Praxisabläufe (zeitlicher Arbeitsdruck), eine fehlende Vergütung, nicht ausreichendes Hintergrundwissen der Behandlungsoptionen und Diskontinuität der Behandlung, Schwierigkeiten in der Einschätzung des Beteiligungswunsches der Patient:innen, zu wenig spezifische Kommunikationskompetenz sowie eine mangelhafte interdisziplinäre bzw. teambasierte Versorgung, die delegationsfähige Komponenten integriert (siehe oben). Auch die Generationszugehörigkeit der jeweiligen ärztlichen Fachperson scheint sich tendenziell in einer arztseitig kommunikationsautoritären, paternalistischen (ältere Generation) oder partizipativen Entscheidungsfindung (jüngere Generation) widerzuspiegeln (207). Die Zergliederung des Systems bedeutet gerade für multimorbide Patient:innen gleichzeitig eine Zunahme der Anzahl unterschiedlicher Behandlungskontakte. Rollen und Aufgaben der spezialisierten Ansprechpartner für Patient:innen sind immer weniger erkennbar. Als Folge führt dies zu einer verstärkten Informations- und Orientierungslosigkeit im Versorgungssystem sowie zu einer wachsenden Distanzierung zwischen Patient:innen und Behandelnden und einer damit einhergehenden Verantwortungsdiffusion der Leistungserbringer. Ein sukzessiv aufgebautes Selbstmanagement und ein verändertes Rollenverständnis in der Arzt-Patienten-Beziehung können die aktive Patientenrolle im Umgang mit Multimedikation unterstützen (243).

8.4 Kommunikationsgütemerkmale

Insgesamt kann das Ergebnis zur Patientenorientierung im engen Zusammenhang mit den organisationalen und sektoralen Rahmenbedingungen bewertet werden, die aufgrund prioritär wirtschaftlicher (Finanzierungssystematik) und haftungsrechtlicher Themen sowie einer hohen Versorgungsdichte die Zentrierung auf den Patient:innen erschweren. Im Ergebnis der ausgewerteten Interviews wird die Ausprägung der Patientenorientierung an den Versorgungsstationen des Behandlungsablaufs bildlich, wie in Abbildung 8.1 dargestellt, veranschaulicht: Die Patientenorientierung nimmt von stationärer zu ambulanter Versorgung kontinuierlich zu.

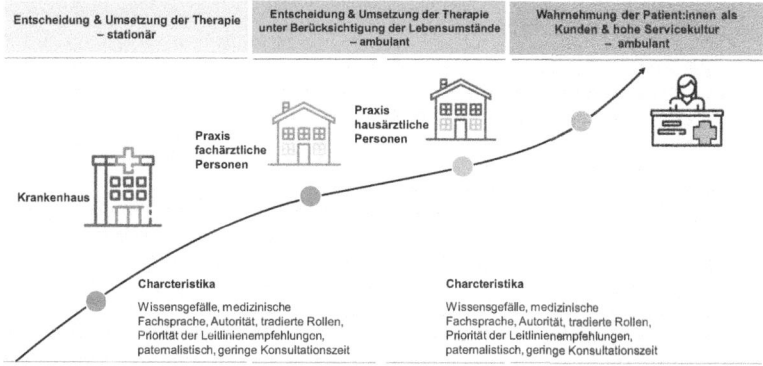

Abbildung 8.1 Zunahme der Patientenorientierung innerhalb der Versorgungskette. (Eigene Darstellung)

8.4 Kommunikationsgütemerkmale

Die Analyse der Kommunikationsgütemerkmale bezüglich der Forschungsfrage *„Welche spezifischen Kommunikationsgütemerkmale können ein interdisziplinär (intra- und intersektoral) abgestimmtes Arzneimittelmanagement unterstützen?"* zeichnet ein komplexes Bild mit individuellen Denkmustern und Handlungsprämissen der Beteiligten. Der Darstellung der Handlungskompetenz folgend (siehe Abschnitt 3.4 und 6.2.1), werden die Kommunikationsgütemerkmale entsprechend ihrer abgeleiteten Ausprägung der *Selbstkompetenz* (Kommunikationsgütemerkmal 1, 3, 6, 7, 8 und 9) und der *Sozialkompetenz* (Kommunikationsgütemerkmal 2, 4, 5 und 6) zugeordnet:

– Kommunikationsgütemerkmale der Selbstkompetenz

1. Bereitschaft zum Informationsaustausch
3. persönlicher Kontakt
6. Lösungs- und Zielorientierung
7. Perspektivenwechsel
8. Reflexion
9. Wertschätzung

– Kommunikationsgütemerkmale der Sozialkompetenz

2. Verständlichkeit der Information
4. Kommunikationsstandards
5. kritische Kommunikationssituation
6. Lösungs- und Zielorientierung

Beide Kompetenzbereiche beziehen sich neben dem Wissen sowie den Fertigkeiten auch auf Persönlichkeitsmerkmale wie Einstellungen und Werthaltungen. Somit können die individuellen Ressourcen und Potenziale einer Person (Personal- oder Selbstkompetenz) als auch das eigenverantwortliche (soziale) Verhalten wie Team- und Kommunikationsfähigkeit als Fähigkeiten zur flexiblen Wissensorganisation und -nutzung (mentale Modellierung) durch strukturgebende Strategien in komplexen Situationen eingeschlossen werden (88, 236, 159, 153). Festgemacht an der inhaltlichen Ausprägung des Kommunikationsgütemerkmals *Lösungs- und Zielorientierung* (6) lässt sich dieser Indikator beiden Kompetenzbereichen zuordnen.

Interdisziplinarität und Zusammenarbeit im Team hat bei der Behandlung von Patient:innen mit komplexen Erkrankungen eine große Bedeutung für den Behandlungserfolg. Eine hohe Qualität der Teamarbeit geht mit einer hohen Sicherheit der Patient:innen einher (275). Interdisziplinarität bedeutet jedoch auch Umgang mit Diversität und damit die notwendige Synchronisation verschiedener fachbezogener Expertisen und Perspektiven. Die Kommunikation ist dabei ein Schlüsselelement und, wie die Kommunikationsmodelle zeigen (vergl. Abschnitt 3.3), ist sie sehr fehleranfällig. Das Wissen darum, orientiert an den Kommunikationsgütemerkmalen als Qualitätsindikatoren, kann helfen, eine interdisziplinär gelingende Kommunikationskultur aufzubauen.

Von den interviewten Personen werden besonders der *persönliche Kontakt* (KGM 3) und die *Bereitschaft zur Kommunikation* (KGM 1) hervorgehoben.

8.4 Kommunikationsgütemerkmale

Letzterem liegt eine intrinsische Motivation, der Wille zum Austausch durch fachspezifische Neugier und Offenheit sowie eine erfahrungsbasierte Generierung von gegenseitigen Mehrwerten zugrunde, die grundsätzlich von allen Akteuren und Akteurinnen geäußert wird. Trotz positiver Grundhaltung erfolgt nicht automatisch ein proaktives Vorgehen und die abzuleitende Bereitschaft, lösungsorientierte Diskussionen herbeizuführen. Tendenziell ist dieses KGM deutlicher in der intrasektoralen als in der intersektoralen Kommunikation erkennbar. Möglicherweise sind es ähnliche berufliche Sozialisationen sowie vorhandene persönliche Kontakte (siehe unten), die die Bereitschaft zur Kommunikation unterstützen bzw. hemmen können. Der *persönliche Kontakt* zu den kollegialen, ärztlichen Fachpersonen wird aufgrund der Möglichkeiten des gegenseitigen Kennenlernens und Einschätzens der individuell-fachlichen als auch der sektoralen Handlungsmotive genutzt, um den weiterführenden Austausch gezielter abstimmen zu können – den anonymen ärztlichen Funktionen können Gesichter sowie eine Haltung und Wertevorstellung zugeordnet werden. Die Theorien der Organisationskommunikation von Fayol und Follett erklären die Bedeutung des persönlichen Kontakts: Im Vergleich zur geschriebenen Anweisung bzw. Information bietet die gesprochene Kommunikation von Angesicht zu Angesicht (Face-to-Face-Communication) zum einen den Vorteil einer besseren situativen Einschätzung und Abklärung der Kommunikation und zum anderen die Möglichkeit der Rückversicherung der Informationen, des Feedbacks, durch ein wechselseitiges Miteinander und damit zur Klärung der Informationen (224). Bei beiden oben genannten Kommunikationsgütemerkmalen sind die fehlende Zeit im Arbeitsalltag, die mangelnde Kontaktinitiative und die fehlende Wertschätzung in der stattgehabten Kommunikation hemmende Faktoren. Gerade eine fehlende oder geringe Ausprägung der *Wertschätzung* (KGM 9), geäußert als empfundene Kompetenzdegradierung oder Therapieignoranz, kann eine interdisziplinäre Kommunikation zum Erliegen bringen und zur Nutzungsvermeidung regionaler Versorgungsangebote und -kompetenzen führen. Eine innere wertschätzende Haltung hingegen unterstützt interdisziplinäre Arbeitsprozesse und Sichtweisen (312).

Der *Perspektivenwechsel* (KGM 7) gelingt leicht und unkompliziert bei gleicher oder ähnlicher beruflicher Sozialisation und Identifikation, die durch die jeweilige Fachdisziplin geprägt ist, als auch bei gleichartigen organisationsspezifischen Arbeits- und Rahmenbedingungen (94). Handlungen sind geprägt von individuellen Sinnstrukturen, die durch persönlich-fachliche Einschätzungen, Organisationsstrukturen und organisationale Rahmenbedingungen geprägt sind (14). Bei immer stärker ausdifferenzierten Angeboten, medizinisch Agierenden und Strukturen der Versorgungslandschaft, besonders für multimorbide

Patient:innen, wird somit deutlich, warum Handlungsmotive und Entscheidungen der Ärzte und Ärztinnen zum Arzneimittelmanagement immer schwerer nachzuvollziehen sind (150). Ohne aktiven Perspektivenwechsel isolieren individualisierte Sinnstrukturen die jeweiligen fachlichen Therapieentscheidungen und können so verbale und nonverbale Konflikte als Anerkennungsstörungen auf der emotionalen Ebene herbeiführen (92). Die Verdeutlichung der eigenen und fremden Bedürfnisse gleichermaßen in einem partizipativen Dialog und der daraus abgeleitete Perspektivenwechsel ermöglichen zufriedenstellende Konfliktlösungen. Dabei dient die *Reflexion* (KGM 8) als wichtiges Instrument der interdisziplinären Kommunikationsentwicklung. In den Interviews drückt sie sich vermehrt in der Fremdreflexion (distanzierte Rückschau der Arzneimittelverordnungen durch andere) als in der Selbstreflexion der Interviewpartner aus. Beides ermöglicht die Bewertung stattgehabter Kommunikations- und Organisationsprozesse, trägt zur potenziellen Fehlerbehebung und Optimierung von Prozessen bei und bietet die Grundlage für die Problemlösungskompetenz im Kontext der abgestimmten Arzneimitteltherapie. Die *Reflexion* erscheint in den Interviews häufig im inhaltlichen Zusammenhang mit dem Perspektivenwechsel und ermöglicht dem Reflektierenden somit ein wechselseitiges Erkennen und Anpassen. Idealerweise sollten aus der Reflexion Handlungen abgeleitet werden, die effektive Selbstanpassung oder Teamadaption ermöglichen. Diese benötigen in ihrer Entwicklung den Perspektivenwechsel durch den Austausch der Akteure und Akteurinnen, um sie in eine Interdisziplinarität einbetten zu können. Ein Automatismus kann nicht selbstverständlich vorausgesetzt werden, sondern es bedarf einer moderierenden, bewusstmachenden und nachhaltigen Vorgehensweise.

Die *Lösungs- und Zielorientierung* (KGM 6) lässt sich, wie oben bereits erwähnt, als Kommunikationsgütemerkmal beiden Kompetenzdimensionen zuordnen. In Bezug auf die Selbstkompetenz beziehen sich Problemlösungsstrategien auf das intrinsisch motivierte Handeln, um gesteckte Ziele, wie z. B. die Patientensicherheit in der Arzneimitteltherapie, zu erreichen. Sie wird in starker Abhängigkeit zum *persönlichen Kontakt* (KGM 3) erwähnt und ermöglicht unkomplizierte Medikationsabsprachen oder die gemeinsame Lösung von Therapiefragestellungen in einer Kompromisslösung, in der die eigenen und die fremden Interessen und Bedürfnisse anteilig umgesetzt werden. Kommt es jedoch zu fachlichen Entscheidungskonflikten, wie dem Einsatz eines bestimmten Arzneimittels oder Therapieregimes, oder soll grundsätzlich eine kooperative Lösungs- und Zielorientierung angestrebt werden, sind partizipative Dialoge mit jeweilig vollständiger Identifikation und einer zufriedenstellenden Lösung notwendig, die eine Sozialkompetenz bezüglich der Perspektivendarstellung (siehe

8.4 Kommunikationsgütemerkmale

oben) und ihrer kooperativen Verhandlung benötigt (15, 33). Strukturunterstützende Elemente sind dabei flache Hierarchien und Verantwortungsbereiche, die die Umsetzung der Lösungsstrategie operativ ermöglichen.

Im Rahmen der Sozialkompetenz werden *kritische Kommunikationssituationen* (KGM 5) immer dann identifiziert, wenn die *Verständlichkeit der Informationen* (KGM 2) nicht gegeben ist (dazu zählen auch die fehlenden Informationen) und/ oder keine bzw. nicht ausreichende *Kommunikationsstandards* (KGM 4) bestehen, sodass diese drei Kommunikationsgütemerkmale in einem deutlichen Zusammenhang stehen. Kritische Kommunikationssituationen umfassen besonders die Aspekte des Informationsaustausches patient:innen- und behandlungsrelevanter Informationen und die Koordination des Behandlungsablaufs, sowohl innerhalb der ambulanten und stationären Organisationen als auch zwischen ihren Akteuren und Akteurinnen. Besprechungsstrukturen und -standards wie Visiten, Übergaben, Fallbesprechungen, retrospektive Morbiditäts- und Mortalitätskonferenzen, Qualitätszirkel und Teambesprechungen unterstützen den häufig durch Informationslücken geprägten Kommunikationsprozess.

Abgeleitet aus den Interviews lassen sich zum jeweiligen Kommunikationsgütemerkmal Förderfaktoren (horizontale Pfeile) für eine interdisziplinäre gelingende Kommunikation ermitteln, die im Ursache-Wirkungs-Diagramm nach Ishikawa in Abbildung 8.2 dargestellt sind. Im Ergebnis entsteht daraus ein *Kommunikations-Kompetenz-Konzept*, welches durch die Kommunikationsgütemerkmale als Qualitätsindikatoren gemessen werden kann. Aus den Interviews geht ein hoher Stellenwert der Anerkennung individueller Fachkompetenzen, subjektiver Interessenslagen, Bedürfnisse und Wahrnehmungen des Arzneimittelmanagements als Voraussetzung einer Interdisziplinarität hervor. Entsprechend wird davon ausgegangen, dass die Selbstkompetenz die Sozialkompetenz beeinflusst oder sogar bedingt. Eine solitäre Entwicklung ausschließlich formaler (digitaler) Informationsstrukturen würde demnach nicht ausreichend zu einer interdisziplinär gelingenden Kommunikation beitragen können.

Durch die qualitative Inhaltsanalyse nach Mayring konnte die Relevanz aller deduktiv aus der Kommunikationswissenschaft und den Kommunikationstheorien abgeleiteten Merkmale der interdisziplinären Kommunikation zum Arzneimittelmanagement dargestellt werden. Weitere induktiv abgeleiteten Kommunikationsgütemerkmale ergaben sich in der vorliegenden qualitativen Forschung nicht.

Die Gestaltung disziplinär-diverser Behandlungsteams ist gekoppelt an die Integration der Perspektiven und an das gegenseitige Verständnis der jeweiligen Handlungsgegebenheiten. Um einen fachlich-konstruktiven Austausch im Sinne eines breiten und nicht redundanten Wissensmanagements und die Auflösung

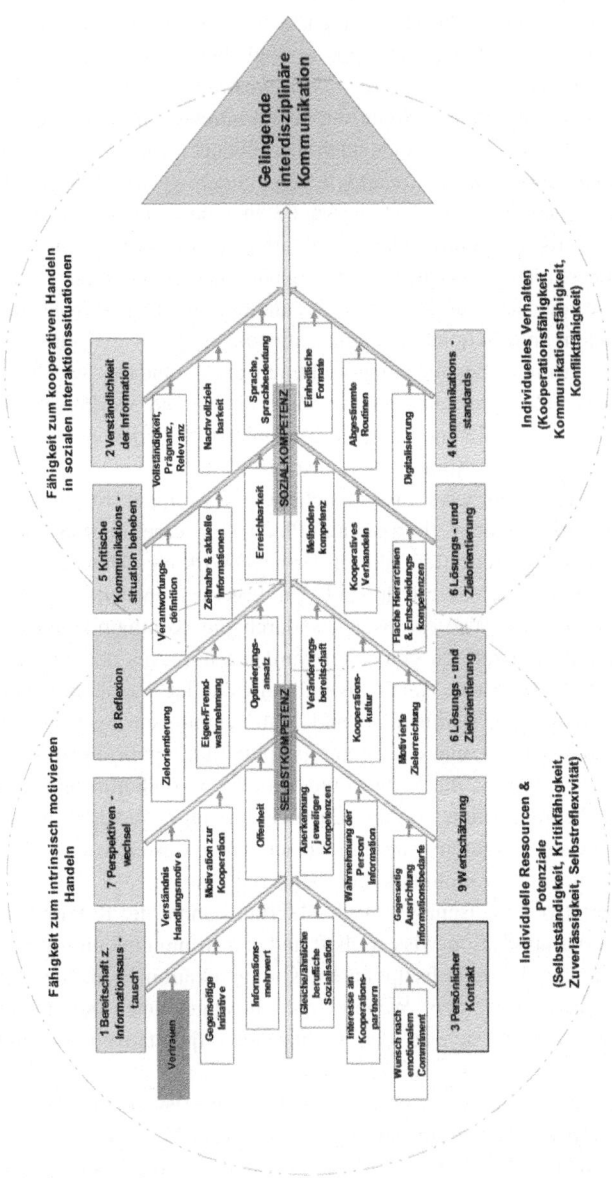

Abbildung 8.2 Kommunikationsgütemerkmale und ihre Förderfaktoren nach jeweiliger Handlungskompetenz – Kommunikations-Kompetenz-Konzept. (Eigene Darstellung)

therapeutischer Konflikte zu ermöglichen und eine kommunikative Leistungsfähigkeit der Gruppe zu erzielen, sind spezifische Kommunikationskompetenzen notwendig (51). Somit lassen sich weiterführend analog den Förderfaktoren der jeweiligen Kommunikationsgütemerkmale Einzelkompetenzen ableiten und in ein spezifiziertes Kommunikations-Kompetenz-Modell überführen. Auf Basis der Theorienbildung und begleitender empirischer Forschungen können Kompetenzprioritäten der interdisziplinären Kommunikation zum Arzneimittelmanagement erschlossen werden und erforschte Kompetenzniveaus eine genaue Anforderungsanalyse einzelner Teamaufgaben nach Zieldefinition ermöglichen. In notwendigen Trainingskonzepten sollten entsprechend interdisziplinäre Kommunikationskompetenzen entwickelt und strukturiert reflektiert werden. Sie sollten ein Problembewusstsein für Wissens- und Machtasymmetrien schaffen und sich mit Rollenverständnis und den Erwartungen daran auseinandersetzen (51).

8.5 Patientenaktivierung

Die Untersuchung mittels Fragebogenbefragung zur Patientenaktivierung als Messinstrument des Selbstmanagements und die Überprüfung der soziodemografischen und krankheitsdeterminierenden Faktoren sollen einen möglichen Einfluss auf den Grad der Patientenaktivierung vorhersagen.

Im Vergleich der einzelnen soziodemografischen Kriterien zu adäquaten Literaturquellen wird die Stichprobe der Patient:innen bezüglich des Durchschnittsalters von 69,7 Jahren[4], eines leicht erhöhten Frauenanteil von 53,3 %[5],

---

[4] Die statistischen Werte der Multicare-Kohortenstudie (50, 234), die den Einfluss von Alter, Geschlecht und sozioökonomischem Status auf Multimorbiditätsmuster in der hausärztlichen Versorgung bei Patient:innen über 65 Jahre untersuchte, als auch die Querschnittstudie von Bos-Touwen et al. (43), die Patient:innen- und Krankheitsmerkmale im Zusammenhang mit der Patientenaktivierung bei ausgewählten chronischen Erkrankungen wie Diabetes, COPD und Herzinsuffizienz analysierte, zeigen einen Altersdurchschnitt von 74,4 Jahren bzw. 69,6 Jahren. Die Studien zur Patientenaktivierung bei mehreren chronischen Erkrankungen zeigen einen Altersmittelwert von 63,70 Jahre (259), 75,0 Jahre (37), und 77,30 Jahre (239).

[5] Laut Statisches Bundesamt liegt der Frauenanteil der 70 bis 79-Jährigen im Jahr 2021 bei 54,4 % mit steigen- der Tendenz ab dem 80. Lebensalter (57). Die Studien zur Patientenaktivierung weisen einen Frauenanteil von 52,2 % bzw. 54,3 % aus (37, 259).

des Familienstandes[6], des Bildungsabschlusses[7] und des Erkrankungszeitraums über mehrere Jahre als repräsentativ eingeschätzt (siehe Abschnitt 7.3.1). Die Patient:innen geben den Bluthochdruck als vorrangige Haupterkrankung neben Diabetes, Asthma/COPD und Herzinsuffizienz an[8], sodass sowohl das prioritäre Kardio-Stoffwechsel-Multimorbiditätsmuster als auch das kardiorespiratorische Multimorbiditätsmuster bestätigt werden können[9].

Ein Teilbereich der Forschungsfrage „*Welche Patientenaktivierung kann bei multimorbiden Patient:innen mit Multimedikation gemessen werden?*" kann durch die ermittelte durchschnittliche Patientenaktivierung beantwortet werden. Sie liegt mit einem Wert von 65,4 im Vergleich zu den Studien der Patientenaktivierung bei Multimorbidität zwar höher (239, 37, 259), jedoch zeigen auch die Auswertungen der Studien hinsichtlich der Konvertierung der durchschnittlichen Werte einen Aktivierungsgrad 3, wobei der höchste Patientenanteil über alle Untersuchungen hinweg bei den Aktivierungsgraden 3 und 4 liegt. Der durchschnittliche Aktivierungsgrad 3 bzw. der 50 %ige Anteil der Patient:innen mit einem Aktivierungsgrad 4 der vorliegenden Untersuchung weist auf Patient:innen mit einem relativ hohen Maß des Selbstmanagements hin. Nach Definition sind sie dadurch charakterisiert, dass sie die Grundlagen und die

---

[6] Die Daten des Statistischen Bundesamt zum Familienstand nach Altersgruppe zeigen im Jahr 2020 im Vergleich einen Anteil von 68,9 %, der verheiratet oder verpartnert ist (Altersgruppe zwischen 65 bis 70 Jahren; mit zunehmendem Alter zeigt sich eine absteigende Tendenz des Anteils der verheirateten Personen), 10,2 % sind verwitwet, 13,1 % geschieden und 7,8 % ledig (80, 81). Die Daten der Multicare-Studie geben einen Anteil von verheirateten Personen von 58 % an (50, 234).

[7] In Untersuchungen der Gesundheitskompetenz chronisch Erkrankter kann bei 35,3 % ein niedriger, bei 46 % ein hoher Bildungsabschluss bei einem Mittelwert des Alters von 61 Jahren aufgezeigt werden (110, 228). In der Multicare-Studie gaben 62 % der Personen ein niedriges Bildungsniveau an (50, 234).

[8] Die Daten der Multicare-Studie (234) zeigen eine Prävalenz der Diagnosegruppen der gesamten Studienpopulation von 77,9 % Bluthochdruck, 49,5 % chronische Kreuzschmerzen, 37,6 % Diabetes und 24,2 % Asthma/COPD. In einem Literaturreview bei Patienten über 65 Jahren betrug die Prävalenz von unter anderem Bluthochdruck, Diabetes, Schmerzerkrankungen, Depression und Herzinsuffizienz 60,6 %, 25,2 %, 34,0 %, 12 % und 14 % (203).

[9] Im Vergleich zeigt die Multicare-Studie das prioritär gleichzeitige Vorliegen des Musters der Herz-Kreislauf- und Stoffwechselstörungen bei Frauen von 55,2 % und bei Männern von 79,8 %. (50). Garin et al. weisen in einer Querschnittstudie globaler Multimorbiditätsmuster auf das vornehmliche Kardio-Stoffwechsel-Muster und das kardiorespiratorische Muster hin (99). Auch Ofori-Asenso et al. belegen das Morbiditätsmuster der Herz-Kreislauf-Störungen und Stoffwechselstörungen (Bluthochdruck sowie Diabetes) am häufigsten (203).

8.5 Patientenaktivierung

Behandlung ihrer Erkrankung kennen sowie bereits Erfahrungen mit notwendigen Verhaltensänderungen und ein damit verbundenes Selbstvertrauen zur positiven Gesundheitsgestaltung entwickelt und notwendige Verhaltensänderungen in einem hohen Maße bereits umgesetzt haben. Diese können sie jedoch nicht in kritischen Situationen langfristig beibehalten (48, 49). Die hohe Patientenaktivierung als Maß des Selbstmanagements lässt theoriebezogen schlussfolgern, dass die Befragten aktiv an der Gestaltung ihrer Erkrankung beteiligt und zur eigenständigen Problembewältigung befähigt sind sowie ihr Verhalten entsprechend den Therapiezielen strukturieren können (41, 39). Der deutliche Unterschied der Selbsteinschätzung der Patient:innen und der Fremdwahrnehmung der ärztlichen Fachpersonen, die die Patient:innen bezüglich ihrer chronischen Erkrankungen und der Medikationsadhärenz häufig als desinteressiert, unwissend und sogar unmündig wahrnehmen, kann viele Ursachen haben. So zeigt beispielsweise die deutsche Version des PAM13-D im Vergleich zur amerikanischen Originalversion eine geringere interne Zuverlässigkeit sowie höhere Patientenaktivierungswerte (47). Diese Unterschiede können möglicherweise durch die Heterogenität der Untersuchungspopulation und der Rekrutierungsstrategie sowie durch die statistische Methodik erklärt werden. Der Einbezug von Patient:innen mit einem höchstmöglichen Aktivierungsgrad kann das erhöhte Aktivierungsniveau erklären, was wiederum durch Überschreitung des Messbereichs auf Deckeneffekte im deutschen PAM13-D hinweist. Diesem Punkt folgend, kann innerhalb der untersuchten Patientengruppe mit einem hohen Aktivierungsniveau nicht zwischen tatsächlichem Aktivierungsgrad sowie sozialer Erwünschtheit unterschieden werden. Weiter ist kritisch zu hinterfragen, ob sich multimorbide Patient:innen der Komplexität ihres Krankheitsgeschehens und des Vorliegens der einzelnen chronischen Erkrankungen bewusst sind oder auf welche Krankheitssituation mit ggf. aktueller Symptomlast sie sich im Moment der Fragebogenbefragung am meisten beziehen (12). Aufgrund der restriktiven ärztlichen Konsultationszeiten, aber auch wegen der zeitfordernden Verarbeitung neuer und oftmals emotional belastender Informationen dringt die Diagnose einer chronischen Erkrankung und deren Tragweite häufig erst langsam in das Bewusstsein der Patient:innen vor. Hinzu kommt, dass Informationen in der zur Verfügung stehenden Praxiszeit nicht in Gänze erfasst oder verstanden werden (228). In diesem Kontext kann möglicherweise der Unterschied zwischen dem definierten Einschlusskriterium von drei oder mehr chronischen Erkrankungen und der Selbstangabe von im Durchschnitt 2,3 chronischen Erkrankungen (nur 41,1 % geben an, an drei oder mehr chronischen Erkrankungen gleichzeitig zu leiden, während knapp 30 % zwei chronische Erkrankungen angeben) bewertet werden. Dagegen hat die Anzahl der durchschnittlich 4,78 verordneten Medikamente (67,1 % der Patient:innen nehmen fünf oder mehr Medikamente ein) eine deutlich größere Deckung zum entsprechenden Einschlusskriterium der Befragung (fünf oder mehr Medikamente). Die verordneten Medikamente haben ggf. durch ihre Sichtbarkeit sowie als Symbol der Krankheitslast eine höhere Präsenz im Krankheitsgeschehen als das Bewusstsein für die Art und die Anzahl der chronischen Erkrankungen. Die erheblich höhere Signifikanz der Korrelation zwischen der Anzahl der Medikamente und dem selbsteingeschätzten Gesundheitszustand als zwischen der Anzahl der Erkrankungen sowie dem Gesundheitszustand könnte diese Vermutung bestätigen. Die Ergebnisse der Auswertung der Stichprobe zeigen im Vergleich zur Literatur eine schlechtere Selbsteinschätzung des Gesundheitszustandes (114). Nur 15 % der älteren Patient:innen, die fünf oder mehr verordnete Medikamente einnehmen (im Durchschnitt eine tägliche Einnahme von neun Medikamenten), können einen Zusammenhang zur jeweiligen Indikation herstellen (251). Insgesamt ist bei der Interpretation der Daten zu beachten, dass die auf Selbstberichten basierenden Studien eine um im Durchschnitt 10 % niedrigere Prävalenzverzerrung angeben als Studien mit dokumentierten Routinedaten (203). Zudem kann die Patient:innenauswahl der Praxen bezüglich der Berücksichtigung der Ein- und Ausschlusskriterien nicht objektiviert werden (siehe Abschnitt 6.3.3).

Der zweite Teil der Forschungsfrage zur Patientenaktivierung – *„Welche Zusammenhänge lassen sich zu demografischen (Alter, Geschlecht) und krankheitsassoziierten Faktoren (Anzahl chronischer Erkrankungen, Anzahl verordneter Medikamente, Selbsteinschätzung des Gesundheitszustandes) ermitteln?"*– wird durch die Regressionsanalysen beantwortet. Hierbei zeigt sich, dass die Patientenaktivierung durch die Anzahl der chronischen Erkrankungen, die Einschätzung des Gesundheitszustands sowie das Geschlecht vorhergesagt werden kann. Die beiden multivariaten Gesamtmodelle weisen auf ein stabiles und unabhängiges Ergebnis hin, welches von den jeweiligen Variablen des Modells nicht beeinflusst wird. Da bei Fragebogenbefragungen nicht die Richtung der kausalen Beziehung beurteilt werden kann, sollten die Ergebnisse der statistischen Korrelationen und Regressionen als Hinweise für mögliche Zusammenhänge gewertet werden, deren Kausalität weiter überprüft werden sollte. Dazu könnten längsschnittliche Modelle geeignet sein, bei denen bei den gleichen Patient:innen über die Zeit die Veränderung der Aktivierung im Zusammenhang mit der Veränderung anderer Variablen verfolgt werden kann. Ebenso kann nicht eingeschätzt werden, ob weitere Variablen eine andere bzw. verdeckte Ursache haben können. Bei den dargestellten Regressionsanalysen ist zu berücksichtigen, dass es weitere Zusammenhänge geben kann, die in der vorliegenden Arbeit nicht aufgedeckt werden (z. B. könnte eine Differenzierung nach bestimmten Medikamentengruppen andere Ergebnisse liefern oder das Alter könnte bei einer

8.5 Patientenaktivierung

stärker altersdurchmischten Stichprobe einen Einfluss auf die Patientenaktivierung haben). Der vermutete Zusammenhang zwischen der Patientenaktivierung und dem selbsteingeschätzten Gesundheitszustand (Hypothese 3) folgt der Logik, dass die Komplexität einer Multimorbidität bzw. Krankheitslast bei gleichzeitig geringer Gesundheitskompetenz ein aktives Selbstmanagement erschwert und somit die Anzahl der chronischen Erkrankungen die Patientenaktivierung negativ beeinflusst. Diesbezüglich könnte zukünftig über ein Mediationsmodell – d. h., die Wirkung der Anzahl der Erkrankungen auf die Aktivierung wird über die Gesundheitskompetenz ermittelt – differenzierter untersucht werden, um das Problem der Variabilität der Krankheitsprioritäten im Rahmen der Multimorbidität zu objektivieren.

Die vorliegenden Ergebnisse deuten darauf hin, dass die Patientenaktivierung das Potenzial hat, Patient:innen in der Versorgungspraxis mit drei oder mehr chronischen Erkrankungen und einem selbstberichteten schlechten Gesundheitszustand (unter Berücksichtigung des Prädiktors Geschlecht) und der Anzahl der chronischen Erkrankungen zu kategorisieren sowie prioritär in Schulungskonzepte zur Steigerung der Selbstmanagementfähigkeiten bezüglich des Krankheits- und Medikationsmanagements einzubeziehen. Diese sollten gut strukturiert, kontinuierlich sowie mit einer ausreichend bedarfsgerechten und professionellen Wissensvermittlung an die Patient:innen erfolgen (208), um sie von einer wahrgenommenen Unfähigkeit bzw. Unmündigkeit in eine autonome Befähigung zu entwickeln. Die Einschätzung des Patientenaktivierungsgrades ermöglicht dabei eine individuell gezielte Ansprache und Gesprächsstrategie, um Patient:innen in ihren Selbstmanagementfähigkeiten ohne Unter- oder Überforderung individuell zu unterstützen und einen geeigneten Maßnahmenplan mit strategischen Zielen hinsichtlich des Wissens, der Fähigkeiten, des Verhaltens sowie des Selbstvertrauens gemeinsam zu vereinbaren (48). Der Einsatz des PAM13-D über den Zeitverlauf der Behandlung kann im Sinne eines Assessments den Grad der Aktivierung als veränderbare Entwicklungsstufen darstellen und durch eine adäquate Anpassung des individuellen Unterstützungsbedarfs einen niedrigen Aktivierungsgrad erhöhen oder einen hohen Aktivierungsgrad etablieren. Das Instrument kann somit dabei helfen, paternalistische Gesprächsstile in eine die Patientenautonomie fördernde Gesprächsführung zu verwandeln. Dies kann im Rahmen von Delegationskonzepten z. B. in ein Care und Case Management integriert werden.

Das Selbstmanagement der Patient:innen im Allgemeinen sowie die Patientenaktivierung im Speziellen spielen vor allen in Ländern mit hoher Versorgungssteuerungsmöglichkeit, wie in den USA und England, eine zentrale Rolle. Managed-Care-Ansätze legen ihren Fokus sowohl auf die Integration der Leistungsfinanzierung und -erstellung als auch auf das selektive Kontrahieren, um eine qualitätssteigernde und zugleich kostensenkende Wirkung der Versorgung zu erzielen. Im deutschen Gesundheitssystem dagegen gestalten sich effektive Steuerungsmaßnahmen schwierig und vorhandene Instrumente können nicht die erwünschten oder notwendigen Veränderungen erreichen. Dies mag eine Erklärung dafür sein, dass Studien oder Projekte zur Patientenaktivierung in Deutschland rar sind.

8.6 Implikation – Modell des integrierten Arzneimittelmanagements

Ein interdisziplinäres Versorgungsnetzwerk, welches unstrukturiert und unabgestimmt vor allem bei multimorbiden Patient:innen mit Multimedikation automatisch entsteht, ist als soziales Gefüge geprägt durch die Unabhängigkeit und Unterschiedlichkeit der Akteure und Akteurinnen sowie ihrer Institutionen. Dass die dahinterliegende Komplexität der Kooperation und der Kommunikation vor allem an den Schnittstellen der Versorgung eine hohe Relevanz hat, ist eine hinlänglich bekannte Erkenntnis und durch die wissenschaftliche Literatur vielfältig belegt. Auch dass einem abgestimmten Arzneimittelmanagement im Versorgungsgeschehen immer noch eine eher untergeordnete Bedeutung hinsichtlich der klinischen Auswirkungen beigemessen wird, findet sich in Untersuchungsbestrebungen und lösungsorientierten Projektansätzen wieder. Doch bei allem zur Verfügung stehenden Wissen fehlen möglicherweise eine partikularinteressenunabhängige Umsetzungskraft und ein gut vorbereiteter, strategischer Aktionskontext, um interdisziplinäre Kooperationsansätze nachhaltig gelingen zu lassen.

Ein heterogenes, unorganisiertes Versorgungsnetzwerk einzelner Stakeholder:innen in einen professionell aufgebauten, meist regionsspezifischen Qualitätsverbund zu transformieren, benötigt weniger die Qualitätssteigerung des Einzelnen, sondern die des Netzwerkteams. Mithilfe von Wertschätzung, Strukturgestaltung durch Rollen- und Verantwortungsdefinitionen als auch Prozessgestaltung der Kooperation bzw. Kommunikation können Versorger:innen in ihrer Unabhängigkeit und Unterschiedlichkeit erreicht sowie Verlässlichkeit und Planbarkeit der Arbeitsprozesse aufgebaut werden. Diesen Ansatz greift das entwickelte Modell des integrierten Arzneimittelmanagements auf (siehe Abbildung 8.3). Auf Metaebene ist es ein Qualitätsentwicklungsansatz für Netzwerke in vier Dimensionen, die aus der vorliegenden Arbeit abgeleitet werden können: Strukturorientierung, Patientenorientierung, Team- und Prozessorientierung sowie

8.6 Implikation – Modell des integrierten Arzneimittelmanagements

Organisationsorientierung. Ein aus diesem Modell zu entwickelnder Leitfaden mit Handlungsstrategien über alle vier Dimensionen auf Mikroebene kann eine Transformation des interdisziplinären Netzwerkes gestalten, eine Veränderungsdynamik initiieren und die Umsetzung in der Versorgungsrealität mit konkret „ersten Schritte" im täglichen Arbeitsprozessen ermöglichen.

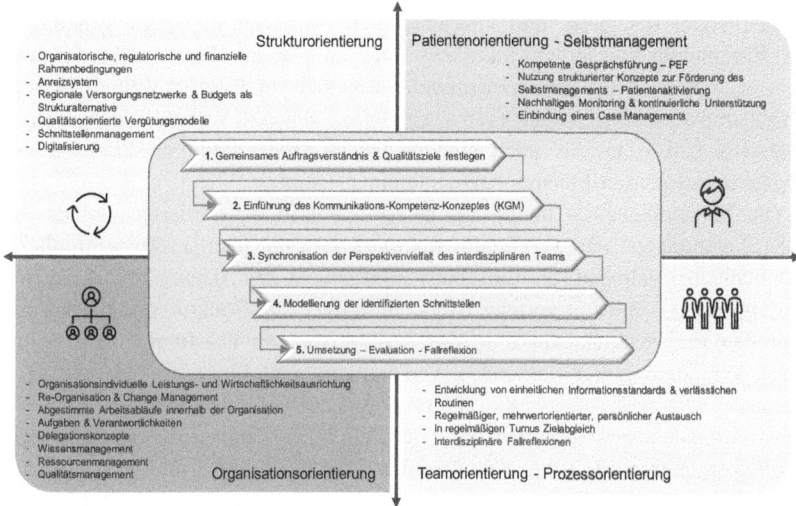

Abbildung 8.3 Modell des integrierten Arzneimittelmanagements. (Eigene Darstellung)

Unter zentraler Einbindung des entwickelten Kommunikations-Kompetenz-Konzepts, basierend auf den Kommunikationsgütemerkmalen als Indikatoren einer gelingenden Kommunikation (siehe Abschnitt 8.4), kann durch die Entwicklung der personalen und der sozialen Kompetenzen der Grundstein für die interdisziplinäre Teamarbeit sowie die unterstützende Digitalisierung gelegt werden – denn es ist nicht der Aspekt maßgeblich, *dass* Kommunikation zum strukturierten Informationsaustausch notwendig ist, sondern *wie* sie gelingend zur Steigerung der Ergebnisqualität, der AMTS, in interdisziplinären Teams gemessen und zielgerichtet ausgebaut werden kann.

In einem auf dieser Basis entwickelten Qualitätsverbund kann eine begleitende Netzwerkanalyse anhand eines idealtypischen Kommunikationspfades des interdisziplinären Prozesses des Arzneimittelmanagements (siehe Abbildung 8.4) als strukturgebendes Element die Kooperation und Kommunikation weiter unterstützen. In interdisziplinärer Abstimmung werden auf diese Weise Rollen und Verantwortungen definiert, Kommunikationsschnittstellen gestaltet sowie Routinen entwickelt. Dabei schließt die mögliche Rolle der *Dialogpartner:in* gleich mehrere Systemschwachstellen: Sie ist der Trigger für das proaktiv geplante Arzneimittelmanagement und unterstützt in moderierender Funktion kontinuierlich die Veränderungsdynamik des Teams. In der Funktion der *Dialogpartner:in* werden somit delegierte und koordinierende Aufgaben in einem strukturierten Kommunikationsgefüge fokussiert. Der aufgezeigte Kommunikationspfad steht exemplarisch für das Arzneimittelmanagement und ist für weitere Versorgungsherausforderungen und Teams wandelbar. Sowohl Verbesserungsprozesse über den Zeitverlauf als auch eine geeignete Moderation gewährleisten ein nachhaltiges interdisziplinäres Arzneimittelmanagement.

Die Einbettung eines interdisziplinären Teams in die tradierten und dezentralen Versorgungs- und Vergütungsstrukturen wird nur über selektivvertragliche Möglichkeiten gelingen, die ein hohes Engagement der Akteure und Akteurinnen abverlangen mit nur geringer Aussicht, aufgebaute Strukturen und Prozesse über den Projektstatus hinaus in die Regelversorgung überführen zu können. Ohne Veränderung der vorhanden Versorgungs- und Finanzierungslogik sind regionale Versorgungsnetzwerke überbrückende Lösungsansätze. Hier kann ein organisationaler, regulatorischer und wirtschaftlicher Rahmen für ein kooperatives Versorgungsgeschehen gestaltet werden. Das dynamische, multidimensionale Arzneimittelmanagement kann so beispielhaft die Puzzleteile der fragmentierten Versorgungsleistung bei Multimorbidität zu einem Gesamtbild zusammenfügen und integrieren.

Eine leistungsorientierte Vergütung in regionalen Finanzierungskonzepten (z. B. Captation) mit qualitätsorientierter Anreizstruktur kann im Sinne von Managed Care eine stärkere patientenorientierte Steuerung ermöglichen. Da die aktuellen gesundheitspolitischen Entwicklungen eine Stärkung der ambulanten Versorgung anstreben, um so einer weiteren Belastung der stationären Versorgung entgegen zu wirken, kann ein hierzu notwendiges Umdenken der bestehenden in hybride Finanzierungsmechanismen regionaler Versorgungsnetzwerke vorantreiben (238).

8.6 Implikation – Modell des integrierten Arzneimittelmanagements 139

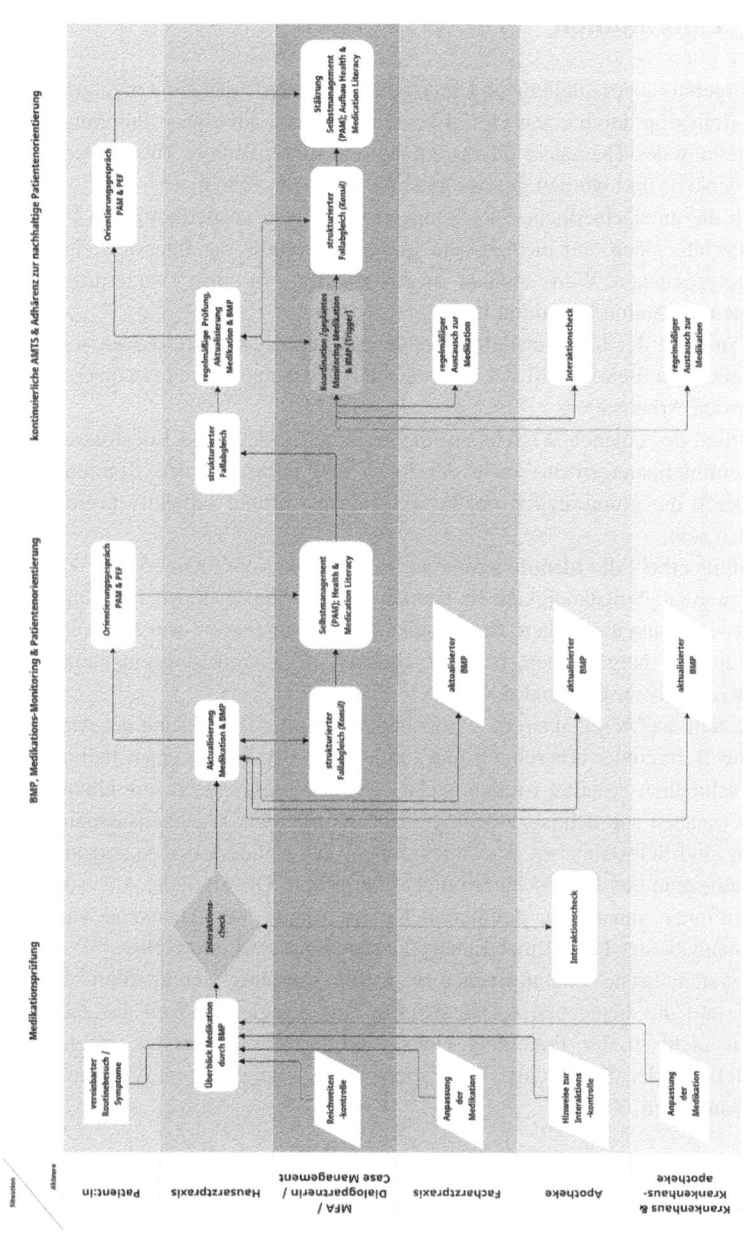

Abbildung 8.4 Idealtypischer Kommunikationspfad eines interdisziplinären Prozesses des Arzneimittelmanagements. (Eigene Darstellung)

8.7 Limitationen

- Die Ergebnisse der qualitativen Untersuchung der vorliegenden Arbeit erheben trotz Reflexion durch einen Pretest keinen Anspruch auf eine vollumfängliche Darstellung des Themas in Inhaltsumfang und -tiefe. Weitere Themenbereiche sind denkbar und würden ggf. zu anderen Aussagen führen.
- Durch die unterschiedliche Fachkompetenz der Interviewpartner:innen (ärztliche Fachpersonen und medizinische Assistenz) wurde der Interviewleitfaden im gesprochenen Wort adäquat angepasst, was zu einer Verzerrung des Themenverständnisses führen kann.
- Die Auswahl der Interviewteilnehmenden ist zufallsgeneriert, jedoch selektiv bezüglich der Bereitschaft der Interviewteilnahme und der Umsetzbarkeit im laufenden Arbeitsalltag.
- Aufgrund des eigenen Wissens um theoretische Modelle und Konstrukte zum Arzneimittelmanagement sowie der inter- und intrasektoralen Kommunikation kann die grundsätzlich objektive Datenauswertung subjektiv beeinflusst worden sein.
- Ebenfalls erhebt die Identifizierung der Kommunikationsgütemerkmale keinen Anspruch auf Vollständigkeit. Es können weitere Merkmale zur Einschätzung der zwischenmenschlichen Kommunikation herangezogen werden. Die aus der Literatur hergeleiteten, hier aufgeführten Kommunikationsgütemerkmale erscheinen als ausreichend relevant.
- Es besteht die Möglichkeit, dass trotz entsprechender Einweisung der Arztpraxis die Befragungsvorbereitung und -aufklärung der Patient:innen individuell unterschiedlich gestaltet wurden, sodass das Ergebnis verzerrt sein könnten.
- Die Angaben zu den soziodemografischen und den krankheitsassoziierten Daten sind Selbstangaben der Patient:innen. Die Validität der Aussagen lässt sich aufgrund des Datenschutzes nicht überprüfen. Die ärztliche Auswahl der Patient:innen anhand der definierten Kriterien kann möglicherweise von der Selbstangabe der Patient:innen mehr oder weniger stark abweichen.
- Die systematische Literaturrecherche wurde sorgfältig durchgeführt. Dabei wurde auf die angegebenen Datenbanken zurückgegriffen. Weil das Ziel der Arbeit nicht in der Erstellung eines Literaturreviews bestand, erhebt die Darstellung der Studienlage zur Patientenaktivierung keinen Anspruch auf Vollständigkeit.

Fazit 9

Das Arzneimittelmanagement, als wesentliche Komponente der Therapie bei Multimorbidität, bekommt in der ambulanten wie in der stationären Versorgung nicht die ausreichende Aufmerksamkeit. Organisationale und sektorale Einflussfaktoren bedingen einen Handlungsrahmen, der ein strukturiertes und interdisziplinär abgestimmtes Vorgehen erschwert. Durch die kontinuierliche Zunahme der Multimorbidität und damit der Multimedikation hat das Arzneimittelmanagement jedoch einen Komplexitätsgrad erreicht, der sich in Anlehnung an leitlinienorientierte Behandlungsworkflows nicht mehr linearisieren und skalieren lässt. Eine gemeinsam entwickelte und abgestimmte Interdisziplinarität als Teamkonzept, in dem Rollen und Verantwortlichkeiten der Beteiligten an den Versorgungsschnittstellen definiert sind, kann den struktur- und prozessgebenden Rahmen einer regionsspezifischen, transparenten Medikationssteuerung bilden. Um die daraus resultierende Diversität der einzelnen Fachexpertisen in ein konstruktivlösungsorientiertes Vorgehen zur Handhabung komplexer Versorgungssituationen zu überführen, ist Kommunikation im Sinne der Selbst- und Sozialkompetenz essenziell. Kommunikationsgütemerkmale können entsprechend die Qualität der interdisziplinären Kommunikation fördern. Als Kommunikations-Kompetenz-Konzept unterstützen sie ein gemeinsames Verständnis, den intersubjektiven Sinn des Teams. Der auf diese Weise entstehende Aktionsraum der kommunikativ ausgebildeten Akteure und Akteurinnen ermöglicht echte Kooperationen mit Akzeptanz der jeweiligen fachlichen und organisationalen Interessen. Diese könnte durch ein formuliertes Leitbild geprägt sein:

Die Bereitschaft zum Informationsaustausch wird durch den persönlichen Kontakt der Akteure und Akteurinnen untereinander verstärkt, sodass durch ein gegenseitiges Verständnis der jeweiligen Haltung und Handlungsprämissen der Perspektivenwechsel und die Reflexion von interdisziplinären

Prozessen sowie die gegenseitige Wertschätzung ermöglicht werden, *um* verständliche Informationen *als abgestimmte* Kommunikationsstandards *zur Vermeidung* kritischer Kommunikationssituationen *und als Ansatz der Lösungs- und Zielorientierung im abgestimmten Arzneimittelmanagement gelingend zu kommunizieren.*

Auch vor dem Hintergrund der digitalen Veränderungsprozesse und der damit verbundenen Struktur- und Inhaltsübermittlung auf Distanz haben personelle Kooperation und Kommunikation eine große Bedeutung. Ohne abgestimmtes Vorgehen und die Anpassung der administrativen Anforderungen der Leistungserbringung kann die Digitalisierung nicht die gewünschte Effektivität erreichen. Auch hierbei gilt es die Vernetzung der Formate mit der Vernetzung der *Köpfe* zu begleiten, um einen interdisziplinären Versorgungskontext schaffen zu können.

Die Patientenaktivierung als Konzept des Selbstmanagements kann bei zunehmender Krankheitskomplexität und Multimedikation sowie bei schlechter Selbsteinschätzung des Gesundheitszustandes die Förderung des Gesundheitsverhaltens, der Adhärenz und der Medikationskompetenz (Medication Literacy) gleichermaßen in den Fokus rücken. Als Assessment-Instrument im Rahmen eines Case Managements ist die Patientenaktivierung als eine nachhaltige (Gesprächs-) Strategie anzusehen, um ein Medikations- und Krankheitsmanagement in hausärztlicher Delegation unter Einbindung der Apotheke gezielt zu organisieren und die Patientenorientierung zu unterstützen.

Die Berücksichtigung der interdisziplinären Kommunikationsprozesse als auch der Patientenaktivierung hat das Potenzial, einen Beitrag zur Verringerung der Fehlversorgung multimorbider Menschen mit Multimedikation zu leisten und damit die Arzneimitteltherapiesicherheit stärken zu können. Organisationsentwicklungsmaßnahmen können beide Komponenten in der gezielten Ausrichtung der Interdisziplinarität und Patientenorientierung fördern. Zukunftsgerichtet ist ein nachhaltiger Erfolg wahrscheinlich eher in nachfrage- und bedarfsorientierten Systemstrukturen, die Managed Care-Ansätze tiefergehend verfolgen, zu erwarten.

Literaturverzeichnis

1. Adan M, Gillies C, Tyrer F, Khunti K. The multimorbidity epidemic: challenges for real-world research. Prim Health Care Res Dev 2020; 21:e6.
2. Adarkwah CC, Schwaffertz A, Labenz J, Becker A, Hirsch O. Einschätzung der beruflichen Perspektive von Hausärzten im ländlichen Raum : Ergebnisse der HaMedSi-Studie (Hausärzte für Medizinerausbildung in Siegen-Wittgenstein). MMW – Fortschritte der Medizin 2019; 161(Suppl 6):9–14. Available from: URL: https://link.spr inger.com/article/10.1007/s15006-019-0919-4.
3. Albrecht M, Al-Abadi T, Czihal T, Mangiapane S. Sektorenübergreifende Versorgung und Vergütung. In: Klauber J, Geraedts M, Friedrich J, Wasem J, Beivers A, editors. Finanzierung und Vergütung am Scheideweg. Berlin: Springer Open; 2020. p. 243–61.
4. Amelung S, Bender B, Meid A, Walk-Fritz S, Hoppe-Tichy T, Haefeli WE et al. Wie vollständig ist der Bundeseinheitliche Medikationsplan? Eine Analyse bei Krankenhausaufnahme. Dtsch Med Wochenschr 2020; 145(21):e116–e122.
5. Amelung V, Himmler S, Stein V. Strategic Management and Integrated Care in a Competitive Environment. In: Amelung V, Stein V, Goodwin N, Balicer R, Nolte E, Suter E, editors. Handbook Integrated Care. Cham: Springer International Publishing; Imprint; Springer; 2017. p. 133–47.
6. Amelung VE, Binder S, Bertram N, Chase DP, Urbanski D. Die elektronische Patientenakte: Fundament einer effektiven und effizienten Gesundheitsversorgung. Heidelberg: medhochzwei; 2017.
7. Amelung VE, Eble S, Hildebrandt H, Knieps F, Lägel R, Ozegowski S et al., editors. Innovationsfonds: Impulse für das deutsche Gesundheitssystem. Zürich: MWV Medizinisch Wissenschaftliche Verlagsgesellschaft; 2017. (Schriftenreihe des Bundesverbandes Managed CareBand 7).
8. Amelung VE, Ex P. Inkrementell oder mit der Brechstange: Wie wird das Gesundheitswesen endlich digital? Gesundheits- und Sozialpolitik (G&S) 2019; 73(1):15–9.
9. Ansmann L, Hower K. Eine Frage der Organisation. Sozialwirtschaft (SW) 2020; 30(3):7–10. Available from: URL: https://www.nomos-elibrary.de/10.5771/1613-0707-2020-3-7/eine-frage-der-organisation-jahrgang-30-2020-heft-3?page=1.
10. AOK-Bundesverband. Gesetz für eine bessere Versorgung durch Digitalisierung und Innovation (Digitale Versorgung Gesetz); 2022 [cited 2022 Jul 10]. Available from: URL: https://www.aok-bv.de/hintergrund/gesetze/index_22127.html.

11. Apothekerkammer Nordrhein | AKNR. Gemeinsam stark für mehr Arzneimitteltherapiesicherheit: Kammern bündeln Konzepte und vereinheitlichen Curricula; 2022 [cited 2022 Oct 2]. Available from: URL: https://www.aknr.de/apotheker/inhalt.php?id=398.
12. Armstrong N, Tarrant C, Martin G, Manktelow B, Brewster L, Chew S. Independent evaluation of the feasibility of using the Patient Independent evaluation of the feasibility of using the Patient Activation Measure in the NHS in England: Final report; 2017. Available from: URL: https://www.england.nhs.uk/wp-content/uploads/2015/11/pam-evaluation.pdf.
13. Arzneimittelkommission der Deutschen Ärzteschaft, Wissenschaftlicher Fachausschuss der Bundesärztekammer. Aktionsplan 2021–2024 des Bundesministeriums für Gesundheit zur Verbesserung der Arzneimitteltherapiesicherheit: 5. Aktionsplan; 2021 [cited 2022 Jul 19]. Available from: URL: https://www.bundesgesundheitsministerium.de/service/publikationen/details/aktionsplan-2021-2024-des-bmg-zur-verbesserung-der-arzneimitteltherapiesicherheit-in-deutschland.html.
14. Baerlocher B. Natur und soziales Handeln: Ein sozialtheoretisches Konzept für die Nachhaltigkeitsforschung. Frankfurt am Main, New York: Campus Verlag; 2013. (Campus ForschungBd. 964).
15. Baerlocher B. Gelingende Kommunikation durch Kooperation. Schweizerische Zeitschrift fur Forstwesen 2020; 171(6):323–9.
16. Bahrom NH, Ramli AS, Isa MR, Baharudin N, Badlishah-Sham SF, Mohamed-Yassin MS et al. Validity and reliability of the Patient Activation Measure® (PAM®)-13 Malay version among patients with Metabolic Syndrome in primary care. Malays Fam Physician 2020; 15(3):22–34.
17. Baller G, Schaller B. Kommunikation im Krankenhaus: Erfolgreich kommunizieren mit Patienten, Arztkollegen und Klinikpersonal [Teil II Angewandte Kommunikationsmodelle und Kommunikationstheorien]. Berlin, Heidelberg: Springer Berlin Heidelberg; Imprint: Springer Gabler; 2017. (SpringerLink Bücher).
18. Baller G, Schaller B. Kommunikation im Krankenhaus: Erfolgreich kommunizieren mit Patienten, Arztkollegen und Klinikpersonal. Berlin, Heidelberg: Imprint Springer Gabler; 2017. (SpringerLink Bücher).
19. Barnett K, Mercer SW, Norbury M, Watt G, Wyke S, Guthrie B. Epidemiology of multimorbidity and implications for health care, research, and medical education: a cross-sectional study. The Lancet 2012; 380(9836):37–43.
20. Barr PJ, Scholl I, Bravo P, Faber MJ, Elwyn G, McAllister M. Assessment of patient empowerment--a systematic review of measures. PLoS One 2015; 10(5):e0126553.
21. Battegay E, Zeltner T. Mehrfach komplex erkrankt: Welche Weichenstellungen sind für eine gute Versorgung nötig?; 2018 [cited 2022 Jul 26]. Available from: URL: https://www.zora.uzh.ch/id/eprint/158142/1/Mehrfach_komplex_erkrankt_Battegay.pdf.
22. Baur N, Blasius J, editors. Handbuch Methoden der Empirischen Sozialforschung. 2nd ed. Wiesbaden: Vieweg; 2019. Available from: URL: http://ebooks.ciando.com/book/index.cfm/bok_id/2639697.
23. Becker-Mrotzek M. Mündliche Kommunikation und Gesprächsdidaktik. Schäffer-Poeschel Verlag für Wirtschaft Steuern Recht GmbH; 2020.
24. Begum N, Donald M, Ozolins IZ, Dower J. Hospital admissions, emergency department utilisation and patient activation for self-management among people with diabetes. Diabetes Res Clin Pract 2011; 93(2):260–7.

25. Beiträge und Analyse. Gesundheitswesen aktuell 2020.
26. Benkert R, Abel T. Kritische Gesundheitskompetenz: Eine konstruktiv-kritische Bestandsaufnahme. In: Rathmann, K., Dadaczynski, K., Okan, O., Messer, M. (eds): Gesundheitskompetenz. p. 1–10.
27. Berens E-M, Pelikan JM, Schaeffer D. The effect of self-efficacy on health literacy in the German population. Health Promot Int 2022; 37(1).
28. Berger-Grabner D. Wissenschaftliches Arbeiten in den Wirtschafts- und Sozialwissenschaften: Hilfreiche Tipps und praktische Beispiele [Angewandte qualitative Sozialforschung]. 3. Aufl. 2016. Wiesbaden: Springer Fachmedien Wiesbaden; 2016. (Springer eBook Collection).
29. Bergs I, Just KS, Stingl J, Dreher M. Unerkannte Nebenwirkungsprofile in der Notaufnahme durch Inhalativa bei der COPD-Daten aus der ADRED Studie: 62. Kongress der Deutschen Gesellschaft 2022. In: Pneumologie. S44–S45.
30. Berkman ND, Sheridan SL, Donahue KE, Halpern DJ, Crotty K. Low health literacy and health outcomes: an updated systematic review. Annals of Internal Medicine 2011; 155(2):97–107.
31. Berne E. Die Transaktionsanalyse in der Psychotherapie: Eine systematische Individual- und Sozial-Psychiatrie. 2. Aufl. Paderborn: Junfermann; 2006.
32. Bertram N, Püschner F, Gonçalves ASO, Binder S, Amelung VE. Einführung einer elektronischen Patientenakte in Deutschland vor dem Hintergrund der internationalen Erfahrungen. In: Klauber J, Geraedts M, Friedrich J, Wasem J, editors. Krankenhaus-Report 2019: Das digitale krankenhaus. Springer Berlin Heidelberg; 2019. p. 3–16.
33. Besemer C. Mediation: Die Kunst der Vermittlung in Konflikten. 4. Auflage. Karlsruhe: Gewaltfrei Leben Lernen e. V; 2016.
34. Bethmann A, Buschle C, Reiter H. Kognitiv oder qualitativ? In: Qualitätssicherung sozialwissenschaftlicher Erhebungsinstrumente. Springer VS, Wiesbaden; 2019. p. 159–93 Available from: URL: https://link.springer.com/chapter/10.1007/978-3-658-24517-7_6.
35. Bieber C, Gschwendtner K, Müller N, Eich W. Partizipative Entscheidungsfindung (PEF) – Patient und Arzt als Team. Balint Journal 2020; 21(04):111–22. Available from: URL: https://www.thieme-connect.com/products/ejournals/html/10.1055/a-1298-2866.
36. Bitzer EM, Sørensen K. Erratum: Gesundheitskompetenz – Health Literacy. Gesundheitswesen 2018; 80(8–09):e62.
37. Blakemore A, Hann M, Howells K, Panagioti M, Sidaway M, Reeves D et al. Patient activation in older people with long-term conditions and multimorbidity: correlates and change in a cohort study in the United Kingdom. BMC Health Serv Res 2016; 16(1):582.
38. Blanz M, Florack A, Piontkowski U. Kommunikation: Eine interdisziplinäre Einführung. 1. Aufl. Stuttgart: Kohlhammer; 2014.
39. Bodenheimer T, Wagner EH, Grumbach K. Improving primary care for patients with chronic illness. JAMA 2002; 288(14):1775–9.
40. Bodenheimer T, Wagner EH, Grumbach K. Improving primary care for patients with chronic illness: the chronic care model, Part 2. JAMA 2002; 288(15):1909–14.
41. Bodenheimer T, Lorig K, Holman H, Grumbach K. Patient self-management of chronic disease in primary care. JAMA 2002; 288(19):2469–75.

42. Borsch J. AMTS-Projekte Mangelware beim Innovationsfonds: DAZ.online; 2022 [cited 2022 Jul 25]. Available from: URL: https://www.deutsche-apotheker-zeitung.de/news/artikel/2022/06/08/amts-projekte-mangelware-beim-innovationsfonds.
43. Bos-Touwen I, Schuurmans M, Monninkhof EM, Korpershoek Y, Spruit-Bentvelzen L, Ertugrul-van der Graaf I et al. Patient and disease characteristics associated with activation for self-management in patients with diabetes, chronic obstructive pulmonary disease, chronic heart failure and chronic renal disease: a cross-sectional survey study. PLoS One 2015; 10(5):e0126400.
44. Bos-Touwen I, Jonkman N, Westland H, Schuurmans M, Rutten F, Wit N de et al. Tailoring of self-management interventions in patients with heart failure. Curr Heart Fail Rep 2015; 12(3):223–35.
45. Braeseke G, Huster S, Pflug C, Rieckhoff S, Ströttchen J, Nolting H-D et al. Studie zum Versorgungsmanagement durch Patientenlotsen: Abschlussbericht für die Beauftragte der Bundesregierung für die Belange der Patientinnen und Patienten; 2018 [cited 2022 Aug 26]. Available from: URL: https://www.bundesgesundheitsministerium.de/fileadmin/Dateien/5_Publikationen/Praevention/Berichte/IGES_Versorgungsmanagement_durch_Patientenlotsen_042018.pdf.
46. Brandhorst A, Hildebrandt H, Luthe E-W, editors. Kooperation und Integration – das unvollendete Projekt des Gesundheitssystems: Kooperation und Integration als Zielstellung der gesundheitspolitischen Gesetzgebung. Wiesbaden: Springer VS; 2017. (Gesundheit. Politik – Gesellschaft – Wirtschaft).
47. Brenk-Franz K, Hibbard JH, Herrmann WJ, Freund T, Szecsenyi J, Djalali S et al. Validation of the German version of the patient activation measure 13 (PAM13-D) in an international multicentre study of primary care patients. PLoS One 2013; 8(9):e74786.
48. Brenk-Franz K. Bindung und Selbstmanagement von Patienten in der Primärversorgung: PAM Manual. 1. Aufl. Marburg: Tectum Wissenschaftsverlag; 2015. Available from: URL: https://livivo.idm.oclc.org/login?url=https://ebookcentral.proquest.com/lib/zbmed-ebooks/detail.action?docID=4345909.
49. Brenk-Franz K, Strauss B, Tiesler F, Fleischhauer C, Ciechanowski P, Schneider N et al. The Influence of Adult Attachment on Patient Self-Management in Primary Care--The Need for a Personalized Approach and Patient-Centred Care. PLoS One 2015; 10(9):e0136723.
50. Brettschneider C, Leicht H, Bickel H, Dahlhaus A, Fuchs A, Gensichen J et al. Relative impact of multimorbid chronic conditions on health-related quality of life--results from the MultiCare Cohort Study. PLoS One 2013; 8(6):e66742. Available from: URL: https://journals.plos.org/plosone/article?id=10.1371/journal.pone.0066742.
51. Bromme R, Jucks R, Rambow R. Wissenskommunikation über Fächergrenzen. Ein Trainingsprogramm. Wirtschaftspsychologie 2003;96–102.
52. Bronstein LR. Index of interdisciplinary collaboration. Social Work Research 2002; 26(2):113–26.
53. Bronstein LR. A model for interdisciplinary collaboration. Soc Work 2003; 48(3):297–306.
54. Bundesministerium für Bildung und Forschung, Kultusministerkonferenz. Deutscher Qualitätsrahmen für lebenslanges Lernen; 2011 [cited 2022 Aug 14]. Available from: URL: https://www.fibaa.org/fileadmin/redakteur/pdf/ZERT/Der_Deutsche_Qualifikationsrahmen_fue_lebenslanges_Lernen.pdf.

55. Bundesministerium für Gesundheit. Digitale Gesundheit 2025; 2020 [cited 2022 Jul 10]. Available from: URL: https://www.bundesregierung.de/breg-de/service/publikationen/digitale-gesundheit-2025-2042222.
56. Bundesminsiterium für Gesundheit (BMG). Allianz für Gesundheitskompetenz [cited 2022 Jul 19]. Available from: URL: https://www.bundesgesundheitsministerium.de/gesundheitskompetenz/allianz-fuer-gesundheitskompetenz.html.
57. Bundeszentrale für politische Bildung. Bevölkerung nach Altersgruppen und Geschlecht. Bundeszentrale für politische Bildung 2022 Jan 12 [cited 2022 Aug 28]. Available from: URL: https://www.bpb.de/kurz-knapp/zahlen-und-fakten/soziale-situation-in-deutschland/61538/bevoelkerung-nach-altersgruppen-und-geschlecht/.
58. Burger S. Alter und Multimorbidität: Herausforderungen an die Gesundheitsversorgung und die Arbeitswelt. Heidelberg: medhochzwei; 2013. (Baustein: Gesundheitssystem und Gesundheitspolitik).
59. Burkart R, Hömberg W, editors. Kommunikationstheorien: Ein Textbuch zur Einführung. 8., durchgesehene und aktualisierte Auflage. Wien: Nap, new academic press; 2015. (Studienbücher zur Publizistik- und KommunikationswissenschaftBand 8).
60. Burkhardt H. Probleme mit Medikationsaspekten. In: Neurogeriatrie. Springer, Berlin, Heidelberg; 2019. p. 37–47 Available from: URL: https://link.springer.com/chapter/10.1007/978-3-662-57358-7_4.
61. Burkhardt H, Pantel J, Püllen R. Umgang mit Multimorbidität und Multimedikation: Grundlagen und Konsequenzen für die Praxis. Stuttgart: Verlag W. Kohlhammer; 2019. (Altersmedizin in der Praxis). Available from: URL: http://www.content-select.com/index.php?id=bib_view&ean=9783170316607.
62. Busch M, Hapke U, Mensink GB. Psychische Gesundheit und gesunde Lebensweise: Zahlen und Trends aus der Gesundheitsberichterstattung des Bundes: Robert Koch-Institut Abteilung für Epidemiologie und Gesundheitsberichterstattung; 2011 [cited 2022 Aug 26]. Available from: URL: https://edoc.rki.de/bitstream/handle/176904/3099/12.pdf?sequence=1.
63. Busse R, Blümel M, Spranger A. Das deutsche Gesundheitssystem: Akteure, Daten, Analysen. 2. Auflage. Berlin: Medizinisch Wissenschaftliche Verlagsgesellschaft; 2017.
64. Carrel T, Greve N, Hildebrandt H, Klie T, Libera P, Pimperl A et al. Care und Case Management: Transprofessionelle Versorgungsstrukturen und Netzwerke. 1. Auflage. Stuttgart: W. Kohlhammer; 2020. (Health Care- und Krankenhaus-Management). Available from: URL: https://livivo.idm.oclc.org/login?url=https://ebookcentral.proquest.com/lib/zbmed-ebooks/detail.action?docID=6143580.
65. Charlot M, Winter MR, Cabral H, Wolf MS, Curtis LM, Hanchate A et al. Patient Activation Mediates Health Literacy Associated with Hospital Utilization among Whites. Health Lit Res Pract 2017; 1(3):e128–e135.
66. Chua YP, Xie Y, Lee PSS, Lee ES. Definitions and Prevalence of Multimorbidity in Large Database Studies: A Scoping Review. Int J Environ Res Public Health 2021; 18(4).
67. Claus AM, Wiese BS. Interdisziplinäre Kompetenzen: Modellentwicklung und diagnostische Zugänge. Gr Interakt Org 2021; 52(2):279–88.

68. Cornish PL, Knowles SR, Marchesano R, Tam V, Shadowitz S, Juurlink DN et al. Unintended medication discrepancies at the time of hospital admission. Arch Intern Med 2005; 165(4):424–9.
69. Cornu P, Steurbaut S, Leysen T, Baere E de, Ligneel C, Mets T et al. Effect of medication reconciliation at hospital admission on medication discrepancies during hospitalization and at discharge for geriatric patients. Ann Pharmacother 2012; 46(4):484–94.
70. Coronado-Vázquez V, Gómez-Salgado J, Cerezo-Espinosa de Los Monteros J, Ayuso-Murillo D, Ruiz-Frutos C. Shared Decision-Making in Chronic Patients with Polypharmacy: An Interventional Study for Assessing Medication Appropriateness. J Clin Med 2019; 8(6).
71. Couët N, Desroches S, Robitaille H, Vaillancourt H, Leblanc A, Turcotte S et al. Assessments of the extent to which health-care providers involve patients in decision making: a systematic review of studies using the OPTION instrument. Health Expect 2015; 18(4):542–61.
72. Coventry PA, Fisher L, Kenning C, Bee P, Bower P. Capacity, responsibility, and motivation: a critical qualitative evaluation of patient and practitioner views about barriers to self-management in people with multimorbidity. BMC Health Serv Res 2014; 14:536.
73. Covinsky KE, Pierluissi E, Johnston CB. Hospitalization-associated disability: „She was probably able to ambulate, but I'm not sure". JAMA 2011; 306(16):1782–93.
74. Cuevas H, Heitkemper E, Huang Y-C, Jang DE, García AA, Zuñiga JA. A systematic review and meta-analysis of patient activation in people living with chronic conditions. Patient Educ Couns 2021; 104(9):2200–12.
75. Cullinan S, Raae Hansen C, Byrne S, O'Mahony D, Kearney P, Sahm L. Challenges of deprescribing in the multimorbid patient. European journal of hospital pharmacy: science and practice 2017; 24(1):43–6. Available from: URL: https://ejhp.bmj.com/con tent/24/1/43.
76. Czypionka T, Kraus M, Reiss M, Röhrling G, Karadakic R. Multiple chronische Erkrankungen als Herausforderung der Zukunft – was kann integrierte Versorgung leisten?; 2016. Available from: URL: https://irihs.ihs.ac.at/id/eprint/3988/.
77. de Bruin, A., Ed., And Others. Health Interview Surveys: Towards International Harmonization of Methods and Instruments. WHO Regional Publications, European Series, No. 58. 0378–2255 1996. Available from: URL: https://eric.ed.gov/?id=ed3 94961.
78. Dehn-Hindenberg A. Patientenbedurfnisse in der Logopadie: die Qualitat der Kommunikation bestimmt die Therapiebewertung: Reihe 13: Beiträge zur Gesundheits- und Therapiewissenschaft Band 3. Forum Logopadie, vol. 21 2007:1–299. Available from: URL: gale.com/apps/doc/A172050597/HRCA?u=anon~85dccb60&sid=googleScholar&xid=8c5901f2.
79. Della sanità Om. The world health report 2004: Changing history. Geneva: World health organization; 2004. (The world health report; vol 2004) [cited 2019 Sep 20].
80. DESTATIS Statistaisches Bundesamt. Bevölkerung – Lebensform älterer Menschen 2020; 2022. Available from: URL: https://www.destatis.de/DE/Themen/Querschnitt/Demografischer-Wandel/Aeltere-Menschen/lebensformen.html.
81. DESTATIS Statistaisches Bundesamt. Bevölkerung Deutschlands nach Familienstand und Altersgruppen 2021; 2022. Available from: URL: https://www.destatis.de/DE/The

men/Gesellschaft-Umwelt/Bevoelkerung/_Grafik/_Interaktiv/familienstand-altersgru ppen.html.
82. Deutsche Gesellschaft für Allgemeinmedizin und Familienmedizin e.V (DEGAM). Multimorbidität S3-Leitlinie: AWMF-Register-Nr. 053–047 DEGAM-Leitlinie Nr. 20; 2017 [cited 2022 Jul 19]. Available from: URL: www.degam.de/files/Inhalte/Leitlinien-Inhalte/Dokumente/DEGAM-S3-Leitlinien/053-047_Multimorbiditaet/053-047l_%20Multimorbiditaet_redakt_24-1-18.pdf.
83. Dormann H, Maas R, Eickhoff C, Müller U, Schulz M, Brell D et al. Der bundeseinheitliche Medikationsplan in der Praxis : Die Pilotprojekte MetropolMediplan 2016, Modellregion Erfurt und PRIMA. Bundesgesundheitsbl 2018; 61(9):1093–102.
84. Dormann H, Knüppel-Ruppert A. Unerwünschte Arzneimittelwirkungen und Medikationsfehler – was Akut- und Notfallmediziner wissen sollten. Notfall Rettungsmed 2021; 24(6):907–18.
85. Dresing T, Pehl T. Praxisbuch Interview, Transkription & Analyse: Anleitungen und Regelsysteme für qualitativ Forschende; 2015 [cited 2022 Aug 22]. Available from: URL: https://www.audiotranskription.de/praxisbuch.
86. Drösler S, Hasford J, Kurth B-M, Schaefer M, Wasem J, Wille E. Evaluationsbericht zum Jahresausgleich 2009 im Risikostrukturausgleich: Endbericht; 2011 [cited 2022 Jul 19]. Available from: URL: https://www.bundesamtsozialesicherung.de/fileadmin/redaktion/Risikostrukturausgleich/Wissenschaftlicher_Beirat/Evaluationsbericht_zum_Jahresausgleich.pdf.
87. Drösler S, Garbe E, Hasford J, Schubert I, Ulrich V, van de Ven W et al. Sondergutachten zu den Wirkungen des morbiditätsorientierten Risikostrukturausgleichs: erstellt durch den Wissenschaftlichen Beirat zur Weiterentwicklung des Risikostrukturausgleichs im Auftrag des Bundesministeriums für Gesundheit: Geschäftsstelle des Wissenschaftlichen Beirats zur Weiterentwicklung des morbiditätsorientierten Risikostrukturausgleichs beim Bundesversicherungsamt; 2017 [cited 2022 Jul 19]. Available from: URL: www.bundesgesundheitsministerium.de/fileadmin/Dateien/5_Publikationen/Gesundheit/Berichte/Sondergutachten_Wirkung_RSA_2017.pdf.
88. Eck CD, Jori H, Vogt M. Assessment-Center. 2. Aufl. 2010. Dordrecht: Springer; 2010. Available from: URL: http://nbn-resolving.org/urn:nbn:de:bsz:31-epflicht-1543305.
89. Eickhoff C, Müller U, Strunz AK, Seidling HM, Lampert A, Felberg M et al. Das Projekt PRIMA – Elektronische Erstellung und Aktualisierung von Medikationsplänen als gemeinsame Aufgabe von Ärzten und Apothekern. Dtsch Med Wochenschr 2019; 144(18):e114–e120.
90. Ernstmann N, Bauer U, Berens E-M, Bitzer EM, Bollweg TM, Danner M et al. DNVF Memorandum Gesundheitskompetenz (Teil 1) – Hintergrund, Relevanz, Gegenstand und Fragestellungen in der Versorgungsforschung. Gesundheitswesen 2020; 82(7):e77–e93. Available from: URL: https://www.thieme-connect.com/products/ejournals/html/10.1055/a-1191-3689.
91. Ettinger WH. Can hospitalization-associated disability be prevented? JAMA 2011; 306(16):1800–1.
92. Faller K, Fechler B, Kerntke W. Systemisches Konfliktmanagement: Modelle und Methoden für Berater, Mediatoren und Führungskräfte. 1. Aufl. Stuttgart: Schäffer-Poeschel Verlag für Wirtschaft Steuern Recht GmbH; 2014. (Systemisches Management).

93. Faul F, Erdfelder E, Buchner A, Lang A-G. Statistical power analyses using G*Power 3.1: tests for correlation and regression analyses. Behav Res Methods 2009; 41(4):1149–60.
94. Finegold D, Matousek R. US Efforts to Create a New Professional Identity for the Bioscience Industry. In: Brown A, Kirpal S, Rauner F, editors. Identities at work. Dordrecht: Springer; 2007. p. 361–90 (UNESCO-UNEVOC book series; vol. 5).
95. Fowles JB, Terry P, Xi M, Hibbard J, Bloom CT, Harvey L. Measuring self-management of patients' and employees' health: further validation of the Patient Activation Measure (PAM) based on its relation to employee characteristics. Patient Educ Couns 2009; 77(1):116–22.
96. Frindte W. Ulrike Six/Uli Gleich/Roland Gimmler (Hrsg.): Kommunikationspsychologie — Medienpsychologie. Lehrbuch. Pub 2008; 53(1):127.
97. Fuchs S, Henschke C, Blümel M, Busse R. Disease management programs for type 2 diabetes in Germany: a systematic literature review evaluating effectiveness. Dtsch Arztebl Int 2014; 111(26):453–63.
98. Fülöp G. Patientenorientierte Bedarfsplanung in Österreich. Zeitschrift für Evidenz, Fortbildung und Qualität im Gesundheitswesen 2017 [cited 2022 Aug 25]; (Volume 125):60–69.
99. Garin N, Koyanagi A, Chatterji S, Tyrovolas S, Olaya B, Leonardi M et al. Global Multimorbidity Patterns: A Cross-Sectional, Population-Based, Multi-Country Study. J Gerontol A Biol Sci Med Sci 2016; 71(2):205–14.
100. Gemeinsamer Bundesausschuss. Innovationsausschuss – Förderbekanntmachungen – Förderprojekte [cited 2022 Aug 31]. Available from: URL: https://innovationsfonds.g-ba.de/projekte/.
101. Gemeinsamer Bundesausschuss. Disease-Management-Programme; 2022. Available from: URL: https://www.g-ba.de/themen/disease-management-programme/.
102. Gesundheit in Deutschland–die wichtigsten Entwicklungen. Available from: URL: https://edoc.rki.de/bitstream/handle/176904/3262/22mnroqobui32.pdf?sequence=1.
103. Gisbert Miralles J, Heintze C, Dini L. Hausärztliche Delegationskonzepte in Nordrhein-Westfalen Ergebnisse der hausärztlichen Befragung zum Einsatz von EVA, VERAH, VERAH Plus zur Delegation definierter Tätigkeiten. Z Evid Fortbild Qual Gesundhwes 2020; 156–157:50–8.
104. Göhner A, Bitzer EM, Dreher E, Farin-Glattacker E, Heimbach B, Kohler K et al. Integriertes Versorgungsmanagement für chronisch erkrankte ältere Menschen in der eigenen Häuslichkeit: Evidenz aus Cochrane-Reviews. Z Gerontol Geriat 2021; 54(1):54–60.
105. Goss F. Datentransfer zwischen Versorgungsebenen (Praxis-Krankenhaus, Praxis-Praxis) – die Sicht des Mediziners. Aktuel Kardiol 2015; 4(04):242–7.
106. Grah C, editor. Kommunikation bei Lungenkrebs: Für Fachleute, für Patienten und Angehörige, für eine partizipative Entscheidungsfindung [Kurzer Überblick über wichtige Kommunikationsmodelle]. 1. Aufl. Norderstedt: Books on Demand; 2015.
107. Greene J, Hibbard JH, Sacks R, Overton V, Parrotta CD. When patient activation levels change, health outcomes and costs change, too. Health Aff (Millwood) 2015; 34(3):431–7.
108. Grice HP. Studies in the way of words. 1. Harvard Univ. Press pbk. ed., [Nachdr.]. Cambridge, Mass.: Harvard Univ. Press; 2007.

109. Groe C. Patientenorientierung im Qualitätsmanagement im Gesundheitswesen: Theoretische Grundlagen, gesetzliche Regelungen und eine sektorenübergreifende qualitative Studie [Qualitätssicherung im Gesundheitswesen auf dem Weg zu einer erhöhten Patientenorientierung]. Wiesbaden: Springer Gabler; 2021. (Gesundheitsmanagement und Gesundheitsökonomik). Available from: URL: https://livivo.idm.oclc.org/login?url=https://ebookcentral.proquest.com/lib/zbmed-ebooks/detail.action?docID=6723144.
110. Gudrun Quenzel, Doris Schaeffer. Health Literacy – Gesundheitskompetenz vulnerabler Bevölkerungsgruppen; 2016. Available from: URL: https://www.researchgate.net/profile/gudrun-quenzel/publication/292983857_health_literacy_-_gesundheitskompetenz_vulnerabler_bevolkerungsgruppen.
111. Hahn U. Sektorenübergreifende Angebotsstrukturen: Kooperation und Integration, Netzwerke und Unternehmen. In: Hahn U, Kurscheid C, editors. Intersektorale Versorgung: Best Practices – erfolgreiche Versorgungslösungen mit Zukunftspotenzial. Wiesbaden: Springer Gabler; 2020. p. 11–25.
112. Happe K, editor. Public Health in Deutschland: Strukturen, Entwicklungen und globale Herausforderungen; Stellungnahme. Halle (Saale): Dt. Akad. der Naturforscher Leopoldina; 2015. (Schriftenreihe zur wissenschaftsbasierten Politikberatung). Available from: URL: http://nbn-resolving.org/urn:nbn:de:gbv:3:2-106000.
113. Härter M, van der Weijden T, Gly E. Policy and practice developments in the implementation of shared decision making: an international perspective. Zeitschrift für Evidenz, Fortbildung und Qualität im Gesundheitswesen 2011 [cited 2022 Aug 26]; (105; 4):229–33.
114. Heidemann C, Scheidt-Nave C, Beyer A-K, Baumert J, Thamm R, Maier B et al. Gesundheitliche Lage der erwachsenen Bevölkerung in Deutschland – Ergebnisse der Studie GEDA 2019/2020-EHIS: Robert Koch Institut; 2021. Available from: URL: https://www.rki.de/DE/Content/Gesundheitsmonitoring/Gesundheitsberichterstattung/GBEDownloadsJ/JoHM_03_2021_GEDA_2019_2020_EHIS.pdf?__blob=publicationFile.
115. Helfferich C. Leitfaden- und Experteninterviews. In: Baur N, Blasius J, editors. Handbuch Methoden der Empirischen Sozialforschung. 2nd ed. Wiesbaden: Vieweg; 2019. p. 669–86.
116. Hendriks SH, Hartog LC, Groenier KH, Maas AHEM, van Hateren KJJ, Kleefstra N et al. Patient Activation in Type 2 Diabetes: Does It Differ between Men and Women? J Diabetes Res 2016; 2016:7386532.
117. Herceg M. Gender- bzw. geschlechtsspezifische Aspekte in der Physikalischen Medizin und Rehabilitation. In: Fialka-Moser V, editor. Kompendium der Physikalischen Medizin und Rehabilitation: Diagnostische und therapeutische Konzepte. 3. überarb. und erw. Aufl. Wien: Springer; 2013. p. 33–43.
118. Hibbard JH, Stockard J, Mahoney ER, Tusler M. Development of the Patient Activation Measure (PAM): conceptualizing and measuring activation in patients and consumers. Health Serv Res 2004; 39(4 Pt 1):1005–26.
119. Hibbard JH, Mahoney ER, Stockard J, Tusler M. Development and testing of a short form of the patient activation measure. Health Serv Res 2005; 40(6 Pt 1):1918–30.

120. Hibbard JH, Tusler M. Assessing activation stage and employing a „next steps" approach to supporting patient self-management. J Ambul Care Manage 2007; 30(1):2–8.
121. Hibbard JH, Mahoney ER, Stock R, Tusler M. Do increases in patient activation result in improved self-management behaviors? Health Serv Res 2007; 42(4):1443–63.
122. Hibbard JH, Cunningham PJ. How engaged are consumers in their health and health care, and why does it matter? Res Brief 2008; (8):1–9.
123. Hibbard JH, Greene J. What the evidence shows about patient activation: better health outcomes and care experiences; fewer data on costs. Health Aff (Millwood) 2013; 32(2):207–14.
124. Hibbard JH, Greene J, Shi Y, Mittler J, Scanlon D. Taking the long view: how well do patient activation scores predict outcomes four years later? Med Care Res Rev 2015; 72(3):324–37.
125. Hildebrandt, H., Bahrs, O., Borchers, U., Glaeske, G., Griewing, B., Härter, M., Hanneken, Hilbert, J, Klapper, Bernadette, Klitzsch, W., Köster-Steinebach, I., Kurscheid, C., Lodwig, V., Pfaff, H., Schaeffer, Doris, Schrappe, M., Sturm, H., Wehkamp, K.H., Wild, D. Integrierte Versorgung – jetzt!: Ein Vorschlag für eine Neuausrichtung des deutschen Gesundheitssystems – regional, vernetzt, patientenorientiert. In: Hildebrandt H, Stuppardt R, editors. Zukunft Gesundheit – regional, vernetzt, patientenorientiert. 1. Auflage. Heidelberg: medhochzwei Verlag; 2021. p. 1–171 (Gesundheitswesen in der Praxis).
126. Hildebrandt, H., Bahrs, O., Borchers, U., Glaeske, G., Griewing, B., Härter, M., Hanneken, J., Klapper, Bernadette, Klitzsch, W., Köster-Steinebach, I., Kurscheid, C., Lodwig, V., Pfaff, H., Schaeffer, Doris, Schrappe, M., Sturm, H., Wehkamp, K.H., and Wild, D. Integrierte Versorgung als nachhaltige Regelversorgung auf regionaler Ebene – Teil 1. In: Welt der Krankenversicherung. p. 164–72 [cited 2022 Jul 19]. Available from: URL: https://www.researchgate.net/publication/343774616_Integrierte_Versorgung_als_nachhaltige_Regelversorgung_auf_regionaler_Ebene_-_Teil_1.
127. Hoffer-Pober A, Strametz-Juranek J. Genderaspekte im Gesundheitsverhalten, bei Krankheitsbewältigung und sozialer Unterstützung : Eine Untersuchung im Rahmen der Rehabilitation. Wien Med Wochenschr 2020; 170(13–14):340–7.
128. Höglinger M, Seiler S, Ehrler F, Maurer J. Gesundheit der älteren Bevölkerung in der Schweiz: Eine Studie basierend auf Daten des Survey of Health, Ageing and Retirement in Europe (SHARE) im Auftrag des Bundesamts für Gesundheit; 2019. Available from: URL: https://digitalcollection.zhaw.ch/bitstream/11475/17131/1/2019_gesundheit%20%c3%a4ltere%20bev%c3%b6lkerung%20schweiz.pdf.
129. Holt S, Schmiedl S, Thürmann PA. Potentially inappropriate medications in the elderly: the PRISCUS list. Dtsch Arztebl Int 2010; 107(31–32):543–51.
130. Hopman P, Heins MJ, Korevaar JC, Rijken M, Schellevis FG. Health care utilization of patients with multiple chronic diseases in the Netherlands: Differences and underlying factors. European Journal of Internal Medicine 2016; 35:44–50. Available from: URL: https://www.sciencedirect.com/science/article/pii/s0953620516302886.
131. Howie JG, Heaney DJ, Maxwell M, Walker JJ. A comparison of a Patient Enablement Instrument (PEI) against two established satisfaction scales as an outcome measure of primary care consultations. Fam Pract 1998; 15(2):165–71.

132. Hubmann M, Pätzmann-Sietas B, Morbach H. Telemedizin und digitale Akte – Wo stehen wir? Monatsschr Kinderheilkd 2021; 169(8):711–6. Available from: URL: https://link.springer.com/article/10.1007/s00112-021-01241-6.
133. Humphries MD, Welch P, Hasegawa J, Mell MW. Correlation of Patient Activation Measure Level with Patient Characteristics and Type of Vascular Disease. Annals of Vascular Surgery 2021; 73:55–61.
134. Insignia Health. Patientenaktivierungsmaßnahme® (PAM®); 2022. Available from: URL: https://www.insigniahealth.com/products/pam.
135. Insignia Health; 2022 [cited 2022 Oct 1]. Available from: URL: https://www.insigniahealth.com/.
136. Jankowska-Polańska B, Katarzyna L, Lidia A, Joanna J, Dudek K, Izabella U. Cognitive function and adherence to anticoagulation treatment in patients with atrial fibrillation. J Geriatr Cardiol 2016; 13(7):559–65.
137. Jason KJ, Carr DC, Washington TR, Hilliard TS, Mingo CA. Multiple Chronic Conditions, Resilience, and Workforce Transitions in Later Life: A Socio-Ecological Model. Gerontologist 2017; 57(2):269–81.
138. Johnston MC, Crilly M, Black C, Prescott GJ, Mercer SW. Defining and measuring multimorbidity: a systematic review of systematic reviews. Eur J Public Health 2019; 29(1):182–9.
139. Kaji Y. Toward a "Choosing Wisely" Future in Medicine. Journal of the Pharmaceutical Society of Japan 2019; 139(4):547–50.
140. Kassenärztliche Bundesvereinigung. Beispiel BMP; 2018 [cited 2022 Aug 26]. Available from: URL: https://www.kbv.de/media/sp/Beispiel_BMP_2018.pdf.
141. Kerckhoff Anette SL. Die Hausarztpraxis von morgen. Pflegezeitschrift 2020; 73(3):22–3. Available from: URL: https://link.springer.com/article/10.1007/s41906-020-0662-6.
142. Kinney RL, Lemon SC, Person SD, Pagoto SL, Saczynski JS. The association between patient activation and medication adherence, hospitalization, and emergency room utilization in patients with chronic illnesses: a systematic review. Patient Educ Couns 2015; 98(5):545–52.
143. Klora M, Zeidler J, May M, Raabe N, Schulenburg J-MG von der. Evaluation der hausarztzentrierten Versorgung in Deutschland anhand von GKV-Routinedaten der AOK Rheinland/Hamburg. Z Evid Fortbild Qual Gesundhwes 2017; 120:21–30.
144. Klüchtzner W von, Grandt D. Influence of hospitalization on prescribing safety across the continuum of care: an exploratory study. BMC Health Serv Res 2015; 15:197.
145. Knieps F. Brauchen wir eine Generalüberholung des SGB V – Perspektiven für eine Neukodifizierung. Gesundheits- und Sozialpolitik (G&S) 2020; 74(1):71–8. Available from: URL: https://www.nomos-elibrary.de/10.5771/1611-5821-2020-1-71/brauchen-wir-eine-generalueberholung-des-sgb-v-perspektiven-fuer-eine-neukodifizierung-jahrgang-74-2020-heft-1?page=1.
146. Knopf H, Grams D. Arzneimittelanwendung von Erwachsenen in Deutschland : Ergebnisse der Studie zur Gesundheit Erwachsener in Deutschland (DEGS1). Bundesgesundheitsbl 2013; 56(5–6):868–77. Available from: URL: https://link.springer.com/article/10.1007/s00103-013-1667-8.
147. Köberle U, Stammschulte T, Gundert-Remy U, Pitzer M, Bräutigam K. Erfassung und Bewertung von Medikationsfehlern : Erfahrungen der Arzneimittelkommission

der deutschen Ärzteschaft. Bundesgesundheitsbl 2018; 61(9):1066–74. Available from: URL: https://link.springer.com/article/10.1007/s00103-018-2779-y.
148. Kofahl C, Trojan A. Health Literacy und Selbstmanagement im Kontext von Kooperation und Integration. In: Brandhorst A, Hildebrandt H, Luthe E-W, editors. Kooperation und Integration – das unvollendete Projekt des Gesundheitssystems: Kooperation und Integration als Zielstellung der gesundheitspolitischen Gesetzgebung. Wiesbaden: Springer VS; 2017. p. 493–513 (Gesundheit. Politik – Gesellschaft – Wirtschaft).
149. Köster-Steinebach I. Organisierbarkeit von Patienteninteresse – Hemmnisse für die Durchsetzung von Qualitätsorientierung: Schlüssel für mehr Qualität. In: Patientenorientierung. p. 35–46.
150. Krainer L, Smetschka B. Ein Forschungsteam finden. In: Heimerl K, Dressel G, Winiwarter V, Berger W, editors. Interdisziplinär und transdisziplinär forschen: Doing Inter- und Transdisziplinarität. Bielefeld, Germany: transcript Verlag.
151. Krauss RM F, SR. Social psychological models of interpersonal communication: Social Psychology: Handbook of Basic Principles. Guilford; 1996. Available from: URL: https://psycnet.apa.org/record/1996-98402-022.
152. Kriegel J, Weigl A, Straßl N, Rissbacher C. Arzneimittelversorgung im Krankenhaus – Aktuelle und zukünftige Gestaltungsoptionen des internen Arzneimittel Supply Chain Managements im Krankenhaus. Gesundh ökon Qual manag 2018; 23(05):258–66.
153. Krumm S, Mertin I, Dries C. Kompetenzmodelle. 1. Auflage. Göttingen: Hogrefe Verlag; 2012. (Praxis der Personalpsychologie; vol 27). Available from: URL: https://elibrary.hogrefe.de/book/99.110005/9783840923920.
154. Kubitschke L, Müller S, Meyer I. Kann e-Health einen Beitrag zu verstärkter Integration von Gesundheitsdienstleistungen und verbesserter Kooperation beteiligter Akteure leisten? In: Brandhorst A, Hildebrandt H, Luthe E-W, editors. Kooperation und Integration – das unvollendete Projekt des Gesundheitssystems: Kooperation und Integration als Zielstellung der gesundheitspolitischen Gesetzgebung. Wiesbaden: Springer VS; 2017. p. 515–32 (Gesundheit. Politik – Gesellschaft – Wirtschaft).
155. Kuckartz U. Qualitative Inhaltsanalyse: Methoden, Praxis, Computerunterstützung. 4., überarbeitete Auflage. Weinheim: Beltz Verlagsgruppe; 2018. (Grundlagentexte Methoden). Available from: URL: http://nbn-resolving.org/urn:nbn:de:bsz:31-epflicht-1138552.
156. Kuckarzt U. RS. Datenaufbereitung und Datenbereinigung in der qualitativen Sozialforschung. In: Baur N, Blasius J, editors. Handbuch Methoden der Empirischen Sozialforschung. 2nd ed. Wiesbaden: Vieweg; 2019.
157. Kultusminister Konferenz. Handreichung für die Erarbeitung von Rahmenlehrplänen der Kultusministerkonferenz für den berufsbezogenen Unterricht in der Berufsschule und ihre Abstimmung mit Ausbildungsordnungen des Bundes für anerkannte Ausbildungsberufe [cited 2022 Aug 25]. Available from: URL: https://www.kmk.org/fileadmin/veroeffentlichungen_beschluesse/2021/2021_06_17-GEP-Handreichung.pdf.
158. Kunkel N. Die Theorie der Konversations-Implikaturen nach H. Paul Grice – Vom Sagen und Meinen. München: GRIN Verlag GmbH; 2007.
159. Künne T, Sauerhering M. Selbstkompetenz (-Förderung) in KiTa und Grundschule [cited 2022 Aug 25]. Available from: URL: https://www.nifbe.de/images/nifbe/Infoservice/Downloads/Themenhefte/Selbstkompetenz_-Förderung_online.pdf.

160. Kurczewska-Michalak M, Lewek P, Jankowska-Polańska B, Giardini A, Granata N, Maffoni M et al. Polypharmacy Management in the Older Adults: A Scoping Review of Available Interventions. Front Pharmacol 2021; 12:734045.
161. Kurscheid C, Balke N. Entlassmanagement – Standpunkte und Erwartungen aus Sicht der Gesundheitsnetzwerke. In: Entlassmanagement. Konzepte, Methoden, Umsetzung. p. 51–8 Available from: URL: https://elibrary.vahlen.de/10.32745/9783954664320.
162. Kurscheid C. Gütekriterien. In: Hahn U, Kurscheid C, editors. Intersektorale Versorgung: Best Practices – erfolgreiche Versorgungslösungen mit Zukunftspotenzial. Wiesbaden: Springer Gabler; 2020. p. 27–34.
163. Lampert A, Seiberth J, Haefeli WE, Seidling HM. A systematic review of medication administration errors with transdermal patches. Expert Opin Drug Saf 2014; 13(8):1101–14.
164. Lang C, Gottschall M, Sauer M, Köberlein-Neu J, Bergmann A, Voigt K. „Da kann man sich ja totklingeln, geht ja keiner ran" – Schnittstellenprobleme zwischen stationärer, hausärztlicher und ambulant-fachspezialisierter Patientenversorgung aus Sicht Dresdner Hausärzte. Gesundheitswesen 2019; 81(10):822–30.
165. Langer I, Schulz von Thun F, Tausch R. Sich verständlich ausdrücken. 11. Auflage. München: Ernst Reinhardt Verlag; 2019. Available from: URL: https://elibrary.utb.de/doi/book/10.2378/9783497611331.
166. Le Reste JY, Nabbe P, Manceau B, Lygidakis C, Doerr C, Lingner H et al. The European General Practice Research Network presents a comprehensive definition of multimorbidity in family medicine and long term care, following a systematic review of relevant literature. Journal of the American Medical Directors Association 2013; 14(5):319–25. Available from: URL: https://www.sciencedirect.com/science/article/pii/s1525861013000029.
167. Le Reste JY, Nabbe P, Lazic D, Assenova R, Lingner H, Czachowski S et al. How do general practitioners recognize the definition of multimorbidity? A European qualitative study. Eur J Gen Pract 2016; 22(3):159–68.
168. Leber W-D, Wasem J. Ambulante Krankenhausleistungen – ein Überblick, eine Trendanalyse und einige ordnungspolitische Anmerkungen [cited 2022 Jul 24]. Available from: URL: https://wulf-dietrich-leber.de/files/2016-11/khr-2016-leber-wasem-ambulante-krankenhausleistungen.pdf.
169. Lehnert T, König H-H. Auswirkungen von Multimorbidität auf die Inanspruchnahme medizinischer Versorgungsleistungen und die Versorgungskosten. Bundesgesundheitsblatt Gesundheitsforschung Gesundheitsschutz 2012; 55(5):685–92. Available from: URL: https://doi.org/10.1007/s00103-012-1475-6.
170. Leinweber J, Barthel M. Digital Health-Leistungen als Motor einer verbesserten Gesundheitsversorgung. Sprache · Stimme · Gehör 2022; 46(01):19–27.
171. Leitliniengruppe Hessen. DEGAM: S3-Leitlinie Multimedikation, Langfassung, AWMF-Registernummer: 053 – 043.: Empfehlungen zum Umgang mit Multimedikation bei Erwachsenen und geriatrischen Patienten; 2021 [cited 2021 Dec 12]. Available from: URL: https://www.degam.de/degamleitlinien-379.html.
172. Linden A. Estimating Measurement Error of the Patient Activation Measure for Respondents with Partially Missing Data. Biomed Res Int 2015; 2015:270168.

173. Lorig KR, Sobel DS, Ritter PL, Laurent D, Hobbs M. Effect of a self-management program on patients with chronic disease. Effective Clinical Practice. 2001; (4(6)):256–62. Available from: URL: https://europepmc.org/article/med/11769298.
174. Lubetkin EI, Lu W-H, Gold MR. Levels and correlates of patient activation in health center settings: building strategies for improving health outcomes. J Health Care Poor Underserved 2010; 21(3):796–808.
175. Ludt S, Heiss F, Glassen K, Noest S, Klingenberg A, Ose D et al. Die Patientenperspektive jenseits ambulant-stationärer Sektorengrenzen – Was ist Patientinnen und Patienten in der sektorenübergreifenden Versorgung wichtig? Gesundheitswesen 2014; 76(6):359–65.
176. Lux T, Breil B, Dörries M, Gensorowsky D, Greiner W, Pfeiffer D et al. Digitalisierung im Gesundheitswesen — zwischen Datenschutz und moderner Medizinversorgung. Wirtschaftsdienst 2017; 97(10):687–703. Available from: URL: https://link.springer.com/article/10.1007/s10273-017-2200-8.
177. Magnezi R, Glasser S. Psychometric properties of the hebrew translation of the patient activation measure (PAM-13). PLoS One 2014; 9(11):e113391.
178. Mahne K, Wolff JK, Simonson J, Tesch-Römer C, editors. Altern im Wandel: Zwei Jahrzehnte Deutscher Alterssurvey (DEAS). Spinger VS; 2017 [cited 2022 Aug 26].
179. Marshall R, Beach MC, Saha S, Mori T, Loveless MO, Hibbard JH et al. Patient activation and improved outcomes in HIV-infected patients. J Gen Intern Med 2013; 28(5):668–74.
180. Mayring P. Qualitative Inhaltsanalyse: Grundlagen und Techniken. 12., überarb. Aufl. Weinheim, Basel: Beltz Verlag; 2015. (Beltz Pädagogik). Available from: URL: http://nbn-resolving.org/urn:nbn:de:bsz:31-epflicht-1136370.
181. Mayring P. Einführung in die qualitative Sozialforschung: Eine Anleitung zu qualitativem Denken. 6., überarbeitete Auflage, Online-ausgabe. Weinheim, Basel: Beltz Verlag; 2016. (Pädagogik). Available from: URL: http://nbn-resolving.org/urn:nbn:de:bsz:31-epflicht-1127318.
182. Mayring P. Einführung in die qualitative Sozialforschung: Eine Anleitung zu qualitativem Denken. 6., überarbeitete Auflage, Online-ausgabe. Weinheim, Basel: Beltz Verlag; 2016. (Pädagogik). Available from: URL: http://nbn-resolving.org/urn:nbn:de:bsz:31-epflicht-1127318.
183. Mayring P, Fenzl T. Qualitative Inhaltsanalyse. In: Baur N, Blasius J, editors. Handbuch Methoden der Empirischen Sozialforschung. 2nd ed. Wiesbaden: Vieweg; 2019. p. 633–48.
184. McDonald HP, Garg AX, Haynes RB. Interventions to enhance patient adherence to medication prescriptions: scientific review. JAMA 2002; 288(22):2868–79.
185. Merten K. Kommunikation: Eine Begriffs- und Prozeßanalyse. Wiesbaden: VS Verlag für Sozialwissenschaften; Imprint; 1977. (Studien zur Sozialwissenschaft; vol 35). Available from: URL: https://ebookcentral.proquest.com/lib/kxp/detail.action?docID=6603344.
186. Mihaljevic AL, Michalski C, Kaisers U, Strunk G. Patientenorientierung. Chirurg 2022.
187. Ministerium des Inneren des Landes Nordrhein-Westfalen. Datenschutzgesetz Nordrhein-Westfalen (DSG NRW) Datenschutzgesetz Nordrhein-Westfalen (DSG

NRW): (Artikel 1 des Gesetzes vom 17. Mai 2018 (GV. NRW. S. 244); 2018. Available from: URL: https://recht.nrw.de/lmi/owa/br_text_anzeigen?v_id=3520071121100436275.
188. Moljord IEO, Lara-Cabrera ML, Perestelo-Pérez L, Rivero-Santana A, Eriksen L, Linaker OM. Psychometric properties of the Patient Activation Measure-13 among outpatients waiting for mental health treatment: A validation study in Norway. Patient Educ Couns 2015; 98(11):1410–7. Available from: URL: https://www.sciencedirect.com/science/article/pii/s0738399115002827.
189. Mollenhauer J, Kurscheid C, Remmy F. Patientenzentrierte regionale Versorgungskonzepte aufbauen. In: Hildebrandt H, Stuppardt R, editors. Zukunft Gesundheit – regional, vernetzt, patientenorientiert. 1. Auflage. Heidelberg: medhochzwei Verlag; 2021. p. 319–37 (Gesundheitswesen in der Praxis).
190. Möller H, Aly A-F. Definitionen zu Pharmakovigilanz und Arzneimitteltherapiesicherheit (AMTS). Z Evid Fortbild Qual Gesundhwes 2012; 106(10):709–11. Available from: URL: https://www.sciencedirect.com/science/article/pii/s1865921712003157.
191. Moreno-Chico C, González-de Paz L, Monforte-Royo C, Arrighi E, Navarro-Rubio MD, Gallart Fernández-Puebla A. Adaptation to European Spanish and psychometric properties of the Patient Activation Measure 13 in patients with chronic diseases. Fam Pract 2017; 34(5):627–34.
192. Mosen DM, Schmittdiel J, Hibbard J, Sobel D, Remmers C, Bellows J. Is patient activation associated with outcomes of care for adults with chronic conditions? J Ambul Care Manage 2007; 30(1):21–9.
193. Mühlhäuser U, Götz K, Weinmayr LM, Steinhäuser J. DEGAM-Leitlinie „Multimorbidität"im Praxistest; 2018 [cited 2022 Jul 21]. Available from: URL: https://www.online-zfa.com/fileadmin/user_upload/degam_multimorbiditaet.pdf.
194. Müller U, Schulz M, Mätzler M. Elektronisch unterstützte Kooperation ambulant tätiger Ärzte und Apotheker zur Verbesserung der Arzneimitteltherapiesicherheit : Die Arzneimittelinitiative Sachsen-Thüringen (ARMIN). Bundesgesundheitsbl 2018; 61(9):1119–28. Available from: URL: https://link.springer.com/article/10.1007/s00103-018-2780-5.
195. Muth C, Uhlmann L, Haefeli WE, Rochon J, van den Akker M, Perera R et al. Effectiveness of a complex intervention on Prioritising Multimedication in Multimorbidity (PRIMUM) in primary care: results of a pragmatic cluster randomised controlled trial. BMJ Open 2018; 8(2):e017740.
196. Muth C, Blom JW, Smith SM, Johnell K, Gonzalez-Gonzalez AI, Nguyen TS et al. Evidence supporting the best clinical management of patients with multimorbidity and polypharmacy: a systematic guideline review and expert consensus. J Intern Med 2019; 285(3):272–88.
197. Napoles TM, Burke NJ, Shim JK, Davis E, Moskowitz D, Yen IH. Assessing Patient Activation among High-Need, High-Cost Patients in Urban Safety Net Care Settings. J Urban Health 2017; 94(6):803–13.
198. Nationaler Aktionsplan Gesundheitskompetenz: Die Gesundheitskompetenz in Deutschland stärken; 2020 [cited 2022 Jul 19]. Available from: URL: https://www.nap-gesundheitskompetenz.de/.

199. Ng AWY, Chan AHS, Ho VWS. Comprehension by older people of medication information with or without supplementary pharmaceutical pictograms. Appl Ergon 2017; 58:167–75.
200. Niebuhr F, Wilfling D, Hahn K, Steinhäuser J. Coaching aus der Perspektive der Allgemeinmedizin. Präv Gesundheitsf 2018; 13(2):91–6.
201. Nielsen CR, Halling A, Andersen-Ranberg K. Disparities in multimorbidity across Europe – Findings from the SHARE Survey. European Geriatric Medicine 2017; 8(1):16–21. Available from: URL: https://www.sciencedirect.com/science/article/pii/s1878764916301875.
202. Nittel D, Seltrecht A. Einleitung: Vom Wert einer vergleichenden Sicht auf Krankheiten. In: Nittel D, Seltrecht A, editors. Krankheit: Lernen im Ausnahmezustand? Dordrecht: Springer Berlin Heidelberg; 2013. p. 3–12.
203. Ofori-Asenso R, Chin KL, Curtis AJ, Zomer E, Zoungas S, Liew D. Recent Patterns of Multimorbidity Among Older Adults in High-Income Countries. Population Health Management 2019; 22(2):127–37.
204. Oldach BR, Katz ML. Health literacy and cancer screening: a systematic review. Patient Educ Couns 2014; 94(2):149–57.
205. Orth A. Dr. Gerald Gaß zur Ära Spahn: „Bei der Digitalisierung hat Spahn Fortschritte erzielt". kma – Klinik Management aktuell 2021; 26(09):36–9.
206. Pfaff H, Klein J. Organisationsentwicklung im Gesundheitswesen. Med Klin (Munich) 2002; 97(5):309–15.
207. Poellnitz PB von. Implementierung von Partizipativer Entscheidungsfindung in der Hausarztpraxis. Erfahrungen von Ärzten im Rahmen einer Studie mit Hypertonie-Patienten.: Inaugural Dissertation; 2014. Available from: URL: https://freidok.uni-freiburg.de/fedora/objects/freidok:9695/datastreams/FILE1/content.
208. Polonsky WH, Fisher L. When does personalized feedback make a difference? A narrative review of recent findings and their implications for promoting better diabetes self-care. Curr Diab Rep 2015; 15(8):50.
209. Pouliot A, Vaillancourt R, Stacey D, Suter P. Defining and identifying concepts of medication literacy: An international perspective. Res Social Adm Pharm 2018; 14(9):797–804.
210. Rademakers J, Nijman J, van der Hoek L, Heijmans M, Rijken M. Measuring patient activation in The Netherlands: translation and validation of the American short form Patient Activation Measure (PAM13). BMC Public Health 2012; 12:577.
211. Rademakers J, Maindal HT, Steinsbekk A, Gensichen J, Brenk-Franz K, Hendriks M. Patient activation in Europe: an international comparison of psychometric properties and patients' scores on the short form Patient Activation Measure (PAM-13). BMC Health Serv Res 2016; 16(1):570.
212. Rahmenvertrag über ein Entlassmanagement beim Übergang in die Versorgung nach Krankenhausbehandlung nach § 39 Abs. 1a (Rahmenvertrag SGB V Entlassmanagement): in der Fassung der vom 8 Änderungsvereinbarung 01.03.2022; 2022 [cited 2022 Jul 20]. Available from: URL: https://www.kbv.de/media/sp/Rahmenvertrag_Entlassmanagement.pdf.
213. Raithel J. Quantitative Forschung: Ein Praxiskurs. 2., durchgesehene Auflage. Wiesbaden: VS Verlag für Sozialwissenschaften; 2008. (Lehrbuch).

214. Rankin A, Cadogan CA, Patterson SM, Kerse N, Cardwell CR, Bradley MC et al. Interventions to improve the appropriate use of polypharmacy for older people. Cochrane Database Syst Rev 2018; 9(9):CD008165.
215. Remmers C, Hibbard J, Mosen DM, Wagenfield M, Hoye RE, Jones C. Is patient activation associated with future health outcomes and healthcare utilization among patients with diabetes? J Ambul Care Manage 2009; 32(4):320–7.
216. Repko AF, Szostak R. Interdisciplinary research: Process and theory. Third edition. Los Angeles, London, New Delhi, Singapore, Washington DC, Melbourne: Sage; 2017.
217. Repko AF, Szostak R, Buchberger MP. Introduction to interdisciplinary studies. Third edition. Los Angeles: Sage; 2020.
218. Richard S. Von der sektorenübergreifenden zur sektorenunabhängigen Versorgung. Internist (Berl) 2020; 61(9):895–902.
219. Rogers CR. Die klientenzentrierte Gesprächspsychotherapie: Client-Centered Therapy. 26. - 27. Tsd., ungek. Ausg. Frankfurt am Main: Fischer; 1996. (Fischer-Taschenbücher Geist und Psyche; vol 42175).
220. Röhner J, Schütz A. Psychologie der Kommunikation. 3., aktualisierte und überarbeitete Auflage. Berlin: Springer; 2020. (Basiswissen Psychologie). Available from: URL: https://search.ebscohost.com/login.aspx?direct=true&scope=site&db=nlebk&db=nlabk&AN=2619057.
221. Rölker-Denker L, Kowalski C, Ansmann L, Hahn U, Hammer A, Auer R et al. DNVF-Memorandum III – Methoden für die Versorgungsforschung, Teil 4 – Konzept und Methoden der organisationsbezogenen Versorgungsforschung. Kapitel 2 – Methodische Ansätze der organisationsbezogenen Versorgungsforschung: Zielgrößen, Datenquellen, Datenerhebung und Datenanalyse. Gesundheitswesen 2019; 81(3):e72–e81. Available from: URL: https://www.thieme-connect.com/products/ejournals/html/10.1055/a-0862-0565.
222. Rösler A, Mißbach P, Kaatz F, Kopf D. Pharmazeutische Visite auf geriatrischen Stationen : Auswertung der pharmazeutischen Empfehlungen eines Jahres. Z Gerontol Geriat 2018; 51(1):74–80.
223. Rottlaender D, Scherner M, Schneider T, Erdmann E. Multimedikation, Compliance und Zusatzmedikation bei Patienten mit kardiovaskulären Erkrankungen. Dtsch Med Wochenschr 2007; 132(4):139–44.
224. Rühl M. Organisationskommunikation von Max Weber zu Niklas Luhmann: Wie interdisziplinäre Theoriebildung gelingen kann. Aufl. 2015. Wiesbaden: Springer Fachmedien Wiesbaden; 2015. (EBL-Schweitzer).
225. Sacks RM, Greene J, Hibbard J, Overton V, Parrotta CD. Does patient activation predict the course of type 2 diabetes? A longitudinal study. Patient Educ Couns 2017; 100(7):1268–75.
226. Salisbury C, Man M-S, Bower P, Guthrie B, Chaplin K, Gaunt DM et al. Management of multimorbidity using a patient-centred care model: a pragmatic cluster-randomised trial of the 3D approach. The Lancet 2018; 392(10141):41–50.
227. Schaeffer D, Haslbeck J. Bewältigung chronischer Krankheit. In: Richter M, Hurrelmann K, editors. Soziologie von Gesundheit und Krankheit. Wiesbaden: Springer VS; 2016. p. 243–56 (Lehrbuch).

228. Schaeffer D, Vogt D, Berens E-M, Hurrelmann K. Gesundheitskompetenz der Bevölkerung in Deutschland: Ergebnisbericht. Universität Bielefeld, Fakultät für Gesundheitswissenschaften; 2016.
229. Schaeffer D, Hurrelmann K, Bauer U, Kolpatzik K, Gille S, Vogt D. Der Nationale Aktionsplan Gesundheitskompetenz – Notwendigkeit, Ziel und Inhalt. Gesundheitswesen 2019; 81(6):465–70.
230. Schaeffer D, Gille S, Hurrelmann K. Der Nationale Aktionsplan Gesundheitskompetenz geht in die zweite Phase der Umsetzung. Gesundheitswesen 2020; 82(11):818–20.
231. Schaeffer D, Griese L, Berens E-M. Gesundheitskompetenz von Menschen mit chronischer Erkrankung in Deutschland. Gesundheitswesen 2020; 82(11):836–43.
232. Schaeffer D, Gille S, Vogt D, Hurrelmann K. National Action Plan Health Literacy in Germany origin, development and structure. J Public Health (Berl.) 2021:1–11. Available from: URL: https://link.springer.com/article/10.1007/s10389-021-01616-9.
233. Schäfer C. Grundlagen der Patientencompliance und Adhärenz. In: Schäfer C, editor. Patientencompliance: Erfolgreiches Adhärenz-Management im Versorgungsalltag. 3. Auflage 2020. Wiesbaden: Springer Gabler; 2020. p. 13–40.
234. Schäfer I, Hansen H, Schön G, Höfels S, Altiner A, Dahlhaus A et al. The influence of age, gender and socio-economic status on multimorbidity patterns in primary care. First results from the multicare cohort study. BMC Health Serv Res 2012; 12:89.
235. Schang L, Sundmacher L, Grill E. Neue Formen der Zusammenarbeit im ambulanten und stationären Sektor: ein innovatives Förderkonzept. Gesundheitswesen 2020; 82(6):514–9.
236. Schaper N. Erwerb von Fach-, Methoden-und Sozialkompetenz durch arbeitsbezogenes Lernen in der betrieblichen Ausbildung 1: Universität Paderborn; 2004. Available from: URL: https://www.researchgate.net/profile/niclas-schaper-2/publication/265146886_erwerb_von_fach-_methoden-und_sozialkompetenz_durch_arbeitsbezogenes_lernen_in_der_betrieblichen_ausbildung_1.
237. Schenk A. Anwendbarkeit und Handhabung von Arzneimitteln durch ältere Patienten: Dissertation; 2021. Available from: URL: http//efaidnbmnnnibpcajpcglclefindmkaj/https://refubium.fu-berlin.de/bitstream/handle/fub188/29631/Dissertation_ASchenk.pdf?sequence=3&isAllowed=y.
238. Schlegel T. Sektorenübergreifende und interprofessionelle Versorgung – Verantwortungsanachronismus vs. Versorgungsanforderungen: Voraussetzungen für eine moderne Gesundheitsversorgung. In: Hildebrandt H, Stuppardt R, editors. Zukunft Gesundheit – regional, vernetzt, patientenorientiert. 1. Auflage. Heidelberg: medhochzwei Verlag; 2021 (Gesundheitswesen in der Praxis).
239. Schmaderer MS, Zimmerman L, Hertzog M, Pozehl B, Paulman A. Correlates of Patient Activation and Acute Care Utilization Among Multimorbid Patients. West J Nurs Res 2016; 38(10):1335–53.
240. Schmidt SJ, Wurmbach VS, Lampert A, Bernard S, Haefeli WE, Seidling HM et al. Individual factors increasing complexity of drug treatment-a narrative review. Eur J Clin Pharmacol 2020; 76(6):745–54. Available from: URL: https://link.springer.com/article/10.1007/s00228-019-02818-7.
241. Schnell R, Hill PB, Esser E. Methoden der empirischen Sozialforschung. 11., überarbeitete Auflage. Berlin, Boston: De Gruyter Oldenbourg; 2018. (De Gruyter Studium).

Available from: URL: http://www.blickinsbuch.de/item/650655bd5c7d06de54d85e50 0b16a14d.
242. Schoof A, Binder K. Auf den Punkt: Präsentationen pyramidal strukturieren: Erfolgreicher kommunizieren mit klaren Botschaften und ergebnisorientierter Struktur. Wiesbaden: Springer Gabler; 2014.
243. Schöpf AC, Hirschhausen M von, Farin E, Maun A. Elderly patients' and GPs' perspectives of patient-GP communication concerning polypharmacy: a qualitative interview study. Prim Health Care Res Dev 2018; 19(4):355–64.
244. Schrappe M. APS-Weissbuch_2018.pdf: Sicherheit in der Gesundheitsversorgung: neu denken, gezielt verbessern [cited 2022 Jul 24]. Available from: URL: www.aps-ev.de/wp-content/uploads/2018/08/APS-Weissbuch_2018.pdf.
245. Schubert I, Thürmann PA. AMTS für und mit Patienten, digital und interprofessionell. Bundesgesundheitsbl 2018; 61(9):1059–61. Available from: URL: https://link.springer.com/article/10.1007/s00103-018-2799-7.
246. Schüle K. Multimorbidität und Alter. B&G Bewegungstherapie und Gesundheitssport 2013; 29(05):198–201.
247. Schüle K. Zum Stand der Multimorbidität im Gesundheitswesen. B&G Bewegungstherapie und Gesundheitssport 2018; 34(05):212–7.
248. Schuler J, Dückelmann C, Beindl W, Prinz E, Michalski T, Pichler M. Polypharmacy and inappropriate prescribing in elderly internal-medicine patients in Austria. Wiener klinische Wochenschrift 2008; 120(23–24):733–41. Available from: URL: https://link.springer.com/article/10.1007/s00508-008-1089-z.
249. Schulz von Thun F. Stile, Werte und Persönlichkeitsentwicklung: Differentielle Psychologie der Kommunikation. [30. Aufl.]. Reinbek bei Hamburg: Rowohlt Taschenbuch Verl.; 2009. (Miteinander reden / Friedemann Schulz von Thun; vol 2).
250. Schulz von Thun F. Störungen und Klärungen: Allgemeine Psychologie der Kommunikation. Orig.-ausg., 410.–449. Tsd. Reinbek bei Hamburg: Rowohlt Taschenbuch Verlag; 2022. (Rororo; vol 7489).
251. Schumacher B. Patienten ab 60 : Sinn und Zweck jeder dritten Arznei ist vielen unklar. Springer Medizin Verlag GmbH, Ärzte Zeitung 2016 Aug 5 [cited 2022 Aug 28]. Available from: URL: https://www.aerztezeitung.de/Wirtschaft/Sinn-und-Zweck-jeder-dritten-Arznei-ist-vielen-unklar-303492.html.
252. Schumann S. Quantitative und qualitative empirische Forschung: Ein Diskussionsbeitrag. Wiesbaden: Springer VS; 2018. (SpringerLink Bücher).
253. Schurig AM, Böhme M, Just KS, Scholl C, Dormann H, Plank-Kiegele B et al. Adverse Drug Reactions (ADR) and Emergencies. Dtsch Arztebl Int 2018; 115(15):251–8.
254. Schützeichel R. Soziologische Kommunikationstheorien. 2., komplett überarb. Aufl. Konstanz: UVK; 2015. (UTB; vol 2623).
255. Scott IA, Hilmer SN, Reeve E, Potter K, Le Couteur D, Rigby D et al. Reducing inappropriate polypharmacy: the process of deprescribing. JAMA Intern Med 2015; 175(5):827–34.
256. Seidel G, Meierjürgen R, Melin S, Krug J, Dierks M-L. Selbstmanagement bei chronischen Erkrankungen. Baden Baden: Nomos Verlagsgesellschaft mbH & Co. KG; 2019.

257. Sieber CC. Patientenorientierte Medizin im höheren Lebensalter. Internist 2017; 58(4):354–8. Available from: URL: https://link.springer.com/article/10.1007/s00108-017-0202-7.
258. Simon B, editor. Zukunft der Gesundheitsversorgung: Vorschläge und Konzepte aus Perspektive der stationären Leistungserbringer. 1. Auflage 2021. Springer Fachmedien Wiesbaden; 2021. (Springer eBook Collection).
259. Skolasky RL, Green AF, Scharfstein D, Boult C, Reider L, Wegener ST. Psychometric properties of the patient activation measure among multimorbid older adults. Health Serv Res 2011; 46(2):457–78.
260. Small N, Bower P, Chew-Graham CA, Whalley D, Protheroe J. Patient empowerment in long-term conditions: development and preliminary testing of a new measure. BMC Health Serv Res 2013; 13:263.
261. Small N, Blickem C, Blakeman T, Panagioti M, Chew-Graham CA, Bower P. Telephone based self-management support by ‚lay health workers' and ‚peer support workers' to prevent and manage vascular diseases: a systematic review and meta-analysis. BMC Health Serv Res 2013; 13(1):533. Available from: URL: https://bmchealthservres.biomedcentral.com/articles/10.1186/1472-6963-13-533.
262. Smith BJ, Tang KC, Nutbeam D. WHO Health Promotion Glossary: new terms. Health Promot Int 2006; 21(4):340–5.
263. Smith SM, Wallace E, O'Dowd T, Fortin M. Interventions for improving outcomes in patients with multimorbidity in primary care and community settings. Cochrane Database Syst Rev 2021; 1:CD006560.
264. Sommer H, Dwenger A. Der Aktionsplan des Bundesministeriums für Gesundheit zur Verbesserung der Arzneimitteltherapiesicherheit in Deutschland : Eine Bestandsaufnahme. Bundesgesundheitsblatt Gesundheitsforschung Gesundheitsschutz 2018; 61(9):1062–5.
265. Sonntag K-H. Kompetenztaxonomien und-modelle: Orientierungsrahmen und Referenzgröße beruflichen Lernens bei sich verändernden Umfeldbedingungen; 2009. (Nova Acta Leopoldina, NF 100, 364.).
266. Sørensen K, Pelikan JM, Röthlin F, Ganahl K, Slonska Z, Doyle G et al. Health literacy in Europe: comparative results of the European health literacy survey (HLS-EU). Eur J Public Health 2015; 25(6):1053–8.
267. Sozialdemokratischen Partei Deutschlands (SPD), BÜNDNIS 90 / DIE GRÜNEN und den Freien Demokraten (FDP). Mehr Fortschritte wagen. Bündnis für Freiherit, Gerechtigkeit und Nachhaltigkeit.: Koalitionsvertrag 2021 – 2025 zwischen der Sozialdemokratischen Partei Deutschlands (SPD), BÜNDNIS 90 / DIE GRÜNEN und den Freien Demokraten (FDP); 2021. Available from: URL: https://www.bundesregierung.de/resource/blob/974430/1990812/04221173eef9a6720059cc353d759a2b/2021-12-10-koav2021-data.pdf?download=1.
268. Sozialgesetzbuch. § 11 SGB V Leistungsarten; 2022 [cited 2022 Jul 19]. Available from: URL: https://www.sozialgesetzbuch-sgb.de/sgbv/11.html.
269. Spellerberg A. Digitalisierung in ländlichen und verdichteten Räumen. Print-on-Demand. Hannover: ARL – Akademie für Raumentwicklung in der Leibniz-Gemeinschaft; 2021. (Arbeitsberichte der ARL; vol 31).

270. Spitzer SG, Ulrich V. Intersektorale Versorgung im deutschen Gesundheitswesen: Gegenwart und Zukunft – Analysen und Perspektiven. 1. Auflage. Stuttgart: W. Kohlhammer; 2021.
271. Stacey D, Légaré F, Lewis K, Barry MJ, Bennett CL, Eden KB et al. Decision aids for people facing health treatment or screening decisions. Cochrane Database Syst Rev 2017; 4:CD001431.
272. Statista. Polymedikation – Bevölkerungsanteil nach Anzahl eingenommener Medikamente im Jahr 2021; 2022 [cited 2022 Jul 19]. Available from: URL: https://de.statista.com/statistik/daten/studie/561628/umfrage/bevoelkerungsanteil-in-deutschland-nach-anzahl-eingenommener-medikamente/.
273. Stock S, Isselhard A, Jünger S, Peters S, Schneider G, Haarig F et al. DNVF Memorandum Gesundheitskompetenz (Teil II) – Operationalisierung und Messung von Gesundheitskompetenz aus Sicht der Versorgungsforschung. Gesundheitswesen 2022; 84(4):e26-e41.
274. Stokes J, Kristensen SR, Checkland K, Cheraghi-Sohi S, Bower P. Does the impact of case management vary in different subgroups of multimorbidity? Secondary analysis of a quasi-experiment. BMC Health Serv Res 2017; 17(1):521. Available from: URL: https://bmchealthservres.biomedcentral.com/articles/10.1186/s12913-017-2475-x.
275. Stolberg-Stolberg J, Milstrey A, Schliemann B, Horn D, Abshagen K-F, Raschke M et al. Kompetenz, Kreativität und Kommunikation: Grundlagen zur Qualitätsverbesserung in der Traumatologie : Realität und Herausforderung der Zukunft. Chirurg 2021; 92(3):210–6.
276. Sui W, Wan L-H. Association Between Patient Activation and Medication Adherence in Patients With Stroke: A Cross-Sectional Study. Front Neurol 2021; 12:722711.
277. Surmund N. Durchführung eines Health Needs Assessment für ältere Patienten mit chronischen Erkrankungen im Integrierten Vollversorgungssystem „Gesundes Kinzigtal" vor dem Hintergrund der Verbesserung der Versorgung bei Multimorbidität im Alter; 2015. Available from: URL: https://reposit.haw-hamburg.de/bitstream/20.500.12738/7130/1/nina_surmund_ba.pdf.
278. SVR Sachverständigenrat für die Konzertierte Aktion im Gesundheitswesen. Gutachten 2003: Finanzierung, Nutzerorientierung und Qualität [Band I Finanzierung und Nutzerorientierung; Band II Qualität und Versorgungsstrukturen]; 2003 [cited 2022 Jul 20]. Available from: URL: https://www.svr-gesundheit.de/gutachten/gutachten-2003/.
279. SVR Sachverständigenrat für die Konzertierte Aktion im Gesundheitswesen. Gutachten 2000/2001: Bedarfsgerechtigkeit und Wirtschaftlichkeit. [Zielbildung, Prävention, Nutzerorientierung und Partizipation]: SVR Gesundheit; 2021 [cited 2022 Jul 20]. Available from: URL: https://www.svr-gesundheit.de/gutachten/gutachten-2000/2001/.
280. SVR Sachverständigenrat zur Begutachtung der Entwicklung im Gesundheitswesen. Bedarfsgerechte Steuerung der Gesundheitsversorgung: Gutachten 2018 [cited 2022 Jul 19]. Available from: URL: www.svr-gesundheit.de/fileadmin/Gutachten/Gutachten_2018/Gutachten_2018.pdf.
281. SVR Sachverständigenrates zur Begutachtung der Entwicklung im Gesundheitswesen. Sondergutachten 2012: Wettbewerb an der Schnittstelle zwischen ambulanter und stationärer Gesundheitsversorgung. SVR Gesundheit 2021 Feb 26 [cited 2022 Jul 22]. Available from: URL: https://www.svr-gesundheit.de/gutachten/default-title/.

282. Szostak R. Stability, Instability, and Interdisciplinarity. Issues in Interdisciplinary Studies 2017. Available from: URL: https://eric.ed.gov/?id=ej1193677.
283. Tam VC, Knowles SR, Cornish PL, Fine N, Marchesano R, Etchells EE. Frequency, type and clinical importance of medication history errors at admission to hospital: a systematic review. CMAJ 2005; 173(5):510–5.
284. Tausendpfund M. Quantitative Datenanalyse: Eine Einführung mit SPSS. 1. Auflage 2019. Wiesbaden: Springer Fachmedien Wiesbaden GmbH; Springer VS; 2019. (Studientexte zur Soziologie).
285. Terry PE, Fowles JB, Xi M, Harvey L. The ACTIVATE study: results from a group-randomized controlled trial comparing a traditional worksite health promotion program with an activated consumer program. Am J Health Promot 2011; 26(2):e64–73.
286. Tetzlaff F, Singer A, Swart E, Robra B-P, Herrmann MLH. Polypharmazie in der nachstationären Versorgung: Eine Analyse mit Daten der AOK Sachsen-Anhalt. Gesundheitswesen 2018; 80(6):557–63. Available from: URL: https://www.thieme-connect.com/products/ejournals/html/10.1055/s-0042-113599.
287. Tetzlaff J, Muschik D, Epping J, Eberhard S, Geyer S. Expansion or compression of multimorbidity? 10-year development of life years spent in multimorbidity based on health insurance claims data of Lower Saxony, Germany. Int J Public Health 2017; 62(6):679–86.
288. The Academy of Medical Sciences. Multimorbidity: a priority for global health research; 2018 [cited 2022 Jul 19]. Available from: URL: https://acmedsci.ac.uk/publications.
289. The National Academies Press. Facilitating Interdisciplinary Research; 2018 [cited 2022 Jul 24]. Available from: URL: https://nap.nationalacademies.org/catalog/11153/facilitating-interdisciplinary-research.
290. Thiem U, Wilm S, Greiner W, Rudolf H, Trampisch H-J, Müller C et al. Reduction of potentially inappropriate medication in the elderly: design of a cluster-randomised controlled trial in German primary care practices (RIME). Ther Adv Drug Saf 2020; 12:2042098620918459.
291. Thürmann PA. Vermeidbare Risiken der Arzneimitteltherapie. In: Arzneimittelreport 2018. Schriftenreihe zur Gesundheitsanalyse. p. 142–52 [cited 2022 Jul 19]. Available from: URL: www.bifg.de/media/dl/Reporte/Arzneimittelreporte/2018/barmer-arzneimittelreport-2018.pdf.
292. Thürmann PA. Aktuelle Projekte und Leitlinien zum Umgang mit Multimedikation. Drug Res (Stuttg) 2019; 69(S 01):S14-S15.
293. Tiemann M, Mohokum M. Demografischer Wandel, Krankheitspanorama, Multimorbidität und Mortalität in Deutschland. In: Prävention und Gesundheitsförderung. Springer, Berlin, Heidelberg; 2021. p. 3–11 Available from: URL: https://link.springer.com/chapter/10.1007/978-3-662-62426-5_1.
294. Tinsel I, Siegel A, Schmoor C, Poguntke I, Maun A, Niebling W. Encouraging self-management in cardiovascular disease prevention: A randomized controlled study of a structured advice and patient activation intervention … Dtsch Arztebl Int 2018 Jul 9; (115(27–28)):469–76. Available from: URL: https://www.ncbi.nlm.nih.gov/pmc/articles/pmc6111204/.
295. Trevena L, Shepherd HL, Bonner C, Jansen J, Cust AE, Leask J et al. Shared decision making in Australia in 2017. Z Evid Fortbild Qual Gesundhwes 2017; 123–124:17–20.

296. Tyack Z, Frakes K, Barnett A, Cornwell P, Kuys S, McPhail S. Predictors of health-related quality of life in people with a complex chronic disease including multimorbidity: a longitudinal cohort study. Qual Life Res 2016; 25(10):2579–92. Available from: URL: https://link.springer.com/article/10.1007/s11136-016-1282-x.
297. Ulley J, Harrop D, Ali A, Alton S, Fowler Davis S. Deprescribing interventions and their impact on medication adherence in community-dwelling older adults with polypharmacy: a systematic review. BMC Geriatr 2019; 19(1):15.
298. van Bussche H den, Schäfer I, Koller D, Hansen H, Leitner E-C von, Scherer M et al. Multimorbidität in der älteren Bevölkerung: Teil 1: Prävalenz in der vertragsärztlichen Versorgung. Zeitschrift für Allgemeinmedizin 2012; (9):365–71. Available from: URL: https://epub.ub.uni-muenchen.de/39147/.
299. Vetters Regina, Akbik Alexander. Die Entwicklung der elektronischen Patientenakte im internationalen Kontext. In: Gesundheitswesen aktuelle 2020. p. 160–81 [cited 2022 Jul 10]. Available from: URL: https://www.bifg.de/media/dl/Gesundheitswesen%20aktuell/2020/GWA%202020-Kapitel%20Vetters.pdf.
300. Vira T, Colquhoun M, Etchells E. Reconcilable differences: correcting medication errors at hospital admission and discharge. Qual Saf Health Care 2006; 15(2):122–6.
301. Vogt D, Berens E-M, Schaeffer D. Gesundheitskompetenz im höheren Lebensalter. Gesundheitswesen 2020; 82(5):407–12.
302. Volkert J. Kommentar zum E-Rezept-Stopp: Unpopulär, aber richtig – Lauterbach lässt hoffen; 2022 [cited 2022 Aug 25]. Available from: URL: https://www.heise.de/meinung/E-Rezept-Stopp-Unpopulaer-aber-richtig-Lauterbach-laesst-hoffen-6318866.html.
303. Wachtel S. Das Zielsatz-Prinzip: Warum Pointierung unsere Wirkung erhöht. Zürich: Midas Management; 2018.
304. Waltering I, Schwalbe O, Hempel G. Informationsgehalt von Medikationsplänen vor dem Hintergrund der Einführung des einheitlichen patientenbezogenen Medikationsplans. Z Evid Fortbild Qual Gesundhwes 2016; 115–116:24–32.
305. Walter U, Schneider N, Bisson S. Krankheitslast und Gesundheit im Alter. Herausforderungen für die Prävention und gesundheitliche Versorgung. Bundesgesundheitsblatt Gesundheitsforschung Gesundheitsschutz 2006; 49(6):537–46.
306. Wastesson JW, Morin L, Tan ECK, Johnell K. An update on the clinical consequences of polypharmacy in older adults: a narrative review. Expert Opin Drug Saf 2018; 17(12):1185–96. Available from: URL: https://doi.org/10.1080/14740338.2018.1546841.
307. Watzlawick P, Bavelas JB, Jackson DD. Pragmatics of human communication: A study of interactional patterns, pathologies, and paradoxes. London: W.W. Norton; 1988, 2000.
308. Wehling M, Burkhardt H, Kuhn-Thiel A, Pazan F, Throm C, Weiss C et al. VAL-FORTA: a randomised trial to validate the FORTA (Fit fOR The Aged) classification. Age Ageing 2016; 45(2):262–7. Available from: URL: https://doi.org/10.1093/ageing/afv200.
309. Weinert FE, editor. Leistungsmessungen in Schulen. 2., unveränd. Aufl., Dr. nach Typoskript. Weinheim, Basel: Beltz; 2002. (Beltz Pädagogik).

310. Weiß C. Basiswissen Medizinische Statistik. 7th ed. Berlin, Heidelberg: Springer Berlin Heidelberg; 2020. (Springer-Lehrbuch Ser). Available from: URL: http://nbn-resolving.org/urn:nbn:de:bsz:31-epflicht-1498242.
311. Weißenborn M, Schulz M, Kraft M, Haefeli WE, Seidling HM. Potentielle Erfolgsindikatoren für die Durchführung von Projekten zur Arzt-Apotheker-Zusammenarbeit – eine systematische Übersicht. Gesundheitswesen 2019; 81(12):1057–68.
312. Werder KP, Nothhaft H, Verčič D, Zerfass A. Strategic Communication as an Emerging Interdisciplinary Paradigm. International Journal of Strategic Communication 2018; 12(4):333–51.
313. Wetterling T. Pathogenese der Multimorbidität – was ist bekannt? Z Gerontol Geriat 2021; 54(6):590–6. Available from: URL: https://link.springer.com/article/10.1007/s00391-020-01752-z.
314. Wetzstein MM, Shanta LL, Chlan LL. Patient Activation Among Community-Dwelling Persons Living With Chronic Obstructive Pulmonary Disease. Nurs Res 2020; 69(5):347–57.
315. Willadsen TG, Bebe A, Køster-Rasmussen R, Jarbøl DE, Guassora AD, Waldorff FB et al. The role of diseases, risk factors and symptoms in the definition of multimorbidity – a systematic review. Scandinavian Journal of Primary Health Care 2016; 34(2):112–21.
316. Yarnall AJ, Sayer AA, Clegg A, Rockwood K, Parker S, Hindle JV. New horizons in multimorbidity in older adults. Age Ageing 2017; 46(6):882–8.
317. Yeh Y-C, Lin H-W, Chang EH, Huang Y-M, Chen Y-C, Wang C-Y et al. Development and validation of a Chinese medication literacy measure. Health Expect 2017; 20(6):1296–301.
318. Zerth J, Schildmann J, Nass E, Rebscher H, Jaensch P, Richter S et al., editors. Versorgung gestalten: Interdisziplinäre Perspektiven für eine personenbezogene Gesundheitsversorgung. Stuttgart: Kohlhammer Verlag; 2019. Available from: URL: http://www.content-select.com/index.php?id=bib_view&ean=9783170340572.
319. Zhang NJ, Terry A, McHorney CA. Impact of health literacy on medication adherence: a systematic review and meta-analysis. Ann Pharmacother 2014; 48(6):741–51.
320. Zill JM, Zeh S, Zoll I. Patientenzenzrierte Versorgung. In: Integrative Medizin und Gesundheit. Mit Geleitworten von Detlev Ganten. Available from: URL: https://livivo.idm.oclc.org/login?url=https://ebookcentral.proquest.com/lib/zbmed-ebooks/detail.action?docID=6478824.

SPRINGER NATURE

GPSR Compliance

The European Union's (EU) General Product Safety Regulation (GPSR) is a set of rules that requires consumer products to be safe and our obligations to ensure this.

If you have any concerns about our products, you can contact us on ProductSafety@springernature.com

In case Publisher is established outside the EU, the EU authorized representative is:

Springer Nature Customer Service Center GmbH
Europaplatz 3
69115 Heidelberg, Germany

The manufacturer's authorised representative in the EU is Springer Nature Customer Service Centre GmbH, Europaplatz 3, 69115 Heidelberg, Germany. If you have any concerns regarding our products, please contact ProductSafety@springernature.com

Printed and bound by CPI Group (UK) Ltd, Croydon, CR0 4YY

25/03/2026

02078191-0009